“十四五”高等职业教育专科校院合作“双元”规划教材

供医学检验技术及相关专业用

血液学检验

主　编　张柏梁　闫晓华

副主编　牟凤林　杨　茜　黄玉淑　魏桂芬

编　者　（按姓名汉语拼音排序）

布买热木·尔肯（新疆维吾尔医学专科学校）
邓玉林（铁岭市中心医院）
冯莹莹（铁岭卫生职业学院）
黄玉淑（乐山职业技术学院）
马菲菲（商丘医学高等专科学校）
牟凤林（重庆三峡医药高等专科学校）
王　武（海南医学院）
魏桂芬（广州卫生职业技术学院）
许梦婷（山东中医药高等专科学校）
闫晓华（山东医学高等专科学校）
杨芳芳（广州卫生职业技术学院）
杨　茜（菏泽医学专科学校）
张柏梁（铁岭卫生职业学院）
张　恋（遵义医药高等专科学校）

北京大学医学出版社

XUEYEXUE JIANYAN

图书在版编目（CIP）数据

血液学检验 / 张柏梁，闫晓华主编．—北京：北京大学医学出版社，2024.1
ISBN 978-7-5659-2933-5

Ⅰ．①血…　Ⅱ．①张… ②闫…　Ⅲ．①血液检查 - 高等职业教育 - 教材　Ⅳ．① R446.11

中国国家版本馆 CIP 数据核字（2023）第 124662 号

血液学检验

主　　编：张柏梁　闫晓华
出版发行：北京大学医学出版社
地　　址：（100191）北京市海淀区学院路 38 号　北京大学医学部院内
电　　话：发行部 010-82802230；图书邮购 010-82802495
网　　址：http：//www.pumpress.com.cn
E-mail：booksale@bjmu.edu.cn
印　　刷：北京信彩瑞禾印刷厂
经　　销：新华书店
责任编辑：刘陶陶　　责任校对：靳新强　　责任印制：李　啸
开　　本：850 mm × 1168 mm　1/16　　印张：17.5　　字数：500 千字
版　　次：2024 年 1 月第 1 版　2024 年 1 月第 1 次印刷
书　　号：ISBN 978-7-5659-2933-5
定　　价：68.00 元

出版说明

国务院印发《国家职业教育改革实施方案》，提出了进一步办好新时代职业教育的具体措施，中共中央办公厅、国务院办公厅印发《关于推动现代职业教育高质量发展的意见》，为新时代职业教育的高质量发展指明了方向。文件指出要促进产教融合校企“双元”育人，完善产教融合办学体制，深化教育教学改革，创新教学模式与方法，改进教学内容与教材，完善“岗课赛证”综合育人机制，推动现代信息技术与教育教学深度融合，提高课堂教学质量；推动教师、教材、教法“三教”改革，强化教材建设国家事权，建设一大批校企“双元”合作开发的国家规划教材；推进习近平新时代中国特色社会主义思想进教材、进课堂、进头脑。

高质量的教材是实施教育改革、提升人才培养质量的重要支撑。为深入贯彻党的二十大精神，更好地支持新时代卫生健康职业教育事业发展、服务于我国高职专科医学检验技术专业人才培养，北京大学医学出版社有代表性地组织各地院校、行业单位启动了高职专科医学检验技术专业教材建设；在各方面专家的指导下，结合各院校教学教材调研反馈，经过论证决定启动16种教材建设。

本套教材的主要特点如下：

1．优选参编院校

遴选全国30余所优质高职院校的具有丰富教学经验的骨干教师参与教材建设，力求使教材的内容和深浅度具有全国代表性、普适性、实用性。

2．产教融合共建

吸纳教学医院、行业医院的临床检验岗位专家参与教材编写、审稿，学校教师与行业专家“双元”共建，确保教材内容符合行业发展、符合医院临床检验岗位实际和人才培养需求。

3．严把知识体系

教材编写对照教育部《高等职业学校医学检验技术专业教学标准》及相关大纲，明确培养需求，结合各地院校教学实际与行业医院临床检验岗位实际编排教材知识体系，纳入已有定论的知识、理论、技术，内容以“必需、够用”为度，“岗课赛证”融通建设，使教材既符合多数院校教学现状，又适度引领教学改革。

4．优化编写体例

以学生为中心，以突出技术技能培养为导向，设置“学习目标”“案例”“知识链接”“自测题”等模块，图文并茂，使教材贴近情境式学习、基于案例的学习，促进学生的临床评判性思维能力、岗位胜任力培养。

5．实践纸数融合

将纸质教材与二维码技术相结合，按章节设置二维码，通过微信扫码获取拓展知识、微课、技术操作视频、图片等数字教学资源，促进“以学生为中心”的自主学习，实现以纸质教材为核心、配套数字教学资源的融媒体教材建设。为便于教师、学生使用，PPT 课件统一做成压缩包，用微信“扫一扫”扫描封底激活码，即可导出 PPT 课件、激活教材正文二维码。

6．贯彻教材思政

深入贯彻课程思政教学要求，将思政潜移默化地融入教材中，培根铸魂、启智增慧，体现人文关怀，提高职业认同度，着力培养学生“敬佑生命、救死扶伤、甘于奉献、大爱无疆”的医者精神，引导学生始终把人民群众生命安全和身体健康放在首位。

本套教材供高职专科医学检验技术及相关专业用。希望广大师生多提宝贵意见，反馈使用信息，以逐步完善教材内容，提高教材质量，为新时代卫生健康职业教育事业发展和医学检验技术人才培养做出贡献！

前言

为深入贯彻《国家职业教育改革实施方案》及《关于深化医教协同进一步推进医学教育改革与发展的意见》，更好地服务于我国医学高等职业教育医学检验技术专业人才的培养，积极做好“十四五”期间高等职业教育医学检验技术专业教材规划，完善具有中国特色的高等职业教育医学检验技术专业卫生教育体系，在北京大学医学出版社的组织下，我们编写了《血液学检验》教材。

在编写过程中，充分分析调研岗位胜任力，使教材内容与职业标准对接，探索通过教材引导教学过程与临床过程对接的路径。根据学情特点，在强调“三基”（基本理论、基本知识、基本技能）、“五性”（思想性、科学性、先进性、启发性、适用性）的基础上，以必需、够用为度，重视实践，培养岗位胜任力；强化人文与课程思政，提升人才培养综合质量，促进检验医学发展，助力实现健康中国战略，完全契合了“把保障人民健康放在优先发展的战略位置”。

本书共分为四篇十六章，第一篇主要介绍造血检验的基础理论和造血检验技术；第二、三、四篇分别介绍红细胞疾病、白细胞疾病和血栓与止血检验。本教材主要适用于高职高专的学生，故在基础理论的阐述上，遵循了实用和够用的原则，重点介绍检验的具体方法及常见血液疾病的诊断，并且在每章都列有“学习目标”“案例”“知识链接”“知识拓展”“课程思政”“自测题”，便于学生课前预习和课后复习。另外对内容合理取舍，更加强调本书对高职学生的适用性。对疾病从概述、实验室检查、诊断和鉴别诊断三个方面进行阐述，注重内容的内在联系，注重理论联系实际。在具体检验方法中，都按照原理、方法、注意事项、参考区间、临床意义的顺序进行阐述，力求言简意赅，以方便广大师生使用。

在教材编写过程中，得到北京大学医学出版社和编者所在单位的大力支持，在此表示感谢！由于时间仓促和编者水平有限，本书还存在一定的不足之处，恳请广大读者多提宝贵意见，以便臻于完善。

张柏梁　闫晓华

目　录

第二篇 红细胞疾病检验

第四篇 血栓与止血检验

绪 论

血液学（hematology）是以血液和造血组织为研究对象的医学科学的一个独立分支。根据研究内容和范畴的不同又可分为多个分支，如血细胞形态学、血细胞生理学、血液生化学、血液免疫学、遗传血液学、血流动力学、实验血液学。近年来，随着基础学科和实验技术的不断发展，血液学的研究内容和范畴不断深入和扩大，如血细胞生物学、血液分子生物学等，这些进步使血液学基础研究和血液疾病的预防、诊断和治疗水平不断提高，推动了血液学的发展。

一、血液学检验的概念

血液学检验（hematologic examination）是以血液学理论为基础，以检验学的实验方法为手段，以临床血液病为工作对象，建立的一个理论 - 检验 - 疾病相互结合、紧密联系的新的临床分支学科。近年来，随着分子生物学和方法学的不断发展，血液学检验已从原来的细胞水平上升到分子及组学水平。

二、血液学与疾病的关系

血液循环全身，与各种组织密切接触。全身各系统的疾病均可以反映在血液变化中，血液系统疾病也可影响其他器官和组织的功能。血液病可以合并非血液系统疾病，如骨髓瘤可因骨痛就诊于骨科；白细胞异常因皮肤表现就诊于皮肤科；巨幼细胞贫血因神经系统症状就诊于神经科。同时，非血液系统疾病也可合并血液病，如红细胞增高可见于呼吸系统疾病，也可见于肾肿瘤等；贫血可见于消化系统疾病、肾衰竭、恶性肿瘤等；白细胞增高见于大多数的感染情况，白细胞显著增高称为类白血病反应。另外，可根据临床的需要，对血液中的有形成分（红细胞、白细胞、血小板）和无形成分（白蛋白、球蛋白、凝血蛋白）有针对性地进行输注，以达到治病救人的目的。

三、血液学与检验的关系

血液学检验作为临床检验的一个分支，它的主要任务是利用血细胞的检验技术、超微结构技术、病理学技术、生物化学技术、免疫学技术、遗传学技术、细胞生物学技术、分子生物学技术，以及其他多种技术，对血液系统疾病和非血液系统疾病所致的血液异常进行基础理论的研究和临床诊治，从而推动和促进血液学的发展和提高。在这个过程中，必须有检验医师（含技师）的配合，检验医师需要系统学习基础医学、临床医学和实验医学等知识，这使他们能够熟练掌握实验医学技能，正确完成各项有关血液疾病诊断和反映病情的试验；适应血液学的发展，建立有关新试验；能从事有关科学研究的实验工作；具有一定程度血液病的临床知识，对疾病能做出诊断。

（张柏梁）

第一篇

造血检验

第一章数字资源

第一章

造血检验的基础理论

学习目标

通过本章内容的学习，学生应能够：

识记：

1. 说出骨髓-血屏障的构造。
2. 列举细胞外基质的组成和特征。
3. 熟悉造血因子的临床应用。

理解：

1. 分析造血调控的形式。
2. 阐述骨髓间质干细胞的概念。

运用：

1. 列举各阶段的人体造血器官及造血特点。
2. 熟记造血干/祖细胞的概念及基本特征。
3. 分析血细胞的生长发育过程。

第一节　造血器官

案例 1-1

患儿，男，3 岁，因重度贫血伴黄疸，肝脾大入院，患儿精神不振，食欲下降，二便正常，有贫血家族史。入院检查：P 110 次/分，R 25 次/分，T 36.2 ℃，神经体征正常，皮肤黏膜苍白，重度贫血貌。肝脾大，肠鸣音正常，腹部无压痛、反跳痛。辅助检查：WBC 8.0×10^9/L，RBC 1.8×10^{12}/L，Hb 45 g/L，血红蛋白电泳：HbF 51.2%，HbA 23.7%。

思考题：

1. 根据以上资料，该患儿的初步诊断是什么？
2. 分析该病出现 HbF 明显升高的原因。

造血器官（hematopoietic organ）是指能够生成并支持造血细胞分化、发育、成熟的组织器官。由造血器官生成各种血细胞的过程称为造血（hematopoiesis，hemopoiesis）。人类造血起源于中胚层的原始间叶细胞，最终发展成肝、脾、胸腺、淋巴结、骨髓主导的造血。造血过程分为胚胎期造血及出生后造血，不同时期主要的造血器官和造血功能各不相同。

一、胚胎期造血

随着胚胎发育过程中造血中心的不断迁移，根据造血中心的不同，胚胎期造血可以分为3个时期，分别为中胚层造血期、肝造血期和骨髓造血期。

1．中胚层造血期　又称为卵黄囊造血期，该时期大约从第2周末持续到第9周。卵黄囊是哺乳动物发育过程中最早的造血器官，同时还是最早形成血管的地方。卵黄囊在人胚胎发育的第2周末就已经形成，此时囊壁上的胚外中胚层的间质细胞受内胚层细胞诱导开始分化，这些具有自我更新能力的细胞在卵黄囊壁上聚集成细胞团，称为血岛（blood island）（图1-1）。血岛作为最初始的血管和造血生发中心，起初是实心的细胞团，随着细胞分裂，其周边部分间质细胞分化为扁平的内皮细胞，逐渐形成原始的血管壁。血岛中央部分的细胞则游离出来，形态上逐渐变成圆形，为最早的造血干细胞（hematopoietic stem cell，HSC）。早期的造血干细胞分化能力有限，仅能分化成类似巨幼样的原始红细胞，其特点是含有胚胎期血红蛋白Hb-Gower1，为第1代巨幼红细胞。至第7周左右，红细胞形态才逐渐趋于正常，相继产生另外两种胚胎期血红蛋白——Hb-Gower2和Hb-Porland。此阶段也是人体唯一的血管内造血。

随着胚胎的发育，原始血细胞开始随血液迁移到肝、脾、淋巴组织等具有适宜微环境的部位。至胚胎第6周，卵黄囊造血退化，逐渐被肝、脾造血所取代。

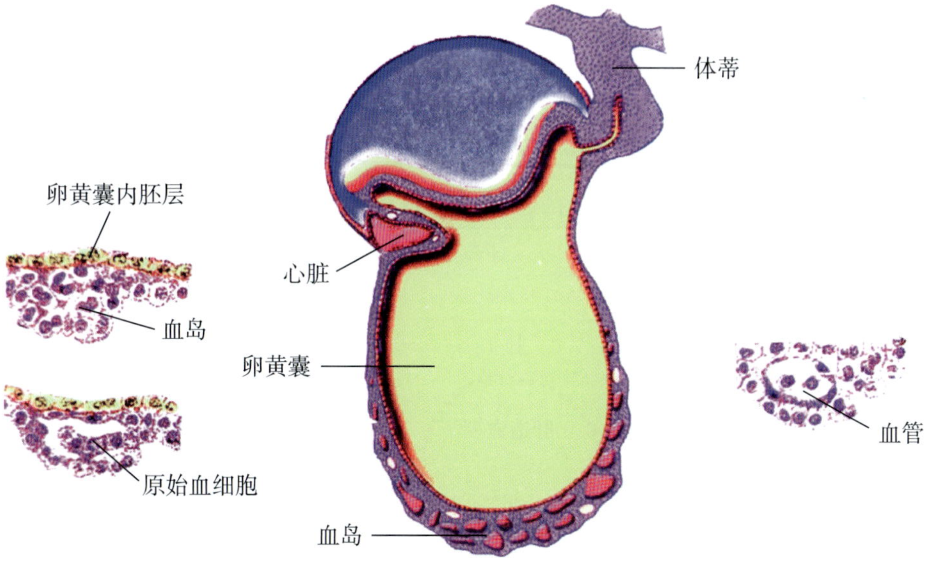

图1-1　卵黄囊血岛的形成

2．肝造血期　此期以肝造血为主，同时由于造血干细胞相继流入脾、胸腺、淋巴结，这些器官也相继参与造血。肝造血期约从胚胎发育第6周开始，持续至第7个月结束。胚胎3~6个月，肝是主要的造血器官，血岛产生的造血干细胞随血流迁移至肝，在肝内形成造血组织灶而开始造血。此期造血以生成红细胞为主，约90%为巨幼型有核红细胞，形态上较之前趋于正常。血红蛋白以胎儿血红蛋白（HbF）为主，不再合成Hb-Gower1、Hb-Gower2，此为第2

代幼红细胞。至胚胎 4 个月后开始有粒细胞生成，但无淋巴细胞。

脾造血约从胚胎第 8 周开始。初期主要产生红细胞和粒细胞，至胚胎 5 个月后脾产生淋巴细胞和单核细胞，红细胞和粒细胞的产生逐渐减少，出生后脾仅产生淋巴细胞。

胸腺造血约从胚胎第 6 周开始，能产生淋巴细胞和少量红细胞、粒细胞。胚胎后期胸腺成为诱导和分化 T 淋巴细胞的器官。

淋巴结造血从胚胎第 7~8 周开始，特点是产生红细胞的时间很短。自胚胎 4 个月开始由肝、胸腺和骨髓发育成熟的 T、B 淋巴细胞迁入其中，此后终生只产生淋巴细胞和浆细胞。

3. 骨髓造血期 骨髓造血期始于胚胎第 14 周，一直持续到出生后。自胚胎第 5 个月开始，肝、脾造血迅速减退，骨髓造血占据主导，髓腔中呈现各系造血细胞组成的密集造血灶。骨髓造血为第 3 代造血，此时红细胞中的血红蛋白除 HbF 外，还有少量的血红蛋白 A（HbA）、血红蛋白 A_2（HbA_2）。进入骨髓造血期后人体开始形成完整的造血能力，骨髓不仅是产生红细胞、粒细胞和巨核细胞的主要场所，也能产生淋巴细胞和单核细胞，因此骨髓不仅是造血器官也是中枢淋巴器官。

人胚胎期各个造血时段并非各自独立，而是相互交替此消彼长（图 1-2）。各类血细胞的形成顺序依次为红细胞、粒细胞、巨核细胞、淋巴细胞和单核细胞。各个造血时期的主要器官和特点见表 1-1。

表1-1 胚胎期造血器官及造血特点

造血器官	造血时间	造血特点
中胚层	2 周末 ~ 9 周	人体最早的造血器官，唯一的血管内造血，形成第 1 代巨幼红细胞，合成 Hb-Gower1、Hb-Gower2 和 Hb-Portland
肝	6 周 ~ 7 个月	产生第 2 代巨幼红细胞，主要合成 HbF，4 个月时可产生粒细胞
脾	8 周 ~ 出生后	初期主要产生红细胞和粒细胞，5 个月时产生淋巴细胞和单核细胞，出生后只产生淋巴细胞
胸腺	6 ~ 7 周	皮质产生淋巴细胞，髓质产生红细胞、粒细胞
淋巴结	7 周 ~ 出生后	产生红细胞时间很短，终生产生淋巴细胞、浆细胞
骨髓	14 周 ~ 出生后	出生后主要的造血器官，也是中枢淋巴器官

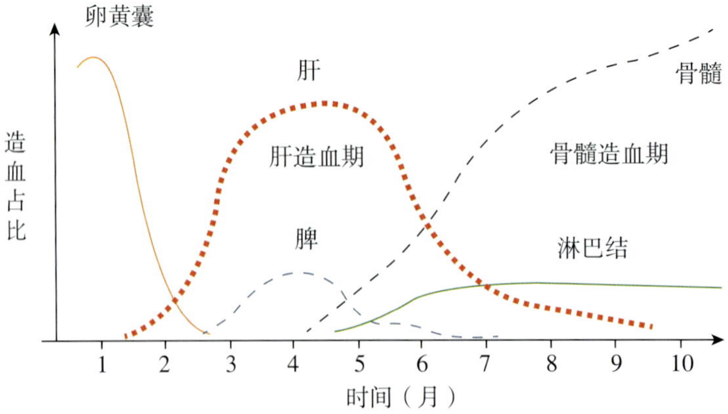

图 1-2 胚胎期造血示意图

二、出生后造血

胎儿出生后的造血器官主要由骨髓和淋巴器官构成。正常情况下，骨髓是人体产生红细胞、粒细胞和巨核细胞的唯一场所，同时也能产生淋巴细胞和单核细胞。其他淋巴器官（胸腺、脾、淋巴结等）则是淋巴细胞生成和成熟的场所。

（一）骨髓造血

骨髓位于人体骨骼的骨髓腔中，肉眼观察呈海绵状、胶状组织。骨髓是出生后人体最大、最主要的造血器官，健康成人骨髓组织重量为 1600 ～ 3700 g，平均 2800 g，占体重的 3.4% ～ 5.9%。按其组成和功能不同，骨髓分为红骨髓和黄骨髓，各占约 50%。

1．红骨髓　主要由不同阶段的造血细胞、结缔组织、血管及神经组成，具有活跃的造血能力（图 1-3）。血窦是进入红骨髓的动脉毛细血管分支后形成的窦状腔隙，血窦腔大、形状不规则，内皮基膜不完整。血窦壁由内皮细胞、颗粒状基底膜和外皮细胞构成，在造血组织与血液循环中直接形成屏障，称为骨髓 - 血屏障。造血组织位于血窦之间，基质是由网状纤维和网状细胞构成的网架，网孔中充满各种游离细胞，如不同发育阶段的各类血细胞和间充质细胞。红细胞和粒细胞常呈岛状分布，称为红细胞造血岛与粒细胞造血岛。红细胞造血岛位于血窦附近，中央是 4 ～ 5 个巨噬细胞。随着红细胞的成熟，红细胞造血岛逐渐远离巨噬细胞，贴近并进入血窦；粒细胞造血岛则远离血窦，位于造血索中央，由于粒细胞运动能力较强，成熟后也能进入血窦；巨核细胞常贴于血窦壁上，将其伪足伸进血窦内，释放出血小板可直接进入血窦；单核细胞散在分布于各种造血细胞之间；淋巴细胞、组织细胞、浆细胞等组成淋巴小结，散在分布于造血索中。

不同年龄的人群红骨髓分布不同，5 岁以下的儿童全身骨髓基本均为红骨髓，随着年龄的增长骨髓中开始出现脂肪细胞，由远心端向近心端逐渐开始脂肪化。成年后红骨髓仅存在扁骨、短骨及长管状骨的近心端。因此 2 岁以下婴幼儿可经胫骨粗隆进行骨髓穿刺，成人则适用髂骨、胸骨和脊椎棘突等。

2．黄骨髓　是脂肪化的骨髓，造血细胞被脂肪细胞替代，含大量脂肪组织（图 1-3）。正常情况下黄骨髓不再参与造血，但仍保留造血潜能，当机体造血需求增大时又可转变为红骨髓恢复造血功能，是潜在的造血组织。

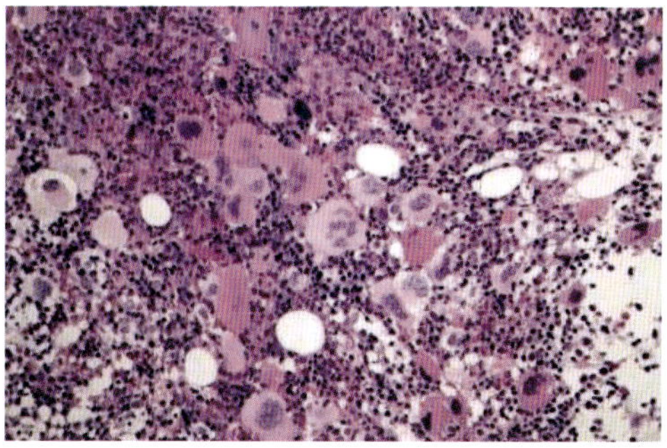

红骨髓

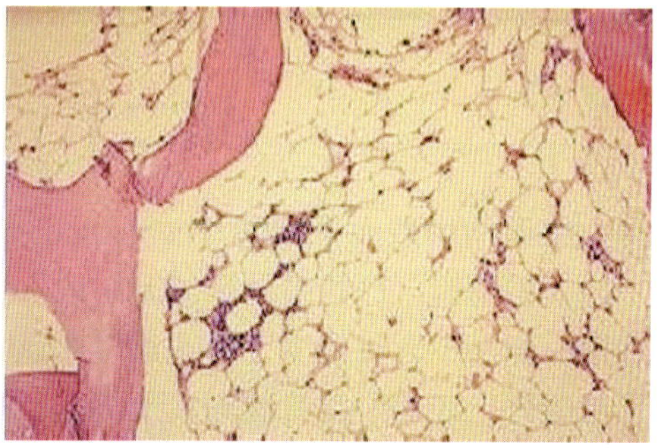

黄骨髓

图 1-3　红骨髓和黄骨髓

（二）淋巴器官造血

淋巴器官是以淋巴组织为主的器官，在体内以免疫功能为主，分为中枢淋巴器官和周围淋巴器官。中枢淋巴器官包括骨髓和胸腺，为淋巴细胞生成、增殖、分化和成熟的场所。周围淋巴器官包括脾、淋巴结和黏膜淋巴组织，是淋巴细胞聚集和发生免疫应答的场所。造血干细胞在骨髓内分化出淋巴系干细胞，其再分化成 T、B 淋巴祖细胞。B 淋巴祖细胞在骨髓内发育，T 淋巴祖细胞随血流迁移至胸腺、脾和淋巴结内发育成熟。

1. 胸腺 为机体的重要淋巴器官，其功能与免疫紧密相关，主要功能为分泌胸腺激素及激素类物质。淋巴系干细胞经血流迁入胸腺后，先在皮质增殖并在胸腺素作用下被诱导分化为免疫活性细胞，接着进入髓质，成为接近于成熟的T淋巴细胞。这些细胞穿过毛细血管后微静脉的管壁，循血流再迁移到周围淋巴结的弥散淋巴组织中，此处称为胸腺依赖区，T淋巴细胞又称为胸腺依赖淋巴细胞。

2. 脾 是人体最大的淋巴器官，胚胎时期脾具有部分造血功能，出生后仅产生淋巴细胞，是T、B淋巴细胞分化成熟的主要场所之一，具有造血、储血、滤血、免疫等多种功能。

3. 淋巴结 在胚胎时期已参与造血，出生后只产生淋巴细胞和浆细胞。淋巴结由被膜、皮质和髓质组成。皮质深层和滤泡间隙为副皮质区，主要为T淋巴细胞聚集场所。B淋巴细胞主要聚集在皮质区增殖发育。

（三）髓外造血

正常情况下，出生2个月后的婴儿骨髓以外的组织，如肝、脾、淋巴结等不再生成红细胞、粒细胞和血小板。在某些病理情况下，如骨髓纤维化、某些溶血性贫血、恶性贫血、白血病，这些组织又重新恢复造血功能，称为髓外造血（extramedullary hemopoiesis，EH）。髓外造血是机体面对血细胞缺乏或需求增高时的一种代偿，常见于儿童，这种代偿有限且不完善。例如缺乏骨髓-血屏障，未成熟细胞未经筛选直接入血，导致外周血中出现较多幼稚血细胞及碎片。髓外造血的部位除肝、脾、淋巴结外亦可累及胸腺、肾上腺、胃肠道等，导致相应器官肿大。

【课程思政】

本章为本门课程的理论基础部分，主要阐述的是人体造血系统的结构与生理特点。临床血液学检验为多学科综合性的课程，涉及比较广的知识点，应当避免一味死记硬背，在理解的基础上学习记忆。经过对造血检验基础理论的深入学习，可初步窥探整个血液学检验体系框架。在后续学习血细胞疾病及检验、血栓与止血检验等主干内容时更容易上手，起到举一反三、理论引导实践的作用，为整门课程学习打下坚实的理论基础。

第二节 造血细胞

各类血细胞均由造血干细胞（hematopoietic stem cell，HSC）分化发育而来，其经历造血干细胞、造血祖细胞、原始及幼稚细胞阶段。造血干细胞是一群具有高度自我更新和多向分化能力，在造血组织中含量极少、形态难以辨认、类似小淋巴细胞样的异质性细胞群体。骨髓中除造血干细胞外，还有一类骨髓间质干细胞，是骨髓基质细胞的祖细胞，其发育而来的骨髓基质细胞是造血微环境的重要组成部分，同样起着重要的造血调控作用。

一、造血干细胞

造血干细胞不断增殖、分化生成各种造血细胞的同时，还会通过自我更新来保持其比例和数量的相对恒定，从而维持骨髓长期的造血功能。体内的造血干细胞多数处于G_0期（静止期），进一步可增殖分化为髓系干细胞和淋巴干细胞。造血干细胞具有如下特征：①高度的自我更新能力。多轮分化不会消耗造血干细胞数量，其体内数量和特性保持不变，这一特性维持终生。正常造血干细胞进行不对称有丝分裂，产生的两个子代细胞中只有一个向下分化成造血祖细胞，另一个保持原有特性不变，从而使造血干细胞数量维持不变，保证机体的造血功能。

②多向分化能力。也称全能性，在体内多种调控因子的作用下，造血干细胞可以向不同系统的祖细胞分化，祖细胞再定向分化成各系统细胞。③具有多态性。向下分化中的造血干细胞，其形态、生物特性和表面标志物各不同，具有异质性和等级性。

通过对造血干细胞表面标志物的筛选，可以人为地推断造血干细胞的特征和分化等级。目前普遍认为 CD34 是造血干细胞最重要的表面标志物，也是其分离纯化的标志，$CD34^+$ 造血干细胞为公认的理想造血干细胞 / 祖细胞移植物。此外还有 $CD38^-$、CD133、c-kit、$Thy\text{-}1^+$（$CD90^+$）、Lin^- 等可作为造血干细胞的表面标志物。

二、造血祖细胞

造血祖细胞（hematopoietic progenitor cell，HPC）是一类由造血干细胞分化而来，但部分或全部失去了自我更新能力的过渡性、增殖性细胞群。早期的造血祖细胞保留了部分造血干细胞的自我更新能力，具有较强的增殖能力和一定分化能力，但分化方向局限于几个或一个方向。根据其分化方向可分为淋巴系祖细胞（包括 T 细胞祖细胞和 B 细胞祖细胞）、红细胞祖细胞、粒 - 单系祖细胞、粒系祖细胞、单核系祖细胞、巨核系祖细胞、嗜酸性粒细胞祖细胞及嗜碱性粒细胞祖细胞等。较为成熟的造血祖细胞失去自我更新能力，但具有增殖和单向分化能力。

造血祖细胞进行对称性有丝分裂，细胞边增殖边分化，所以早期祖细胞只能短期重建造血，晚期祖细胞则失去重建造血能力。造血祖细胞 CD34 表达较弱，CD38 表达较强，可根据这一特性使用流式细胞术或其他免疫学技术进行分选，但更严格意义上的区分迄今还十分困难。

三、骨髓间充质干细胞

骨髓间充质干细胞（bone marrow mesenchymal stem cell，BMMSC）是一种成体干细胞，具有多向分化潜能和高度自我更新能力，为骨髓基质细胞的祖细胞，可在不同环境下分化成脂肪细胞、成骨细胞、心肌细胞、血管内皮细胞等。骨髓间充质干细胞是骨髓造血微环境的重要组成部分，对造血起十分重要的作用。它可分泌 IL-6、IL-7、IL-8、IL-11、IL-12、IL-14、IL-15、白血病抑制因子、巨噬细胞集落刺激因子、干细胞因子等多种细胞因子，调控造血过程。研究表明，造血干细胞移植时加入骨髓间充质干细胞对造血重建具有重要的促进作用。

第三节　造血微环境与造血调控

血细胞在骨髓中生长发育离不开适宜的内环境，也就是造血微环境（hematopoietic microenvironment，HIM）。造血微环境作为造血细胞生长的温床，可经多种途径调控造血过程，维持造血动态平衡。造血调控是多因素、多层面的复杂网络调控系统，造血微环境在其中起到重要的作用。

一、造血微环境

造血微环境是造血细胞赖以生存的场所，对造血细胞增殖、分化、成熟调控起重要作用。其成分由骨髓基质细胞、细胞外基质、基质细胞分泌的细胞因子、微血管和神经等组成。

1. 骨髓基质细胞　骨髓基质细胞是一群复杂的异质细胞群，由基质干细胞、成纤维细胞、内皮细胞、脂肪细胞、巨噬细胞等多种细胞组成。这些细胞不直接参与造血，主要对造血细胞起密切的支持营养作用，调控造血细胞增殖分化。此外骨髓基质细胞表面的黏附结构可调节造血干/祖细胞回髓定位和信息传递，其可分泌多种黏附因子，在造血干/祖细胞归巢中起重要作用。

2. 细胞外基质 由骨髓基质细胞分泌，主要成分为糖蛋白（glycoproteins）、蛋白多糖（proteoglycans）和胶原（collagen）的物质。糖蛋白可分为纤维连接蛋白、层粘连蛋白和血细胞粘连蛋白。蛋白多糖主要为黏蛋白、硫酸软骨素、硫酸肝素、透明质酸等。胶原可分为Ⅰ、Ⅲ、Ⅳ、Ⅵ型。细胞外基质相当于造血微环境的结构支架，对造血细胞起支撑、保护和营养作用，可将其聚集固定于特定区域进行生理活动。

3. 细胞因子 由骨髓基质细胞分泌，不仅能直接作用于造血干细胞、祖细胞，调控其分化、发育，还能作用于基质细胞本身，改变基质细胞的增殖分泌状态，诱导其他细胞因子生成。

4. 骨髓血管系统 骨髓中含有丰富的血管系统，由营养血管、动脉、小动脉和毛细血管等构成，主要作用为供给骨髓营养物质。骨髓的营养动脉分支依次为微血管、毛细血管，毛细血管再注入静脉窦，汇集成集合窦，最终注入中心静脉。静脉窦和集合窦统称为骨髓血窦。血窦密布整个骨髓腔，构成复杂的网络。血窦内是成熟的血细胞，血窦间为骨髓实质即造血索。血窦为成熟红细胞进入外周循环前的储藏场所，血窦壁构成了骨髓-血屏障。

完整的血窦壁由内皮细胞、颗粒状基底膜和外皮细胞构成，但只有内皮细胞层保持完整。绝大多数血窦壁仅由一层内皮细胞组成，平时无孔，当有血细胞通过时，这层极薄的血窦壁临时形成通道。造血活跃时，窦壁空隙增多，有利于成熟红细胞入血。空隙直径极小，常为2～3 μm，最大直径为6 μm，穿越的细胞具有变形性时才可通过。因此正常情况下幼稚红细胞由于缺乏变形能力无法通过窦壁，分化为网织红细胞和成熟红细胞后可以通过；成熟白细胞通过血窦时细胞核要重排成线状；巨核细胞只有部分胞质能通过窦壁，释放血小板，无法整体穿过。血细胞通过后窦壁立即修复。窦壁细胞另一方面还能起到造血细胞的支架作用，以及调节造血组织的容量。

5. 神经 骨髓中还分布有神经组织，其来源于脊神经，与骨髓动脉伴行，沿着动脉壁呈网状分布，神经纤维终止于动脉平滑肌。骨髓神经能调节血管的收缩和舒张，影响血流速度与压力，调节血细胞释放。骨髓血管内皮细胞中有P物质的神经激肽受体，可受无鞘神经纤维末端含有的神经介质P物质作用，刺激造血祖细胞的生长。

二、造血调控

造血调控是多因素、多水平的复杂过程，包括基因水平调控、细胞因子、细胞因子受体、细胞黏附分子、细胞外基质及细胞信号传递等。通过不同的方式共同调控血细胞增殖、分化、成熟、归巢、凋亡等过程，达到调节造血平衡的目的。

1. 基因调控 造血各个环节受多基因调控，主要通过细胞内、外信号传递，启动或关闭一系列相关基因，特别是原癌基因和抑癌基因。其中原癌基因为正向信号、显性，抑癌基因为负向信号、隐性。

（1）原癌基因：包括 *c-myc*、*ras*、*c-abl*、*bcl-2*、*c-kit* 等基因。正常情况下这些基因不表达或低表达，不引起恶变。在某些化学、物理、生物等因素作用下，原癌基因可能发生点突变、染色体重排、基因扩增而转化为癌基因，导致细胞发生恶变。

（2）抑癌基因：包括 *p53*、*WT1*、*NF1*、*PRB*、*DCC* 等基因。这些基因编码的产物通常为细胞增殖的负向调控因子，能抑制细胞增殖、诱导终末分化、诱导细胞凋亡等。

（3）信号转导的调控：造血调控也受到信号转导的调控。信号转导是转录因子将各种胞外信号向胞内传递并引起相应反应的过程。原癌基因可以通过编码一些转录因子参与胞内信号转导。如果信号转导紊乱，也会影响血细胞的增殖、分化和发育。

（4）miRNA 调控：microRNA（miRNA）是一类广泛存在于真核生物中的内源性单链小分子 RNA，不能编码蛋白质，在转录后和翻译水平上影响基因表达。miRNA 可能通过关闭编码细胞因子、转录因子、细胞周期调节因子、信号转导途径等方式实现对造血干 / 祖细胞自我更新、定向分化、增殖和凋亡的调控。

2. 体液调控 骨髓微环境中的神经、体液调节对造血细胞的增殖、分化与发育成熟起重要作用，尤其是细胞因子对造血的调控。这些调控造血的细胞因子按功能可分为造血调控正向因子与造血调控负向因子，分别对造血起正向与负向调控作用。

（1）造血调控正向因子：造血正向调控主要由造血生长因子来完成，主要分为两类，一类是早期造血因子如干细胞因子和 FLT-3 配体等，主要作用于早期造血干细胞。另一类是晚期造血因子如 M-CSF、G-CSF、EPO、血小板生成素等（表 1-2）。

表1-2　造血调控正向因子

因子名称	产生细胞或器官	作用靶细胞	临床应用
干细胞因子（stem cell factor，SCF）	基质细胞、内皮细胞、成纤维细胞、单核细胞	干细胞、混合细胞、巨核细胞、早期粒细胞、早期红细胞、淋巴细胞、肥大细胞	骨髓移植、化疗后骨髓恢复、再生障碍性贫血治疗
FLT-3 配体（FLT-3 ligand，FL）	基质细胞	干细胞、巨核细胞、早期粒细胞、早期红细胞、淋巴早期	造血干细胞动员剂
粒 - 单核细胞集落刺激因子（GM-CSF）	内皮细胞、成纤维母细胞、T 细胞、B 细胞	混合细胞、巨核细胞、粒细胞、红细胞、单核细胞、嗜酸细胞	促进粒 - 单核祖细胞增殖分化
白细胞介素 3（IL-3）	T 细胞及肥大细胞	干细胞、巨核细胞、粒细胞、红细胞、单核细胞、嗜酸细胞及肥大细胞	促进中性粒细胞、单核细胞、淋巴细胞、嗜酸性粒细胞和网织红细胞增殖
粒细胞集落刺激因子（G-CSF）	内皮细胞、成纤维细胞	粒细胞、单核细胞	化疗及血液系统疾病引起的中性粒细胞减少；骨髓移植时外周血干 / 祖细胞动员
单核细胞集落刺激因子（M-CSF）	内皮细胞、上皮细胞、基质细胞及 T 细胞、B 细胞	单核细胞、粒细胞	促进单核 - 巨噬细胞增殖分化
促红细胞生成素（erythropoietin，EPO）	肾	红细胞、巨核细胞	各种贫血治疗
白细胞介素（interleukins，ILs）	活化的白细胞	T 细胞、B 细胞	抗肿瘤、抗病毒、免疫调节
白血病抑制因子（leukemia inhibitory factor，LIF）	T 细胞、膀胱癌细胞 5637、单核系白血病细胞（THP-I）	巨核细胞、巨核系白血病细胞	抑制白血病细胞，促进胚胎干细胞增殖，促进巨核系祖细胞增殖分化
血小板生成素（thrombopoietin，TPO）	肝、巨核细胞及白血病细胞株	巨核细胞	治疗血小板减少性疾病
血小板衍生生长因子（platelet derived growth factor，PDGF）	巨核细胞、血小板、巨噬细胞	红细胞、粒细胞、成纤维细胞、平滑肌细胞、神经胶质细胞	清创修复

（2）造血调控负向因子：造血负向调控与正向调控同时存在，相互制约平衡。其主要通过造血抑制分子的调控来完成（表 1-3）。

表1-3 造血调控负向因子

因子名称	主要产生细胞或器官	抑制靶细胞
转化生长因子 β（transforming growth factor β，TGF-β）	正常细胞、肿瘤细胞	干细胞、祖细胞
肿瘤坏死因子 α（tumor necrosis factor α，TNF-α）	单核 - 巨噬细胞	CFU-GEMM、CFU-GM、CFU-E、BFU-E
肿瘤坏死因子 β（tumor necrosis factor β，TNF-β）	$CD4^+$ T 细胞、NK 细胞	同 TNF-α
干扰素（interferon，IFN）	成纤维细胞、肿瘤细胞	同 TNF-α
趋化因子（chemotactic factor）		干细胞
前列环素（prostacyclin，PGI_2）		CFU-G、M、GM

注 CFU-GEMM：粒细胞、红细胞、单核细胞及巨核细胞集落形成单位；CFU-GM：粒细胞 / 巨噬细胞集落形成单位；CFU-E：红细胞集落形成单位；BFU-E：红系爆式集落形成单位；CFU-G：粒细胞集落形成单位；M：单核细胞集落形成单位；GM：粒 - 巨噬细胞集落形成单位。

第四节 血细胞的发育与成熟

人体各类血细胞均来源于造血干细胞，其生长发育过程经历造血干细胞、造血祖细胞、原始及各个阶段幼稚细胞的环节。造血干细胞在适宜的造血微环境中，受细胞因子等诱导，增殖分化为各系祖细胞，祖细胞再向下分化为形态可辨的各种原始细胞，最后发育成具有特定功能的成熟血细胞，释放入血。血细胞的发育包括增殖、分化、成熟和释放的过程。

1．血细胞的增殖 为血细胞通过分裂增加数量的生理特征。有丝分裂是血细胞增殖的主要方式，一个母细胞分裂后一般形成两个子细胞。一般情况下一个原始细胞到成熟需经过 4 ~ 5 次有丝分裂，产生 32 ~ 64 个子代细胞。这种增殖形式称为对称性增殖。巨核细胞的增殖方式较为特殊，是以连续双倍增殖 DNA 的方式，细胞核成倍增殖，每增殖一次细胞核增大 1 倍，但不分裂。因此巨核细胞体积巨大，属于多倍体细胞。

2．血细胞的分化 血细胞在增殖的同时也进行分化。分裂后形成的子细胞在生物学性状上具有新的特点，与上一代细胞产生质的不同。分化为不可逆的过程，血细胞失去某些潜能又获得新功能。

3．血细胞的成熟 成熟包含在整个细胞的发育过程中，细胞分化等级越高其形态特征越明显，功能也逐渐完善。正常情况下血细胞在具备全部的生理功能后停止分化，成为完全成熟的血细胞。

4．血细胞的释放 成熟细胞通过骨髓 - 血屏障进入血液循环，一般未成熟的原幼细胞无法通过该屏障。

【思维导图】

- 造血检验的基础理论
  - 造血器官
    - 胚胎期造血
      - 中胚层造血期
      - 肝造血期
      - 骨髓造血期
    - 出生后造血
      - 骨髓造血
      - 淋巴器官造血
      - 髓外造血
  - 造血细胞
    - 造血干细胞
    - 造血祖细胞
    - 骨髓间充质干细胞
  - 造血微环境与造血调控
    - 造血微环境
      - 骨髓基质细胞
      - 细胞外基质
      - 细胞因子
      - 骨髓血管系统
      - 神经
    - 造血调控
      - 基因调控
      - 体液调控
  - 血细胞的发育与成熟
    - 血细胞的增殖
    - 血细胞的分化
    - 血细胞的成熟
    - 血细胞的释放

案例 1-2

患者既往诊断为“乙型肝炎后肝硬化”5年，因反复鼻出血，乏力、纳差等症状2个月就诊。检查：贫血貌，眼结膜苍白，肝掌（+），颈前、胸前可见蜘蛛痣10余枚；腹软，脾大。血常规：Hb 95g/L，红细胞 3.3×10^{12}/L，白细胞 1.5×10^{9}/L，中性粒细胞绝对值 0.89×10^{9}/L，血小板 43×10^{9}/L。ALT 50 U/L，AST 82 U/L，TBIL 4.25 mg/dl，DBIL1.63 mg/dl。入院后经抗病毒、保肝降酶、纠正贫血治疗，症状缓解。同时给予粒细胞集落刺激因子（G-CSF）治疗，每2周检测血常规观察疗效，中性粒细胞绝对值可见显著升高。

思考题：

请根据本章所学知识，试述临床上选用G-CSF治疗的依据。

自测题

一、选择题

1．胚胎期参与造血的器官不包括（　）

A．胸腺　　B．肝　　C．肾

D．脾　　E．淋巴结

2．造血微环境由下列组成，除外（　）

A．微血管　　B．神经　　C．细胞因子

D．骨髓基质细胞　　E．造血干细胞

二、简答题

1．简述胚胎期造血器官和造血特点。

2．简述造血干细胞的特点。

3．简述髓外造血的概念和特点。

（王　武）

第二章

造血检验技术

第二章数字资源

学习目标

通过本章内容的学习，学生应能够：

识记：

1. 说出骨髓六系细胞形态特征。
2. 说出正常骨髓象基本特征。
3. 说出骨髓检查分类和骨髓象检验注意事项。

理解：

分析细胞化学染色结果。

运用：

1. 能识别骨髓各系各阶段细胞。
2. 会进行细胞化学染色并准确判断结果。
3. 能初步进行骨髓片有核细胞分类并综合分析骨髓象。

案例 2-1

患者，男，32 岁，因发热 1 周就诊。外周血血常规显示幼稚细胞多见，经骨髓穿刺进行骨髓细胞形态检查发现，骨髓增生极度活跃，大部分细胞胞体呈圆形或类圆形，直径为 10 ~ 20 μm，胞核较大，居中或略偏，核染色质呈细颗粒状，排列均匀，核仁 2 ~ 5 个，较小，清楚，呈淡蓝色。胞质较少，呈蓝色，无颗粒。

思考题：

1. 根据以上资料诊断，该患者骨髓明显增多的细胞可能是什么？
2. 还可做哪些实验室检查以明确细胞类型？

第一节　血象和骨髓象检验

一、正常骨髓细胞的形态特征

骨髓细胞主要包括粒细胞、红细胞、淋巴细胞、浆细胞、单核细胞和巨核细胞六大系统，正常骨髓中主要有各阶段的粒细胞、红细胞、淋巴细胞、浆细胞、单核细胞及巨核细胞，而原始和幼稚阶段的淋巴细胞、单核细胞和浆细胞罕见。其他细胞如肥大细胞、吞噬细胞、成骨细胞、破骨细胞、脂肪细胞等偶见或罕见。

知识链接

细胞形态观察主要包括 3 个方面。

1．胞体　大小、边缘、形态。

2．胞核　形态、染色质、核仁。

3．胞质　量、颜色、颗粒。

【课程思政】

中国科学院大学博士生导师潘巍峻带领研究团队历时 6 年，在国际上首次揭秘新生造血干细胞在活动物体内的归巢全过程，破解了一个公认的世界级科学难题。预示着今后可能在临床上大幅提高造血干细胞移植的成功率。

（一）红细胞系统

红细胞系统简称为红系，包括原始红细胞、早幼红细胞、中幼红细胞、晚幼红细胞和成熟红细胞 5 个阶段。

1．原始红细胞　胞体直径为 15 ~ 25 μm，圆形或椭圆形，细胞边缘常有瘤状突起。胞核圆形，约占胞体的 4/5，居中或稍偏位，核染色质染紫红色，呈粗颗粒状，核仁 1 ~ 3 个，大小不一，呈浅蓝色，边界不清晰。胞质丰富，不透明深蓝色，有油画蓝感，核周围常见淡染区，胞质中无颗粒（图 2-1）。

2．早幼红细胞　胞体直径为 15 ~ 20 μm，圆形或椭圆形，部分细胞可见瘤状突起。胞核常居中，圆形，占胞体 2/3 以上，核染色质呈粗颗粒状或浓集为小块状，核仁模糊或消失。胞质量稍增多，深蓝色，可见核周淡染区，胞质中无颗粒（图 2-2）。

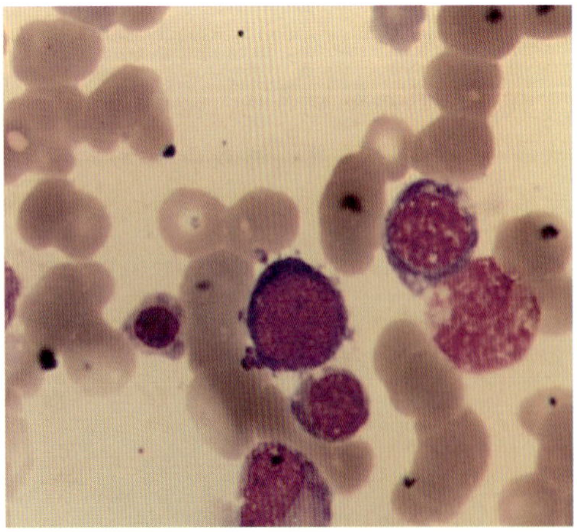

图 2-1　原始红细胞

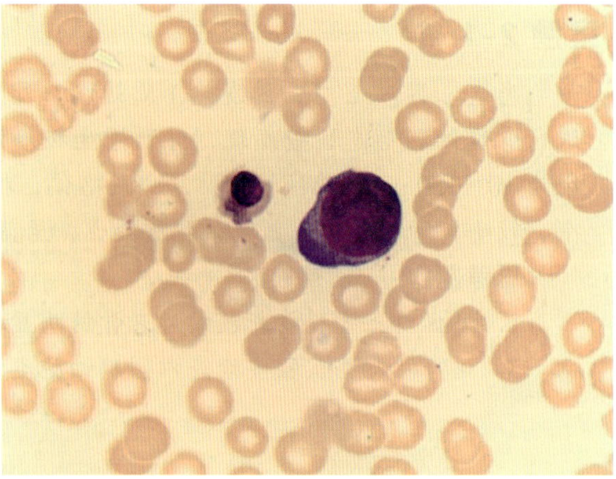

图 2-2　早幼红细胞

3．中幼红细胞　胞体直径为 8 ~ 15 μm，圆形。胞核圆形，居中，约占细胞的 1/2，核染色质常聚集呈块状，有较明显副染色质，似打碎的墨砚，核仁已消失。胞质量较多，无颗粒，因血红蛋白合成逐渐增多，嗜碱性物质逐渐减少，胞质呈不同程度嗜多色性，常见灰红色或灰蓝色（图 2-3，图 2-4）。

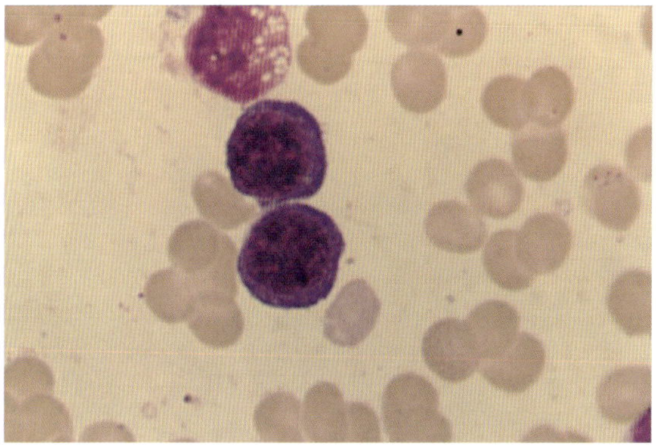

图 2-3　中幼红细胞

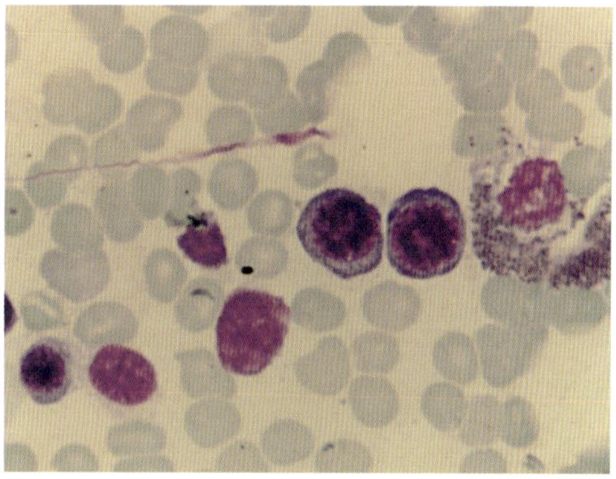

图 2-4　中幼红细胞

4．晚幼红细胞　胞体直径为 7 ~ 10 μm，圆形。胞核圆形，居中或稍偏位，占细胞胞体 1/2 以下，核染色质聚集呈块状或紫黑色团块状（称为“炭核”），副染色质可见或消失。胞质量多，近似成熟红细胞颜色，淡红色或灰红色，无颗粒（图 2-5）。

5．红细胞　胞体直径平均为 7.2 μm，成双凹圆盘状，无细胞核，胞质呈淡红色或灰红色，中央部分可见淡染区，占细胞 1/3 ~ 2/5（图 2-6）。

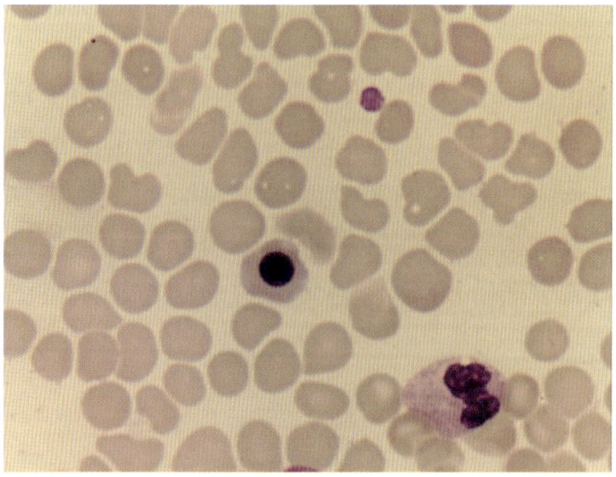

图 2-5　晚幼红细胞

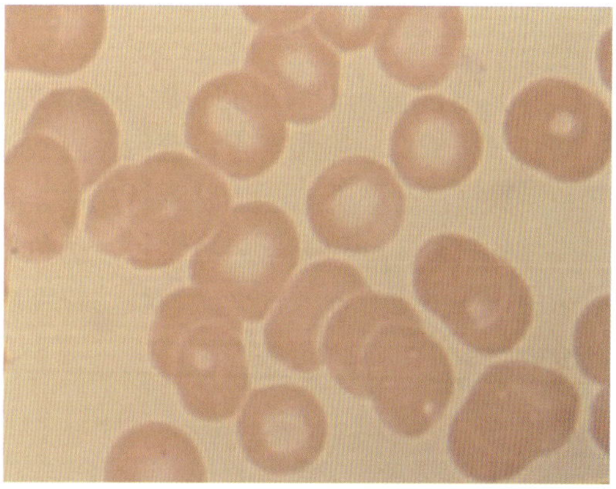

图 2-6　红细胞

红细胞系统形态变化规律为：①胞体，圆形或类圆形，原始红细胞及早幼红细胞有时可见瘤状突起；②胞质，颜色从深蓝色逐渐向蓝灰色、灰红色、淡红色转变，无颗粒；③胞核，圆形，居中。

（二）粒细胞系统

1．原始粒细胞　胞体直径为 10 ~ 20 μm，圆形或类圆形。胞核较大，圆形或类圆形，居中或略偏位；核染色质呈细颗粒状，排列均匀，平坦如一层薄纱；核仁较小，2 ~ 5 个，清晰，呈淡蓝色。胞质较少，呈蓝色，颗粒无或有少许细小颗粒，根据颗粒有无等特征将原始粒细胞分为Ⅰ型和Ⅱ型，Ⅰ型为典型的原始粒细胞，胞质中无颗粒；Ⅱ型除具有典型原始粒细胞的特点外，胞质中还有少量细小的颗粒（图 2-7）。

2．早幼粒细胞　胞体直径为 12 ~ 25 μm，较原始粒细胞大，圆形或椭圆形。胞核呈圆形、椭圆形，常偏一侧；核染色质开始聚集，比原始粒细胞稍粗，核仁可见或不清晰。胞质较丰富，深蓝色，胞质内含数量不等，大小、形态不一，紫红色的非特异性颗粒，分布不均匀，常在近核一侧出现。有时在早幼粒细胞中间部位近核处有高尔基复合体发育的透亮区，呈淡蓝色或无色，称之为初质区（曾称为初浆区）（图 2-8）。

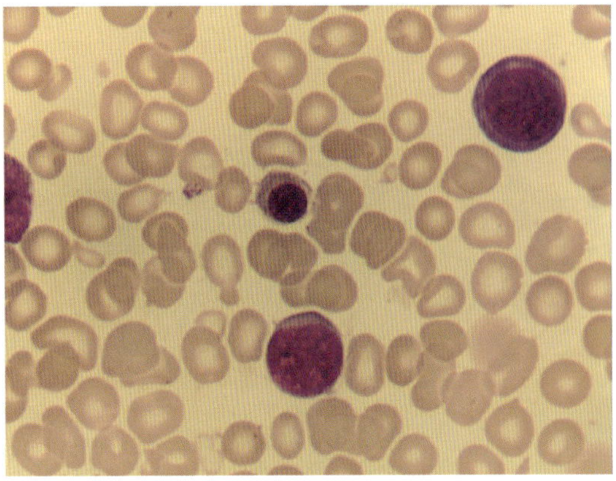

图 2-7 原始粒细胞

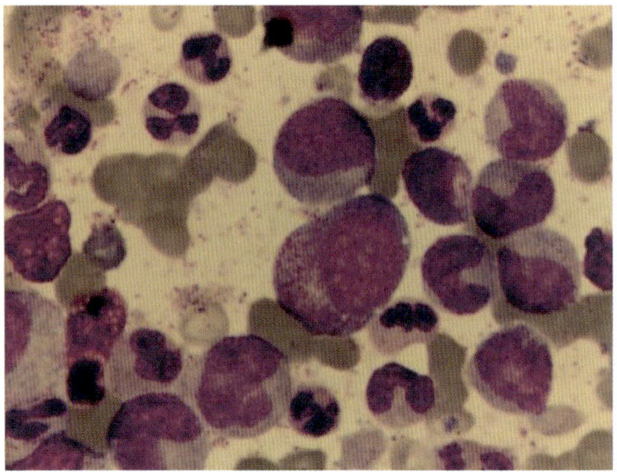

图 2-8 早幼粒细胞

3．中幼粒细胞

（1）中性中幼粒细胞：胞体直径为 10 ~ 20 μm，圆形。胞核一侧扁平或略凹陷，其核凹陷程度核直径之比常小于核直径的 1/2，核常偏于一侧，占胞体的 2/3 ~ 1/2。核染色质聚集呈索块状，常无核仁。胞质丰富，呈蓝色、淡蓝色，内含细小、大小一致、分布密集的中性颗粒，呈淡红色或淡紫红色，因此常在近核处看到浅红色区域，偶在细胞边缘可见少量非特异性颗粒（图 2-9）。

（2）嗜酸性中幼粒细胞：胞体直径为 15 ~ 20 μm，略大于中性中幼粒细胞。胞核与中性中幼粒细胞相似。胞质丰富，蓝色，内含较丰富的圆形、粗大、大小一致、排列紧密的嗜酸性颗粒，呈橘红色，并有立体感及折光性，有时嗜酸性颗粒也可呈暗黄色或褐色。有的胞质中除嗜酸性颗粒外，还可见紫黑色颗粒，颜色似嗜碱性颗粒，这种嗜酸性粒细胞称为双染性嗜酸性粒细胞，常出现在嗜酸性中幼、晚幼粒细胞阶段，随着细胞的成熟变为典型嗜酸性粒细胞（图 2-10）。

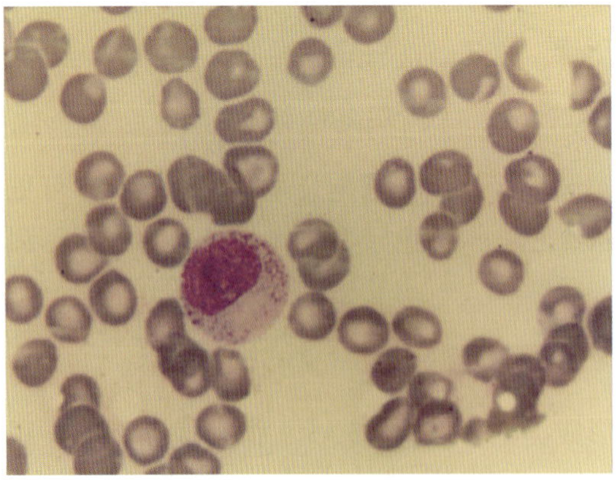

图 2-9 中性中幼粒细胞

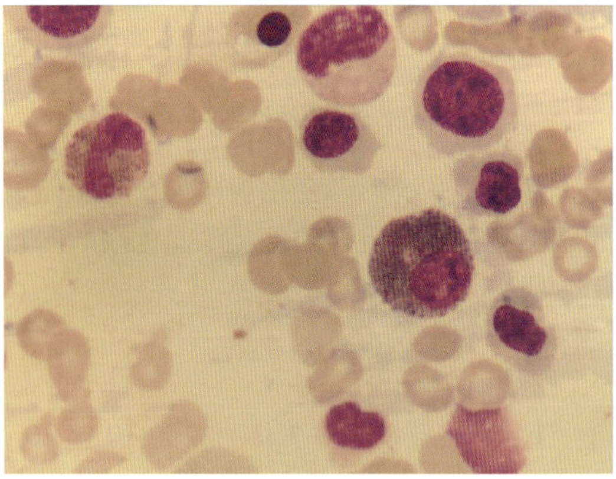

图 2-10 嗜酸性中幼粒细胞

（3）嗜碱性中幼粒细胞：胞体直径为 10 ~ 15 μm，较中性中幼粒细胞略小。胞核椭圆形，轮廓不清楚，核染色质较模糊。胞质量中等，蓝色，胞质内及核上含有数量不多、粗大、大小不等、形态不一、排列零乱的嗜碱性颗粒，呈深紫黑色或深紫红色（图 2-11）。

4．晚幼粒细胞

（1）中性晚幼粒细胞：胞体直径为 10 ~ 16 μm。胞核较小，常呈肾形、带状豆形，或猪

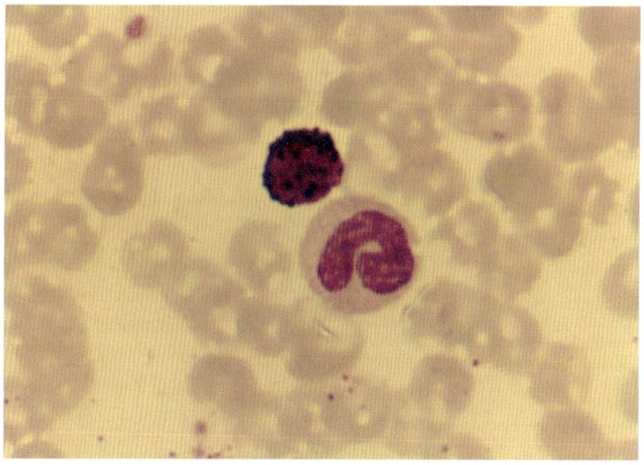

图 2-11 嗜碱性中幼粒细胞

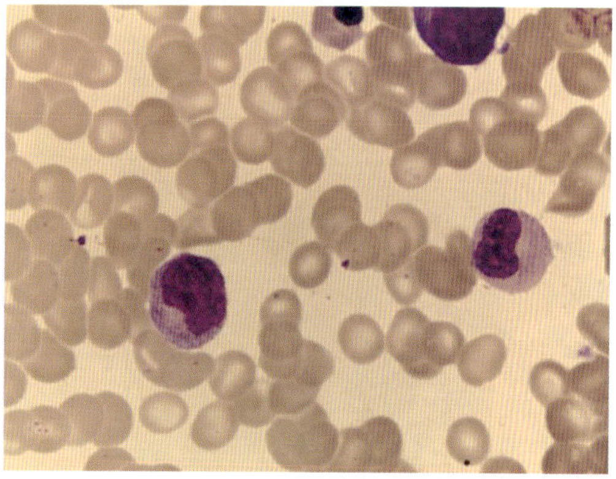

图 2-12 中性晚幼粒细胞

肠形，核一侧开始凹陷，但凹陷程度小于核直径的一半，核仁消失，核染色质聚集，呈深紫红色。胞质呈淡红色，含有细小粉红色中性颗粒（图 2-12）。

（2）嗜酸性晚幼粒细胞：胞体直径为 10 ~ 16 μm。胞质中充满嗜酸性颗粒，其他基本同中性晚幼粒细胞（图 2-13）。

（3）嗜碱性晚幼粒细胞：胞体直径为 10 ~ 14 μm。胞核常呈肾形，轮廓不清楚。胞质内及胞核上有少量嗜碱性颗粒，胞质量常较少，呈淡蓝色（图 2-14）。

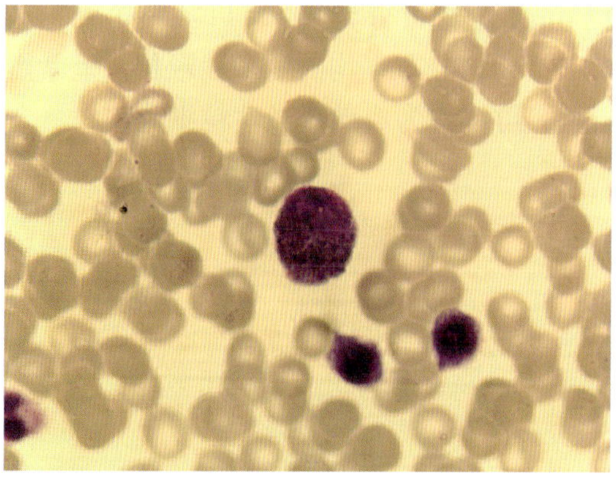

图 2-13 嗜酸性晚幼粒细胞

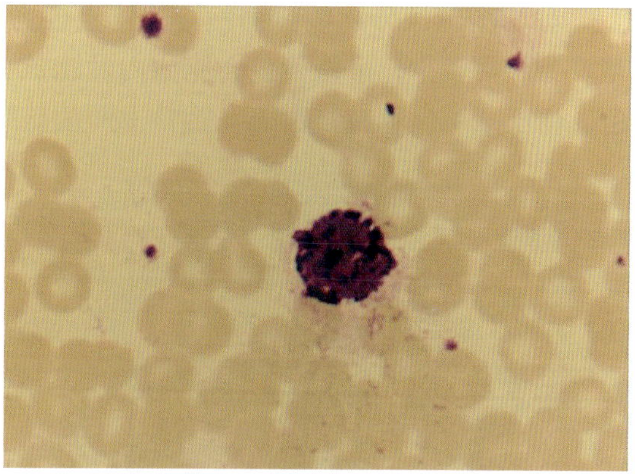

图 2-14 嗜碱性晚幼粒细胞

5. 杆状核粒细胞

（1）中性杆状核粒细胞：胞体直径为 10 ~ 15 μm。胞核多种形态，如 S 形、W 形、V 形，胞核的凹陷程度超过核直径的一半，最宽处常为最窄处 2 倍以上；核染色质浓集，呈深紫红色。胞质丰富，淡红色，含有细小粉红色中性颗粒（图 2-15）。

（2）嗜酸性杆状核粒细胞：细胞嗜酸性颗粒完全成熟，呈橘红色、暗红色颗粒（图 2-16）。

（3）嗜碱性杆状核粒细胞：胞核呈模糊状，胞质布满粗大、紫黑色颗粒，掩盖胞核与胞质（图 2-17）。

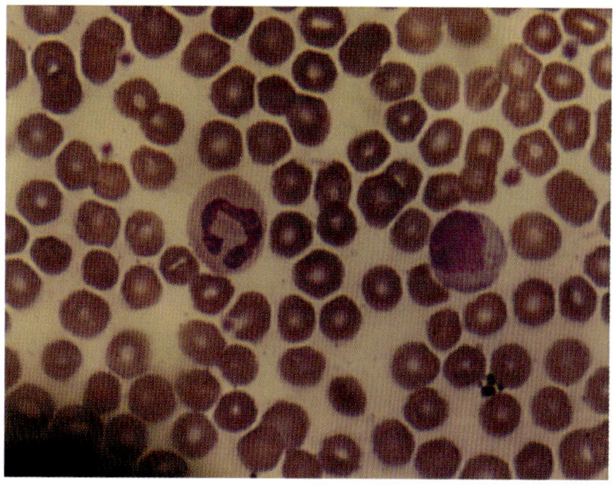

图 2-15 中性杆状核粒细胞

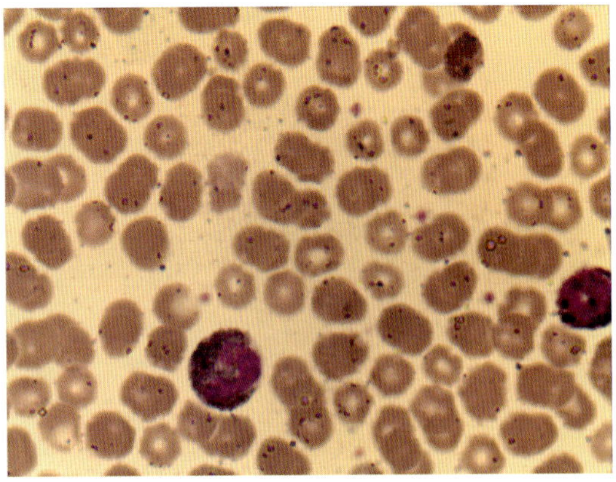

图 2-16 嗜酸性杆状核粒细胞

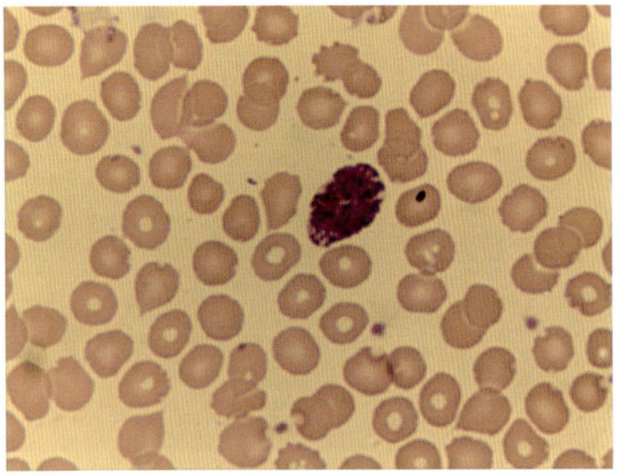

图 2-17 嗜碱性杆状核粒细胞

6．分叶核粒细胞

（1）中性分叶核粒细胞：胞体直径为 10 ~ 15 μm，圆形。胞核可分为 2 ~ 5 叶，叶与叶之间由核染色质细丝相连；染色质呈深紫红色块状。胞质量丰富，充满淡紫红色中性颗粒（图 2-18）

（2）嗜酸性分叶核粒细胞：胞体直径为 11 ~ 16 μm。胞核多分为两叶，如同眼镜或耳麦。胞质充满嗜酸性颗粒，其他特点基本同中性分叶核粒细胞（图 2-19）。

（3）嗜碱性分叶核粒细胞：胞体直径为 10 ~ 12 μm。胞核可分为 3 ~ 4 叶或核轮廓不清楚。胞质常较少，呈淡蓝色。胞质内及胞核上常有大小不一、分布不均的嗜碱性颗粒，呈紫黑色。由于嗜碱性颗粒常覆盖在胞核上而使核结构不清楚，可统称为成熟嗜碱性粒细胞。

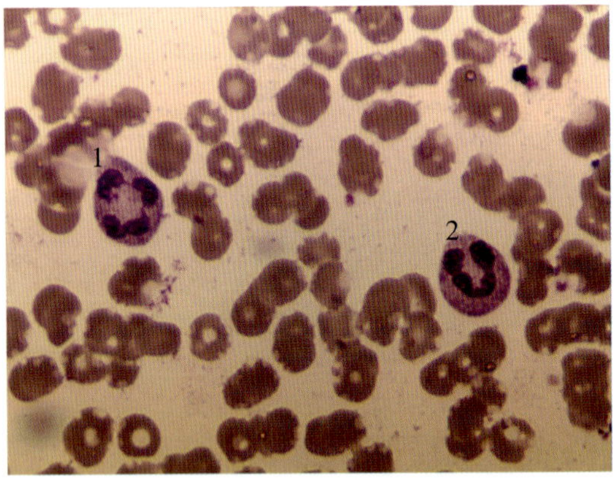

1．中性分叶核粒细胞；2．中性杆状核粒细胞。

图 2-18 中性粒细胞

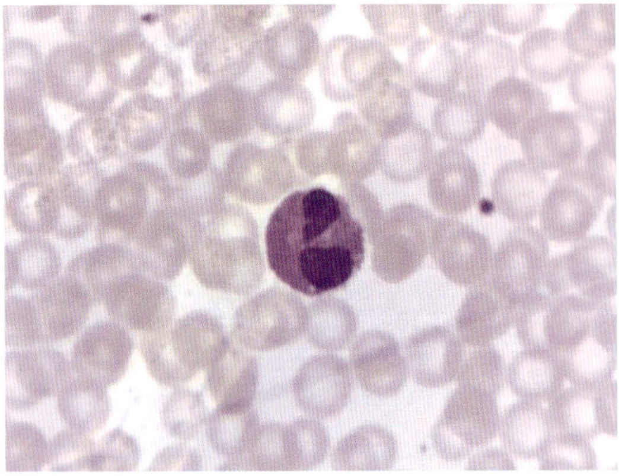

图 2-19 嗜酸性分叶核粒细胞

粒细胞从原始到成熟的发育过程中，其形态变化规律为：①胞体，规则呈圆形或椭圆形；②胞质，粒细胞形态最具有特征性的是其胞质中颗粒的特点，从无颗粒到出现非特异性颗粒再到特异性颗粒出现、非特异性颗粒减少，最后仅有特异性颗粒（图 2-20，表 2-1）；③胞核：从圆形依次变为椭圆形、半圆形、肾形、杆状，最后呈分叶状。

表2-1　粒细胞中4种颗粒的特点比较

项目	非特异性颗粒	中性颗粒	嗜酸性颗粒	嗜碱性颗粒
大小	较中性颗粒粗 大小不一	细小 大小一致	粗大 大小一致	最粗大 大小不一
形态	形态不一	细颗粒状	圆形或椭圆形	形态不一
数量	少数或中等量	多	数量多	常较少
颜色	紫红色	淡紫红色或淡红色	橘红色	深紫黑或紫红色
分布	分布不均，常在胞质中	分布均匀	分布均匀、紧密排列	分布不均，排列零乱，常覆盖胞核上

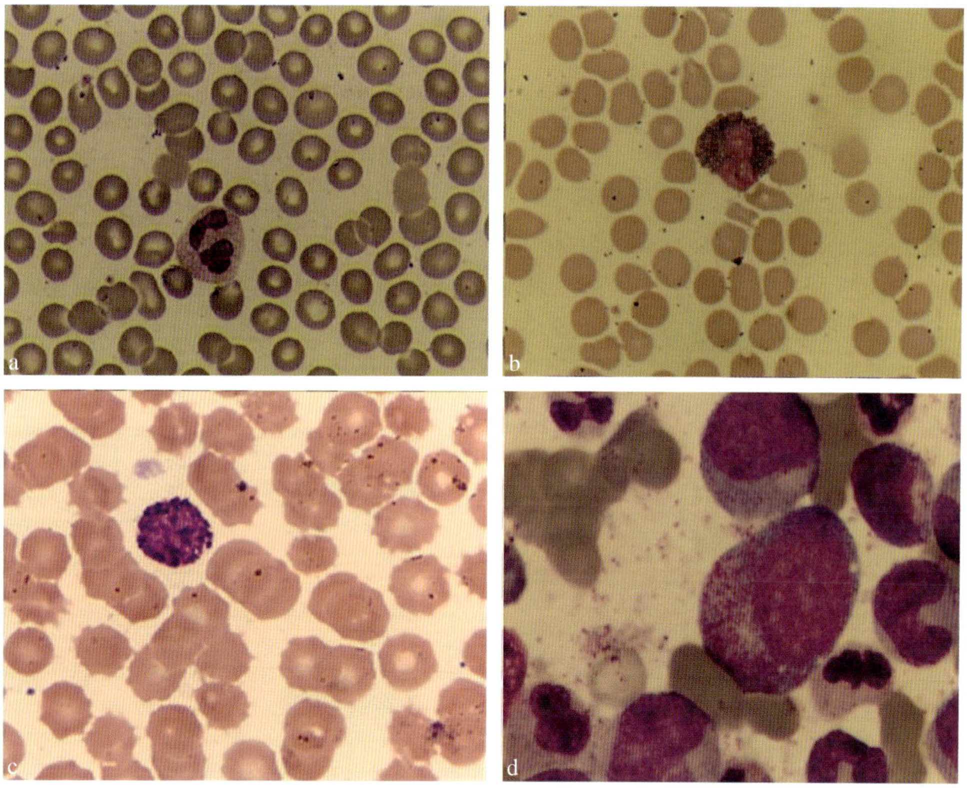

a．非特异性颗粒；b．中性颗粒；c．嗜酸性颗粒；d．嗜碱性颗粒。

图 2-20　粒细胞中的 4 种颗粒

（三）巨核细胞系统

巨核细胞系统简称巨核系，多倍体，是骨髓中最大的造血细胞，包括原始巨核细胞、幼稚巨核细胞、颗粒型巨核细胞、产血小板型巨核细胞、裸核型巨核细胞及血小板。

1．原始巨核细胞　胞体直径为 15 ~ 30 μm，圆形或不规则，常可见指状突起，周边常有少许血小板附着。胞核较大，圆形、椭圆形或形状不规则，常有 1 ~ 2 个胞核；核染色质较细，排列紧密，分布不均匀；核仁 2 ~ 3 个，常不清晰，呈淡蓝色。胞质较少，深蓝色或蓝色，周边颜色深而浓，无颗粒（图 2-21）。

2．幼稚巨核细胞　胞体直径为 30 ~ 50 μm，常不规则。胞核不规则，核染色质粗或呈小块状，排列紧密，核仁常无。胞质较丰富，深蓝色或蓝色，近核处可见少许细小且大小一致的淡紫红色颗粒而使该处呈淡红色，常有伪足状突起，有时细胞周边有少许血小板附着（图 2-22）。

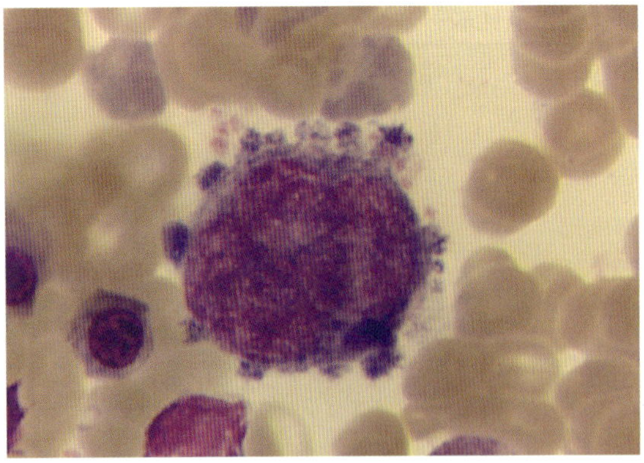

图 2-21 原始巨核细胞

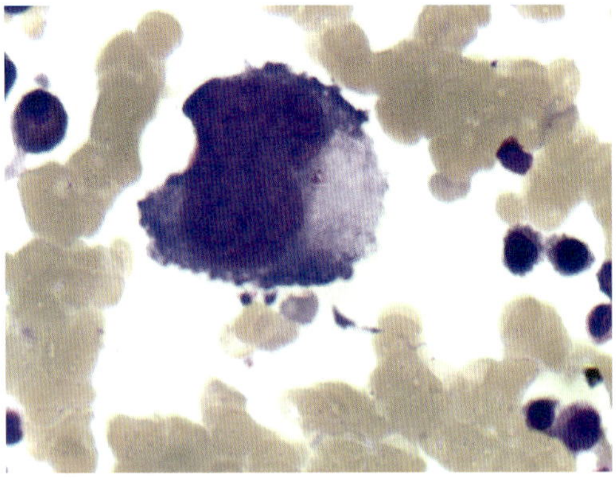

图 2-22 幼稚巨核细胞

3. 颗粒型巨核细胞 胞体直径为 40 ~ 70 μm，也可达 100 μm 以上，胞体常不规则，胞膜完整。胞核巨大、不规则，核分叶后常重叠，核染色质呈块状或条状。胞质极丰富，呈淡蓝色，充满大量细小、大小一致的淡紫红色颗粒，有的细胞胞质边缘无颗粒呈淡蓝色，较透明，称为细胞外质。在血膜厚的部位，颗粒非常密集，使胞核、胞质较难辨认，有时颗粒型巨核细胞周边有少许血小板附着，易被误认为是产血小板型巨核细胞（图 2-23）。

4. 产血小板型巨核细胞 胞体直径为 40 ~ 70 μm，有时可达 100 μm。胞核巨大、不规则，核分叶后常重叠，核染色质呈条状或块状。胞质极丰富，淡蓝色，颗粒丰富并可聚集呈簇（称为雏形血小板），胞膜不完整，其外侧常有释放的血小板（图 2-24）。

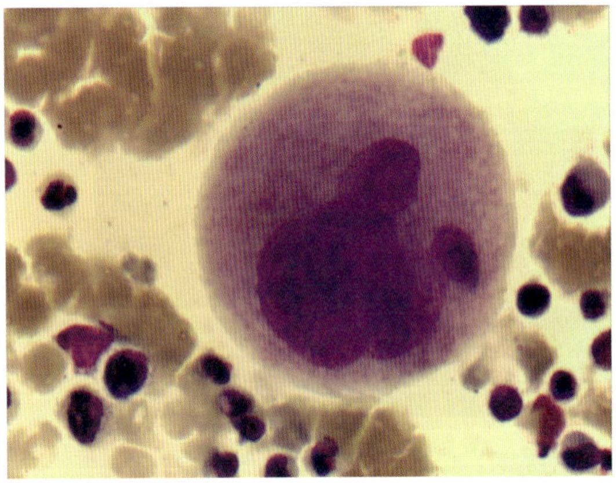

图 2-23 颗粒型巨核细胞

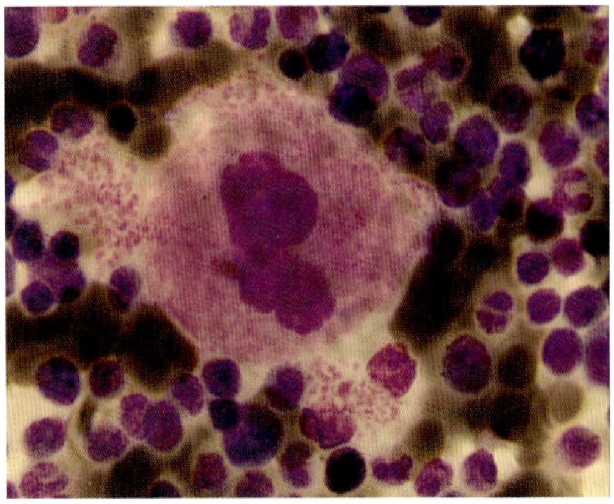

图 2-24 产血小板型巨核细胞

5. 裸核型巨核细胞 胞核与产血小板型巨核细胞相同，胞质无或有少许。裸核型巨核细胞有时是由于涂片制作时，将胞质推散所致（图 2-25）。

6. 血小板 胞体直径为 2 ~ 4μm，星形、圆形、椭圆形、逗点状或不规则形，胞质呈淡蓝色，中心部位有细小分布均匀的淡紫红色颗粒（图 2-26）。

巨核细胞系统（除原始巨核细胞外）的形态特征为：①胞体，巨大，不规则；②胞质，成熟巨核细胞胞质常极丰富，并有大量细小颗粒；③胞核，常巨大，成熟巨核细胞的胞核高度分叶且重叠。

（四）淋巴细胞系统

1. 原始淋巴细胞 胞体直径为 10 ~ 18 μm，圆形或椭圆形。胞核较大，占整个细胞大部分，常位于中央或偏一侧；染色质呈浓密的颗粒状，尤其靠核的周缘明显，使核膜增厚，呈均

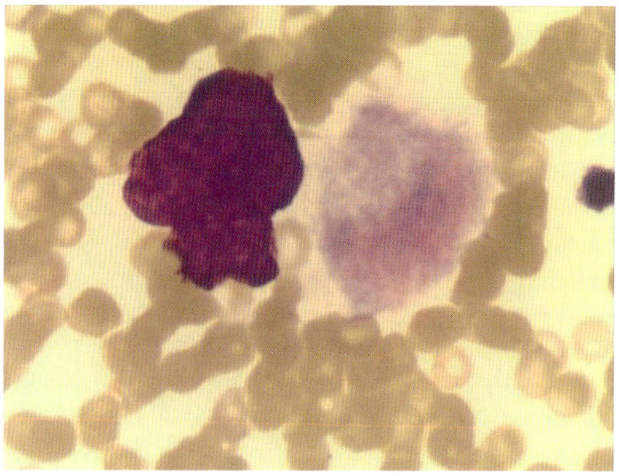

图 2-25　裸核型巨核细胞

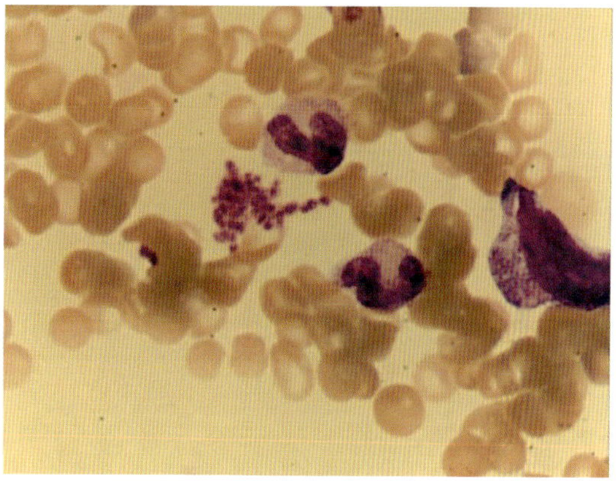

图 2-26　血小板

匀的淡粉红色云雾状；核仁较小，1 ~ 2 个，淡蓝色、规则、清楚，似两个圆泡。胞质极少，多呈天蓝色和透明蓝色，部分呈深蓝，环核周围着色较淡有亮带，无颗粒（图 2-27）。

2．幼稚淋巴细胞　胞体直径为 10 ~ 20 μm，圆形或椭圆形，部分有伪足和瘤状突出。胞核多呈圆形或不规则圆形；染色质较原始淋巴细胞更浓密，呈颗粒状，尤其靠核周缘，浓密不均匀，核膜增厚，核中心较淡，呈不均匀的粉紫红色云雾状；核仁消失。胞质较多，呈天蓝色，清晰透明，偶见胞质呈嗜碱性，可见空泡；颗粒大多数无，偶见少数嗜天青颗粒（图 2-28）。

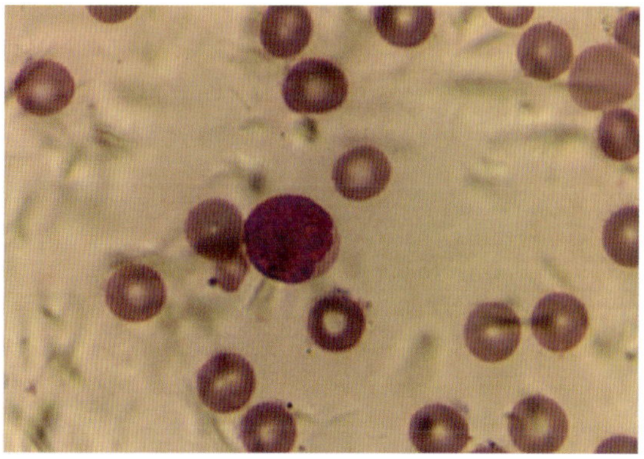

图 2-27　原始淋巴细胞

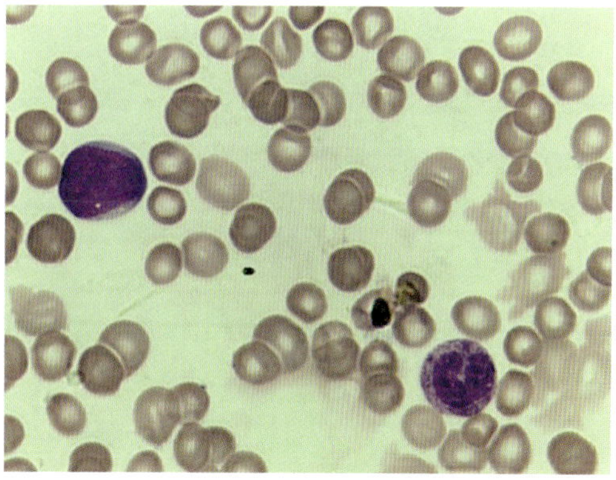

图 2-28　幼稚淋巴细胞

3．淋巴细胞

（1）大淋巴细胞：胞体直径为 14 ~ 18 μm，圆形，可见瘤状突出。胞核多呈圆形，有凹陷和突出，偶见折叠及切迹；染色质呈浓密的云雾状，从核周缘向内逐渐浓密，中央着色较淡，似有淡染区。胞质较丰富，呈水彩画透明蓝色，有环核带，核浆界限清楚，有少量紫红色天青颗粒（图 2-29）。

（2）小淋巴细胞：胞体直径为 6 ~ 9 μm，呈圆形、类圆形或蝌蚪形等。胞核呈类圆形、圆形，或有小切迹；核染色质呈大块状聚集，副染色质不明显；核仁消失。胞质少，似裸核，常呈淡蓝色，无颗粒（图 2-30）。

（五）单核细胞系统

1．原始单核细胞　胞体直径为 15 ~ 20 μm，圆形或不规则形，有时可见瘤状突出。胞核呈椭圆形或不规则形，有折叠或扭曲；染色质呈纤细疏松丝网状，淡紫红色，核膜不清楚；

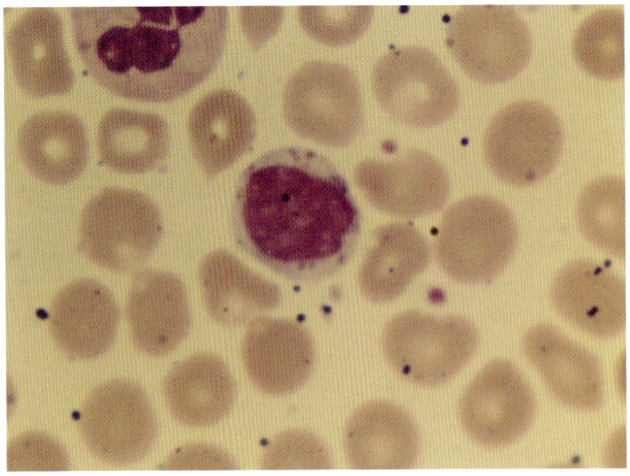

图 2-29 大淋巴细胞

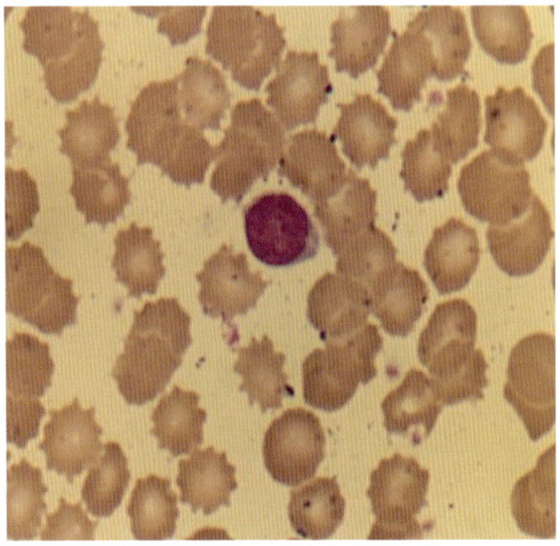

图 2-30 小淋巴细胞

核仁 2 ~ 3 个，常大而清楚。胞质丰富，呈淡蓝色或灰蓝色，较浑浊，有时有伪足出现（图 2-31）。

2．幼稚单核细胞 胞体直径为 15 ~ 25 μm，圆形或不规则形。胞核形状不一，有明显折叠、扭曲、分叶；核染色质呈粗丝条状，排列呈疏松网状，有凹凸起伏不平感，正副染色质清楚，染色质从内向外浓缩，核膜不清；核仁消失或模糊不清。胞质丰富，呈灰蓝色半透明毛玻璃样，胞质内布满较多粉尘样细小嗜苯胺蓝颗粒，核浆界限不清（图 2-32）。

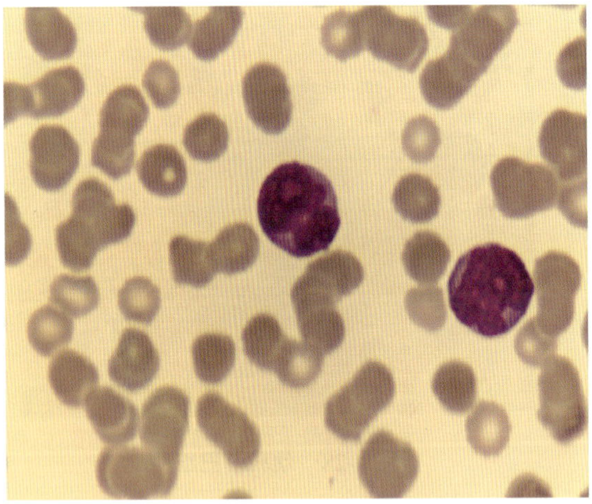

图 2-31 原始单核细胞

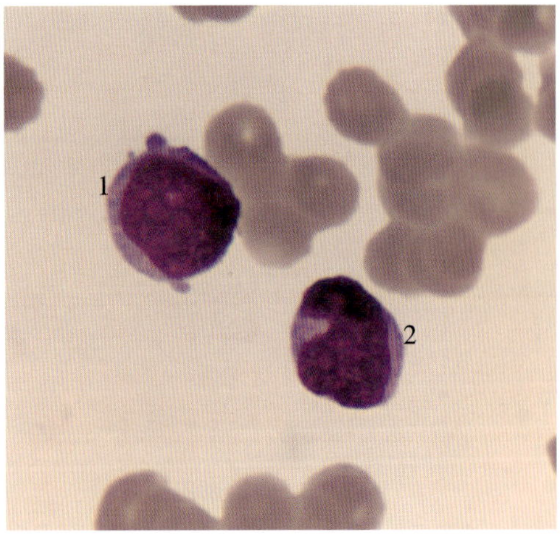

1．原始单核细胞；2．幼稚单核细胞。

图 2-32 单核细胞系统

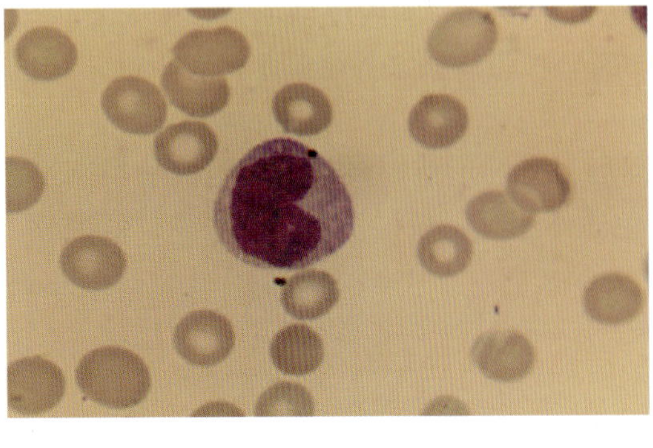

图 2-33 单核细胞

3．单核细胞 胞体直径为 12 ~ 22 μm，形状极不规则，常有突起。胞核不规则，常出现凹陷、分叶、切迹、折叠、扭曲、扭转；染色质呈条索状；核仁消失。胞质丰富，呈灰蓝色，不透明如毛玻璃样，内含大量细小、均匀的灰尘样紫红色嗜天青颗粒，常有空泡（图 2-33）。

（六）浆细胞系统

浆细胞系统由 B 淋巴细胞受到抗原刺激后

转化而来，形成原始浆细胞、幼稚浆细胞、浆细胞。

1．原始浆细胞　胞体直径为 15 ~ 25 μm，圆形或椭圆形。胞核圆形，占胞体的 2/3 以上，常偏位；核染色质呈粗颗粒状；核仁 1 ~ 2 个。胞质较丰富，深蓝色不透明，可见半月形核旁淡染区，无颗粒，可有空泡。

2．幼稚浆细胞　胞体直径为 12 ~ 16 μm，常呈椭圆形。胞核圆形，常偏位；核染色质较原始浆细胞核染色质粗；核仁模糊或消失。胞质多，深蓝色不透明，常有空泡及核旁淡染区，偶有少许紫红色的颗粒。

3．浆细胞　胞体大小不一，直径为 8 ~ 15 μm，常呈椭圆形。胞核圆形，较小且偏位，占胞体 1/3 以下，有时可见双核；核染色质呈块状，副染色质较明显；核仁无。胞质丰富，常呈深蓝色，不透明，称为泡沫浆。个别细胞的胞质呈红色或胞质边缘呈红色，核旁常有明显淡染区，偶见少许紫红色的颗粒（图 2-34）。

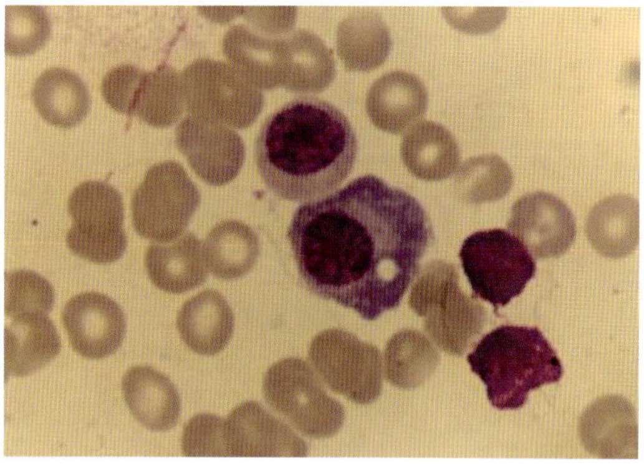

图 2-34　浆细胞

（七）其他细胞

1．成骨细胞　胞体较大，直径为 20 ~ 40 μm，常为长椭圆形或形状不规则，胞体边缘清楚或呈云雾状，多成簇分布，有时单个存在。胞核呈椭圆形或圆形，常偏于一侧，呈粗网状，有 1 ~ 3 个较清晰的蓝色核仁。胞质丰富，深蓝色或淡蓝色，常有空泡，离核较远处常有椭圆形淡染区，偶见少许紫红色颗粒。成骨细胞又称为造骨细胞，与浆细胞有许多相似之处，两者应注意鉴别。

2．破骨细胞　为骨髓中的巨型多核细胞。胞体巨大，直径为 60 ~ 100 μm，形态不规则，边缘清楚或不整齐如撕纸状。胞核数常较多，1 ~ 100 个，椭圆形或圆形，彼此孤立，无核丝相连，核染色质呈粗网状，有 1 ~ 2 个较清晰的蓝色核仁。胞质极丰富，呈淡蓝色、淡红色或红蓝相间，胞质中有大量较细小淡紫红色颗粒或同时伴有粗大紫红色颗粒（图 2-35）。破骨细胞需要与巨核细胞进行鉴别，两者最主要的不同点在于胞核的不同特征。

3．组织细胞　胞体大小不一，长椭圆形或不规则形，长轴直径可达 20 ~ 50 μm，胞膜不完整，边缘多不整齐呈撕纸状（常与黏性很大的间质黏在一起，故抽出时常遭破坏）。胞核常呈椭圆形，核染色质呈粗网状，常有 1 ~ 2 个较清晰的蓝色核仁。胞质较丰富，淡蓝色，有少许紫红色颗粒，有时含有吞噬的色素颗粒、脂肪滴、血细胞、细胞碎片、细菌等。

4．组织嗜碱细胞　又名肥大细胞，胞体直径为 12 ~ 20 μm，呈圆形、椭圆形、蝌蚪形、梭形或不规则形。胞核较小，呈圆形或椭圆形，居中或偏位；核染色质粗糙，常被颗粒遮盖而模糊不清；无核仁。胞质较丰富，充满粗大、排列紧密、大小一致的深紫蓝色的嗜碱性颗粒，常覆盖于胞核上（图 2-36）。

5．内皮细胞　胞体直径为 25 ~ 30 μm，极不规则，多呈长尾形、梭形，胞膜完整，边界清晰。胞核呈椭圆形、圆形或不规则形，核染色质呈网状，多无核仁。胞质较少，分布于细胞的一端或两端，淡蓝色或淡红色，可有细小的紫红色颗粒（图 2-37）。

6．吞噬细胞　是胞体内含有吞噬物质的一组细胞的总称。具有吞噬功能的细胞包括单核细胞、组织细胞、粒细胞、内皮细胞、纤维细胞等。吞噬细胞的胞体大小和形态极不一致，由吞噬物的类型及多少而定。胞核多呈圆形、椭圆形或不规则形，常一个核，有时为双核或多核，核常被挤至细胞的一侧，核染色质较疏松，核仁有或无。胞质量不同，淡蓝色，常有空

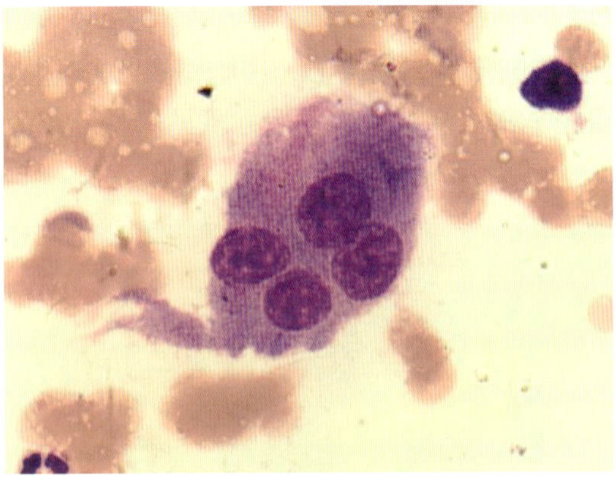

图 2-35 破骨细胞

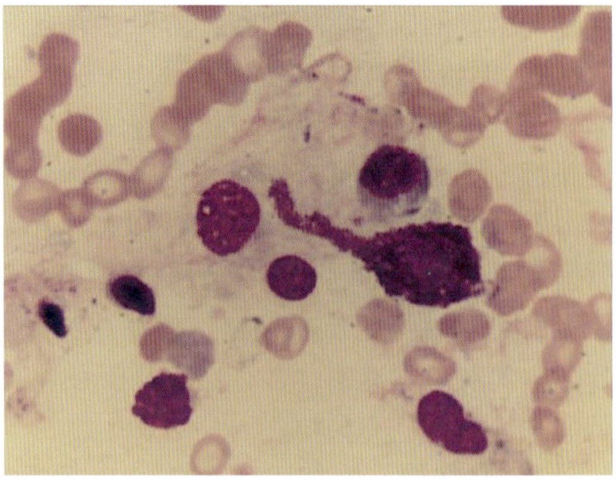

图 2-36 组织嗜碱细胞

泡，并有数量不等的吞噬物，包括色素、颗粒、炭核、细菌等。有时吞噬细胞可成堆存在（图 2-38）。

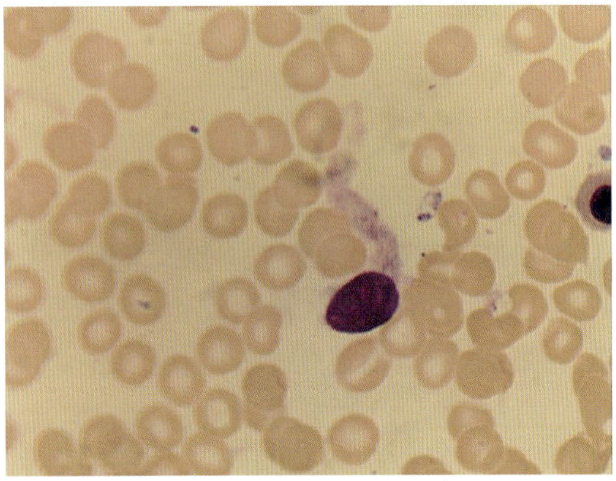

图 2-37 内皮细胞

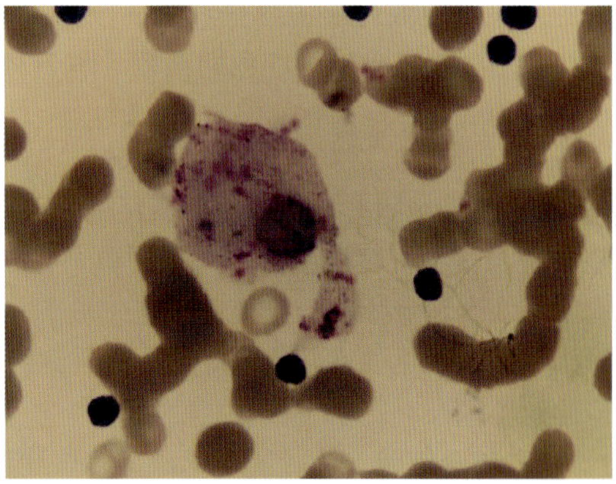

图 2-38 吞噬细胞

7. 脂肪细胞 脂肪细胞（fat cell）是组织细胞摄取脂肪滴形成的。胞体直径为 30 ～ 50 μm，圆形或椭圆形，胞膜极易破裂，边缘不整齐。胞核较小，常被挤在一侧，形状不规则，核染色质致密。

8. 成纤维细胞 成纤维细胞能合成纤维和基质，还能合成胶原蛋白、弹性蛋白。这些物质及成纤维细胞等可构成造血微环境。成纤维细胞功能处于不活跃状态时称为纤维细胞，两者在一定条件下可互相转化。成纤维细胞的形态特点为胞体呈扁平星状或梭形；胞核呈卵圆形，有 1 ～ 2 个核仁；胞质较多，呈微嗜碱性。纤维细胞是骨髓中巨型多核细胞之一，其胞体大，此种细胞非常黏稠，涂片时常常被拉成长条状，长轴直径可达 200 μm 以上。常有多个至数十个、大小形态相同的椭圆形胞核，核染色质呈细、粗网状，核仁 1 ～ 2 个。胞质极丰富，呈淡红色或淡蓝色，多分布于细胞两端。胞质内含纤维网状物、浅红色颗粒及少许紫红色颗粒。

二、血象检查

各类造血系统疾病会导致外周血中血细胞的数量、形态、功能等发生变化，血象变化与骨髓象变化多有相关性。临床上做骨髓细胞学检验时，均应同时送检外周血涂片，尤其是初诊患者，结合外周血涂片观察有助于骨髓检查结果判断。

血涂片检验步骤及内容如下。

1．血涂片制备及染色（可参考《临床检验基础》教材）。

2．分类计数 计数、分类一定数量的有核细胞（至少 100 个），同时观察各种细胞的形态，并要注意观察血涂片尾部及边缘部位。血涂片观察内容主要包括以下方面：

（1）粒细胞系统：观察中性杆状核粒细胞、中性分叶核粒细胞、嗜酸性粒细胞和嗜碱性粒细胞的数量及形态，注意有无原始粒细胞、幼稚粒细胞、棒状小体、粒细胞毒性改变、粒细胞分叶过多或过少、颗粒减少、双核、巨幼（样）变等。

（2）淋巴细胞系统：观察淋巴细胞数量及形态，有无原始淋巴细胞、幼稚淋巴细胞、异型淋巴细胞及淋巴瘤细胞等。

（3）单核细胞系统：观察单核细胞数量及形态，注意有无原始单核细胞、幼稚单核细胞、棒状小体等。

（4）其他细胞：注意有无有核红细胞、浆细胞、巨核细胞、吞噬细胞等。还需观察红细胞、血小板。应注意观察红细胞大小、形态、中心淡染区、色泽、内含物（包括疟原虫）及排列方式，注意有无红细胞大小异常、形态异常、结构异常等；观察血小板数量、大小、形状、颗粒、聚集性、胞质颜色等。

3．计算结果 计算出各系列、各阶段有核细胞的百分比，并填入骨髓报告单。

4．血涂片特征描述 一般需要描述涂片中有核细胞总数、各系、各阶段细胞数量和比例及细胞形态；成熟红细胞、血小板数量及形态，有无寄生虫及其他明显异常细胞等。

三、骨髓象检查

骨髓细胞形态学检验可采用普通显微镜、相差显微镜、透射电镜、扫描电镜、荧光显微镜等，其中应用最广泛的是普通显微镜，它是诊断血液系统疾病的重要手段之一。通过骨髓细胞学检验可以了解骨髓中各种血细胞数量、比例、形态、有无异常细胞等，从而协助诊断疾病、观察疗效及判断预后。骨髓细胞形态学检验（简称骨髓检查）包括骨髓常规检验和骨髓其他检验。

（一）骨髓穿刺的适应证与禁忌证

骨髓穿刺是诊断血液系统疾病的重要手段之一，其适应证和禁忌证如下。

1．适应证 骨髓穿刺的临床应用广泛，遇下列情况之一，应考虑做骨髓穿刺：

（1）原因不明的血细胞数量和形态异常，如一系、二系、三系减少或增多，外周血中出现原始及幼稚细胞等。

（2）原因不明的发热、肝、脾、淋巴结肿大等。

（3）原因不明的骨痛、骨质破坏、肾功能异常、黄疸、紫癜、红细胞沉降率（血沉）明显增加，以及疑似骨髓转移瘤和异常蛋白血症等。

（4）血液病定期复查及化疗后疗效观察。

（5）其他：微生物培养（如伤寒、副伤寒、败血症）、血液寄生虫检查（如疟疾、黑热病）、骨髓活检、骨髓细胞表面抗原检测、造血干（祖）细胞培养、血细胞染色体核型分析、微量残留白血病检测等。

2．禁忌证 骨髓穿刺的绝对禁忌证少见，但下列情况需慎重。

（1）严重出血的血友病患者禁忌做骨髓穿刺。有出血倾向或凝血时间明显延长者不宜做骨髓穿刺，但为明确诊断也可做，穿刺后必须局部压迫止血 5 ～ 10 min。

（2）妊娠晚期的妇女慎做骨髓穿刺，小儿及不合作者不宜做胸骨穿刺。

（二）骨髓穿刺的方法

1．穿刺部位的选择 成人首选髂后上棘、髂前上棘，其次为胸骨、棘突部位；2 岁以下一般选择穿刺胸骨；骨髓瘤、转移癌患者以病变部位穿刺阳性率较高。骨髓标本一般由临床医生采集，骨髓液采集量一般不超过 0.2 ml，常不抗凝，迅速置于玻片上立即制备涂片。必要时用 EDTA-K_2 抗凝。

2．穿刺注意事项

（1）骨髓穿刺术前应详细询问患者病史，出血倾向明显者术后须压迫止血 5 ~ 10 min。

（2）术前要向患者做好解释工作，消除患者的恐惧、紧张，并嘱咐患者术后 3 天勿洗澡，同时要规范填写一张骨髓检查申请单和术前家属谈话记录单。

（3）操作过程要严格执行无菌操作，穿刺用具必须清洁、干燥，并经过高压灭菌处理，抽吸用具连接紧密。

（4）穿刺前应考虑患者是否还需要同时做其他检查（如细胞免疫分型、染色体检查、细胞培养），以避免不必要的重复穿刺。如果还要做其他检查，应该先抽取少许骨髓液制片，然后再抽吸其他检查所需要的骨髓液。

（5）骨髓穿刺应避开有炎症或骨髓畸形的部位，骨髓穿刺针进入骨质中时，不要摆动、用力过猛，以免损伤邻近组织或折断穿刺针头。

（6）骨髓液抽吸量一般不超过 0.2 ml，以免造成骨髓稀释。

（7）如果抽吸不到骨髓液，应取下针头，插回针芯，并将穿刺针后退少许或再进入少许，或改变方向再重新抽吸。如果仍抽不到骨髓液，需改变穿刺部位或多部位穿刺。因为第一次穿刺针内已有血液且易凝固，穿刺后的创口激活了凝血系统，如果不换部位或穿刺针，很容易导致穿刺失败，或抽到的骨髓液快速凝固而不能及时制备足够数量的涂片。

（8）取骨髓小粒丰富的骨髓液部分制作骨髓涂片，一般需要制作 8 ~ 10 张。怀疑急性白血病初诊患者，应制作 10 张以上骨髓片，因诊断急性白血病除进行形态学检查外，还需要做一系列的细胞化学染色。

3．骨髓取材情况的判断

（1）取材满意：①抽吸骨髓液时，患者有瞬间的酸痛感（有的患者无感觉）；②抽出的骨髓液中有较多黄色小粒（多为骨髓小粒，有的是脂肪）；③显微镜可见较多骨髓特有细胞，如幼稚粒细胞、有核红细胞、巨核细胞、浆细胞、成骨细胞、破骨细胞、脂肪细胞、肥大细胞、组织细胞、吞噬细胞；④骨髓有核细胞数大于外周血有核细胞数，中性杆状核粒细胞与分叶核粒细胞的比值大于外周血中两者比值。

（2）取材失败（即骨髓稀释）：如果抽吸骨髓液时混进血液，则称为骨髓部分稀释，骨髓小粒、油滴少或不见，骨髓特有细胞少，有核细胞少，成熟细胞比例增高。如果抽出的骨髓液实际上就是血液，则称为骨髓完全稀释，与血涂片的细胞成分完全一样。

（三）骨髓细胞学检验

选择骨髓小粒多、涂片制备良好的骨髓涂片，进行瑞在染色，然后选择染色良好的涂片在显微镜下观察。

1．低倍镜观察

（1）判断骨髓涂片质量：观察涂片厚薄、骨髓小粒多少、油滴、染色等，选择满意的区域进行有核细胞计数和分类。

（2）判断骨髓增生程度：骨髓中有核细胞的多少可以反映出骨髓增生程度。骨髓增生程度一般采用五级分类法（表 2-2，图 2-39）。

表2-2　骨髓增生程度五级分类法

分级	有核细胞/红细胞	有核细胞数/高倍视野	常见疾病
增生极度活跃	1∶1	＞100	各类白血病
增生明显活跃	1∶10	50～100	各类白血病、增生性贫血
增生活跃	1∶20	20～50	健康人、贫血
增生减低	1∶50	5～10	造血功能低下
增生极度减低	1∶200	＜5	再生障碍性贫血

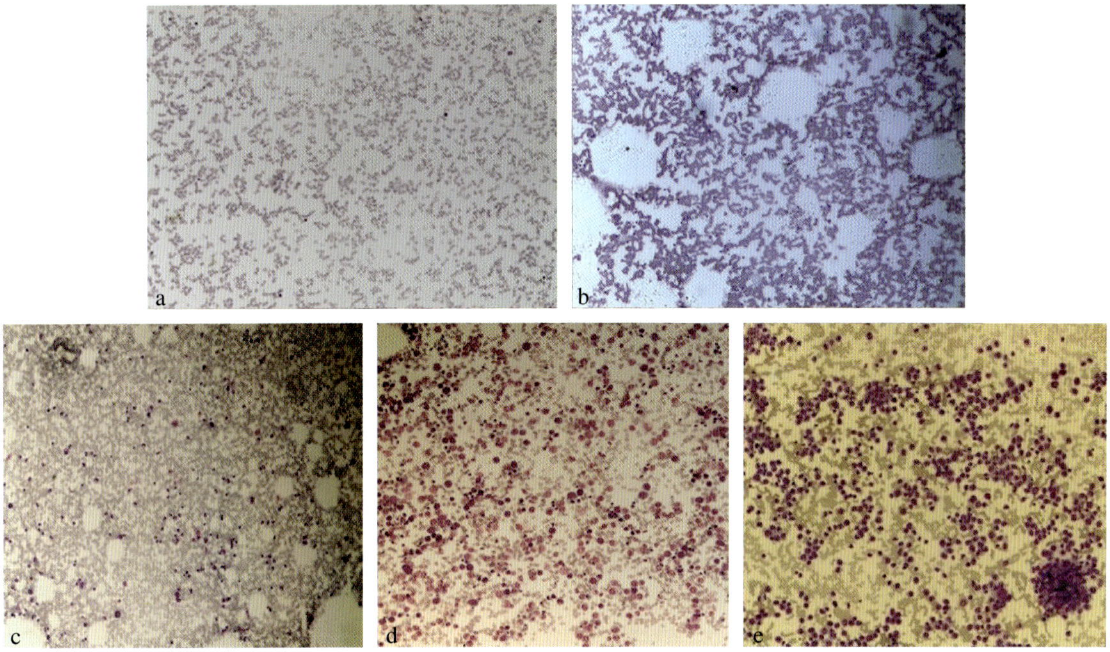

a．增生极度减低；b．增生减低；c．增生活跃；d．增生明显活跃；e．极度活跃。

图 2-39　骨髓增生程度分级

（3）巨核细胞计数并分类：由于巨核细胞胞体大、全片数量少（尾部等边缘部位较多），故巨核细胞的计数一般在低倍镜下进行（图 2-40）。但巨核细胞的阶段划分需在油镜或高倍镜下进行。

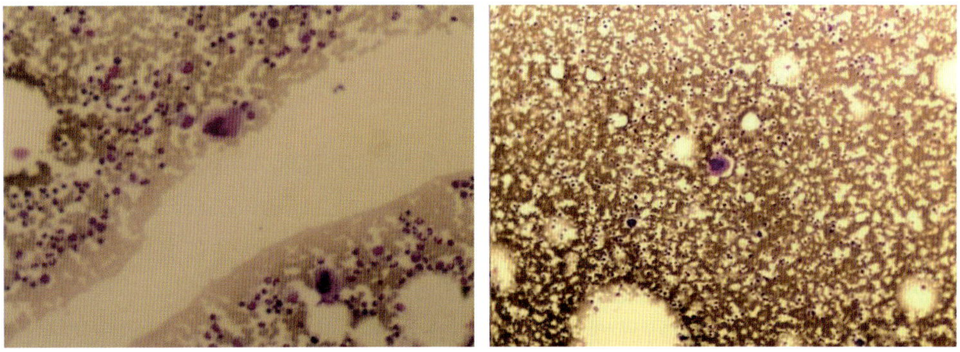

图 2-40　低倍镜下巨核细胞（×10）

（4）观察全片异常细胞：观察全片异常细胞，尤其应注意观察涂片尾部和边缘部位，有无体积较大或成堆分布的异常细胞，如骨髓转移癌细胞、恶性淋巴瘤细胞、戈谢细胞、尼曼 -

皮克细胞、海蓝组织细胞等。

2．油镜观察

（1）有核细胞计数及分类：在有核细胞计数和分类前，应先观察各系统细胞增生程度、形态、大致比例等，得出初步诊断意见。然后进行细胞分类、计数及形态观察。计数的细胞包括除巨核细胞、破碎细胞、分裂象以外的所有有核细胞，至少可计数 200 个有核细胞，增生明显活跃以上者最好计数 500 个，增生极度减低者可计 100 个。巨核细胞计数和分类一般不归入骨髓细胞有核细胞的计数范围，通常计数全片 1.5 cm × 3.0 cm 的血膜上巨核细胞数并分类。

（2）观察内容：包括粒细胞、红细胞、巨核细胞、淋巴细胞、单核细胞、浆细胞系统及其他细胞的观察。观察各系统增生程度、各阶段细胞比例及形态，包括胞体、胞核、胞质及颗粒的形态特点等，对于有病变的细胞观察应更仔细。细胞计数、分类完成后，应再一次进行全面观察，验证分类、计数结果及所见细胞的形态特点。

3．结果计算

（1）计算各系统细胞总百分比及各阶段细胞百分比：一般是指所有有核细胞百分比（all nucleate cell，ANC）百分比。在某些白血病中，还要计算出非红系细胞（non-erythrocytic cell，NEC）百分比，即去除有核红细胞、淋巴细胞、浆细胞、肥大细胞、巨噬细胞外的有核细胞百分比。

（2）计算粒红比值（granulocyte/erythrocyte，G/E）：粒红比值是指各阶段粒细胞（包括中性粒细胞、嗜酸性粒细胞、嗜碱性粒细胞）总和与各阶段有核红细胞总和之比。

（3）计算各阶段巨核细胞百分比或各阶段巨核细胞数。

4．填写骨髓细胞学检验报告单

（1）基本信息：包括患者姓名、性别、年龄、科室、病区、床号、住院号、骨髓涂片号、穿刺部位、时间和临床诊断等。

（2）骨髓涂片取材、制备和染色情况：可采用良好、尚可、欠佳等评价。

（3）填写骨髓报告单中骨髓增生程度、各阶段细胞百分比、粒红比值等。

（4）文字描述：主要描述骨髓涂片、血涂片及细胞化学染色 3 个部分的检查结果，其中骨髓涂片结果是报告单中最重要的部分。

1）骨髓涂片特征：主要包括粒细胞、红细胞、巨核细胞、淋巴细胞、单核细胞、浆细胞系统的增生情况、各阶段细胞数量、比例及形态。

2）血涂片特征：详见血涂片检查。

3）细胞化学染色特征：逐项对每个细胞化学染色结果进行描述，可采用阳性率、阳性指数或阳性细胞的分布情况等报告方式，详见本章第二节细胞化学染色。

（5）填写诊断意见及建议：根据骨髓象、血象和细胞化学染色所见，结合临床资料提出临床诊断意见或供临床参考意见，必要时提出进一步的意见和建议。常见的诊断意见及骨髓病理改变特点包括以下几个方面

1）肯定性诊断：骨髓呈特异性变化，同时有典型临床表现，如白血病、巨幼细胞贫血、多发性骨髓瘤、骨髓转移癌、戈谢病、尼曼 - 皮克病等。

2）提示性诊断：骨髓有较特异性改变，但特异性不强，如缺铁性贫血、再生障碍性贫血、急性白血病亚型，可建议做相应检查。

3）符合性诊断：骨髓呈非特异性改变，但结合临床及其他检查可解释临床表现，如溶血性贫血、原发性血小板增多症、脾功能亢进，同时可建议做进一步检查。

4）可疑性诊断：骨髓象有变化或出现少量异常细胞，临床表现不典型，可能为某种疾病的早期、前期或不典型病例。如难治性贫血等需结合临床，做进一步检查，并动态观察其变化。

5）排除性诊断：临床怀疑为某种血液病，但骨髓象不支持或骨髓象大致正常，可考虑排

除此病，但应注意也可能是疾病早期，骨髓尚未有明显反应。

6）形态学描写：骨髓象有改变，但不能确定为上述诊断，可简述其形态学检查的主要特点，并建议动态观察，同时尽可能提出进一步检查的建议。

对于诊断已明确的疾病，要与以前骨髓涂片进行比较，得出疾病完全缓解、部分缓解、复发等意见。如果取材不佳可做出骨髓完全稀释或骨髓部分稀释的相关意见。

（6）填写报告日期并签名：国内骨髓报告单多使用专用软件系统，可打印出彩色细胞图片。骨髓细胞形态学检验报告单填写见图 2-41。

姓名：XXX　　年龄：52岁　　性别：女　　科室：门诊　　床号：　　病案号：
部位：左髂后上棘　　临床诊断：贫血待查　　编号：　　日期：

细胞名称			血涂片	骨髓涂片		
			%	平均值	± SD	%
粒细胞系统	原始粒细胞			0.42	0.42	0.5
	早幼粒细胞			1.27	0.81	0.5
	中性	中幼		7.32	2.77	7.0
		晚幼		11.36	2.93	7.5
		杆状核	2.0	20.01	4.47	9.5
		分叶核	52.0	12.85	4.38	6.5
	嗜酸性	中幼		0.50	0.49	
		晚幼		0.80	0.64	1.5
		杆状核	2.0	1.06	0.95	0.5
		分叶核		1.90	1.48	1.5
	嗜碱性	中幼		0.01	0.03	
		晚幼		0.02	0.03	
		杆状核	1	0.03	0.07	
		分叶核		0.16	0.24	
红细胞系统	原始红细胞			0.37	0.36	1
	早幼红细胞			1.34	0.88	3.5
	中幼红细胞			9.45	3.33	1.5
	晚幼红细胞			9.64	3.50	3.5
	巨原始红细胞					1.5
	巨早幼红细胞					7
	巨中幼红细胞					23
	巨晚幼红细胞					14
淋巴细胞系统	原始淋巴细胞			0.01	0.01	
	幼稚淋巴细胞			0.08	0.15	
	淋巴细胞		37	18.90	5.46	8.5
单核细胞系统	原始单核细胞			0.01	0.02	
	幼稚单核细胞			0.06	0.07	
	单核细胞		6	1.45	0.38	2
浆细胞系统	原始浆细胞			0.002	0.02	
	幼稚浆细胞			0.03	0.07	
	浆细胞			0.54	0.38	0.5
其他细胞	组织细胞			0.16	0.20	
	内皮细胞			0.01	0.04	0.5
	组织嗜碱细胞			0.02	0.03	
	吞噬细胞			0.08	0.19	
	分类不明细胞			0.02	0.04	
	异型淋巴细胞					
有核细胞数			100个		200个	

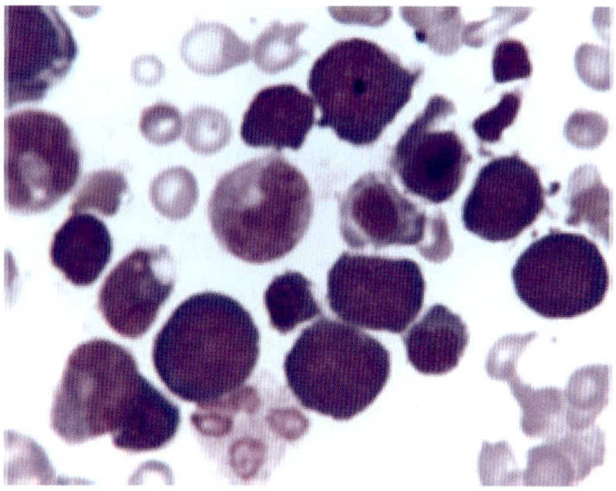

[骨髓涂片]

1. 骨髓小粒易见、血膜制备良好、染色良好。
2. 骨髓增生明显活跃，G/E = 0.64：1。
3. 红系较明显增生，占55%，其中巨幼红细胞占45.59%，其胞体及胞核大、染色质疏松，胞质丰富，核碎裂、嗜碱性点彩、豪-乔小体、大红细胞及分裂象较易见，其他形态无明显异常。
4. 粒系相对减少，占35%，以中性中幼粒及以下细胞为主，巨型中性晚幼粒及杆状核粒细胞较易见，其他形态无明显异常。
5. 淋巴细胞比例减少。
6. 单核细胞比例正常。
7. 全片巨核细胞约190个，可见巨核细胞分叶过度。血小板较少。呈小堆分布。
8. 全片未见其他明显异常细胞。

[血涂片]

有核细胞数量少。以中性粒细胞及淋巴细胞为主，偶见中性粒细胞分叶过度及巨型杆状核粒细胞，红细胞大小不一，大红细胞较易见，血小板偏少，其他无明显异常。

[细胞化学染色]

1. 铁染色：外铁（－）。内铁阳性率44%（其中Ⅰ型35%、Ⅱ型9%）。
2. PAS染色：有核红细胞阳性率0%。

[诊断意见及建议]

提示巨幼细胞贫血骨髓象，建议做血清叶酸、维生素B_{12}检测。

检验日期：XX 年 XX 月 XX 日　　检验者：XXX　　审核者：XXXX

图 2-41　骨髓细胞形态学检验报告示例

5．标本登记及保存

（1）登记：患者姓名、年龄、临床诊断、骨髓涂片号、检查结果、检验日期、检验者等基本情况。

（2）保存：可用乙醚、乙醇混合液（4∶1）将骨髓涂片、血涂片及细胞化学染色的涂片擦干净，贴上标签，保存。骨髓检查申请单、报告单也应妥善保存，以供复查、总结研究使用，标本一般存档5年。

第二节 细胞化学染色

一、概述

细胞化学染色（cytochemical stain）是以细胞形态学为基础，运用化学反应原理对血细胞内的各种化学成分（如酶类、酯类、铁、蛋白质、核酸）进行定性、半定量及定位分析的方法。

不同的细胞化学染色步骤不同，但基本步骤为固定、显示和复染。

1．固定 为保持细胞结构及化学成分，需要对细胞进行固定。固定的方法有物理法和化学法。物理法包括干燥固定和火焰固定；化学法包括蒸气固定和液体固定，临床常用化学法固定。

（1）蒸气固定：常用40%甲醛进行蒸气固定。在密闭的玻璃器中加入40%甲醛，将涂片血膜朝下，固定5～10 min。

（2）液体固定：将涂片浸于甲醛、乙醇、甲醇、丙酮等固定液中，也可将两种或两种以上固定液混合，如10%甲醛甲醇液、甲醛丙酮液等。

2．显示 通过不同的化学反应，使被检测的化学物质形成稳定的有色沉淀。常用的化学反应有以下几种。

（1）偶氮偶联法：含萘酚的底物，在相应酶的作用下释放出萘酚，萘酚与重氮盐（坚牢蓝紫酱GBC、坚牢蓝B、六偶氮副品红等）结合，偶氮偶联形成有色沉淀。如中性粒细胞碱性磷酸酶染色、特异性酯酶染色、非特异性酯酶染色、酸性磷酸酶染色。

（2）联苯胺法：粒细胞和单核细胞中的过氧化物酶，能分解过氧化氢释放出新生态氧，使无色的联苯胺氧化形成有色沉淀，如过氧化物酶染色。

（3）普鲁士蓝反应：细胞内铁、外铁与亚铁氰化钾反应，形成亚铁氰化铁蓝色沉淀，如铁染色。

（4）希夫反应：细胞内糖类中的乙二醇基被过碘酸氧化为乙二醛基，醛基与希夫试剂作用，使无色品红形成红色沉淀物，如过碘酸希夫反应。

（5）金属沉淀法：某些金属化合物有颜色，形成沉淀后可以显示相应的物质，如钙-钴法中性粒细胞碱性磷酸酶染色。

3．复染 显色反应显示出细胞中的特定化学物质，显示细胞形态还需用其他染液对细胞进行复染。复染应使细胞结构清晰，且与沉淀形成较明显的对比。对细胞核着色效果较好的有中性红、甲基绿、核固红、沙黄等，对细胞质着色较好的有伊红、刚果红等。

细胞化学染色是诊断和鉴别诊断血液系统疾病不可缺少的手段之一，主要用于：①辅助鉴别急性白血病的细胞类型，不同系列、阶段的细胞所含的化学物质成分、分布及含量各有不同，根据细胞化学染色结果不同，可初步识别该细胞；②辅助血液系统疾病的诊断和鉴别诊断，如中性粒细胞碱性磷酸酶染色、铁染色；③观察疾病疗效和预后；④探讨疾病发病机制。

二、常用细胞化学染色方法

细胞化学染色种类较多，下面介绍过氧化物酶染色、苏丹黑 B 染色、酯酶染色、酸性磷酸酶染色、中性粒细胞碱性磷酸酶染色、糖原染色和铁染色。

（一）过氧化物酶染色

过氧化物酶（peroxidase，POX）是广泛存在于生物体中的一类酶，血细胞中所含的过氧化物酶主要为髓过氧化物酶（myelperoxidase，MPO），中性粒细胞含量最丰富。POX 的染色方法有多种，1985 年国际血液学标准化委员会（ICSH）推荐了 3 种方法：二氨基联苯胺法（DAB）、过氧化物酶氨基 - 甲基卡巴唑染色法及二盐酸联苯胺法，下面介绍临床常用的 DAB 法。

【染色原理】 血细胞内的 POX，能分解 H_2O_2 释放出新生态氧，后者氧化二氨基联苯胺，形成金黄色不溶性沉淀，定位于细胞质内酶所在的活性部位。

【试剂】

（1）甲醛 - 丙酮缓冲液（BFA，pH 6.6）：磷酸氢二钠 20 mg，磷酸二氢钾 100 mg，蒸馏水 30 ml，丙酮 45 ml，400 g/L 甲醛溶液 25 ml（配制后 4 ℃保存）。

（2）50 mmol/L Tris（三羟甲基氨基甲烷）-HCl 缓冲液（pH 7.6）：取 6.06 g Tris 试剂溶于 1 L 蒸馏水中，加入浓 HCl 调节 pH 值至 7.6。

（3）底物液：3,3′- 二氨基联苯胺 20 mg，Tris-HCl 缓冲液 50 ml，3%H_2O_2 0.2 ml，振荡混合后过滤备用（临用时配制）。

【操作】

（1）固定：滴加预冷的甲醛 - 丙酮缓冲液于骨髓涂片上，4 ℃固定 30 s，水洗。

（2）显色：滴加底物液孵育，室温（20 ℃ ±5 ℃）孵育 10 ～ 15 min，水洗 2 min。

（3）复染：滴加苏木素或 Giemsa 液，复染 30 min，水洗后晾干。

（4）镜检：观察 100 个白血病细胞的染色结果，报告各种阳性细胞的百分比，并计算阳性指数。

【注意事项】

1．染色时制作新鲜骨髓涂片标本，同时注意及时固定骨髓涂片。

2．最好在临用前配制染色液。

3．保持标本清洁，尤其保证未被氧化剂类试剂污染，以免破坏及抑制细胞内的过氧化物酶。

4．H_2O_2 需新鲜配制，其最适浓度为 0.05 mol/L 左右，浓度过高抑制酶活性，浓度过低则使 POX 染色反应性降低，导致出现假阴性。

5．染色时建议制备健康人外周血涂片或骨髓涂片作为对照。

【结果判断与正常细胞反应】

1．结果判断　细胞内 POX 活性部位出现棕黄色颗粒为阳性反应，反应强度判断如表 2-3、图 2-42 ～图 2-45 所示。

表2-3 过氧化物酶染色结果判断

实验结果	染色情况
-	胞质中无阳性反应颗粒
±	胞质阳性反应颗粒小，分布稀疏
+	胞质阳性反应颗粒较粗大
++	胞质阳性反应颗粒粗大且密集，占胞质 1/2 ～ 2/3
+++	阳性反应颗粒粗大，几乎布满胞质
++++	阳性反应颗粒呈团块状，布满胞质，细胞核可被覆盖

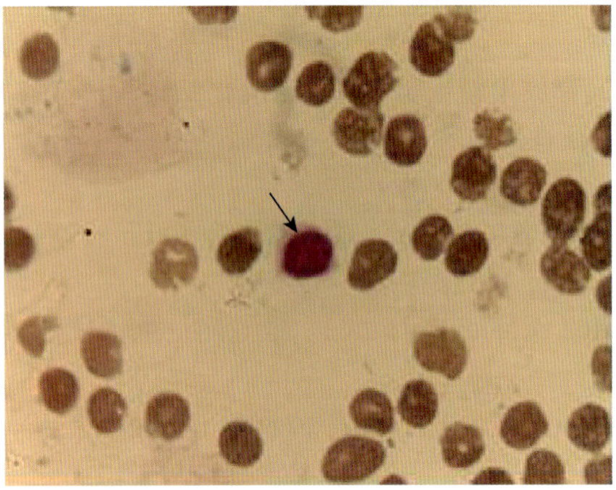

图 2-42 POX（-）

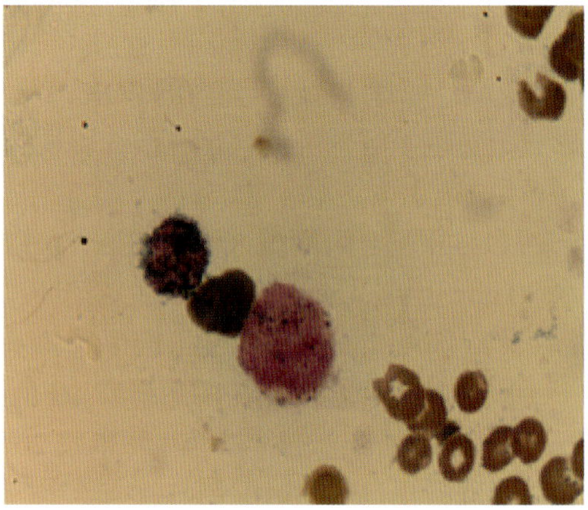

图 2-43 POX（±）至 POX（+++）

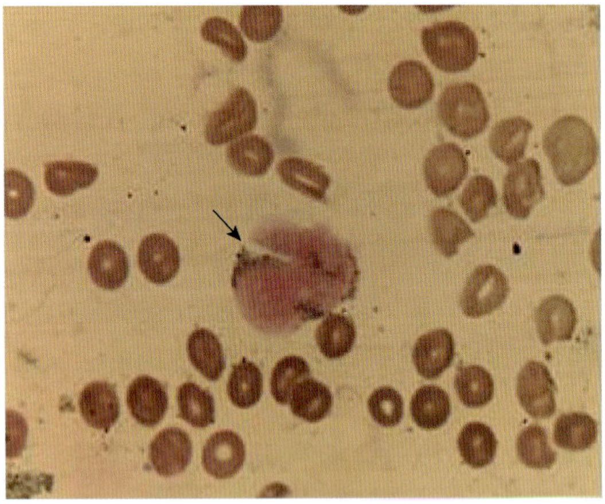

图 2-44 POX（+）

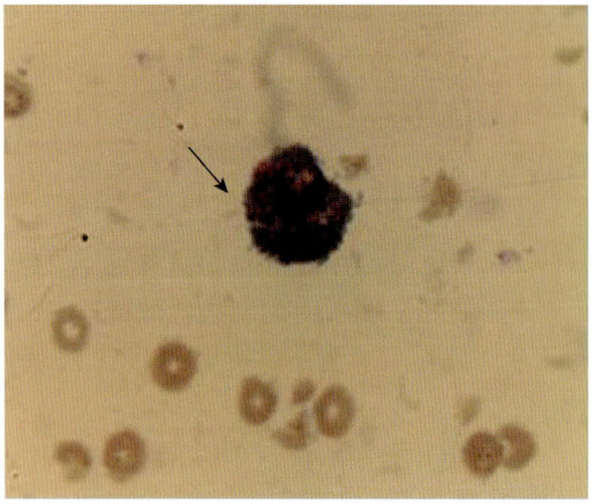

图 2-45 POX（++++）

2．正常细胞反应

（1）粒细胞系统：早期原始粒细胞为阴性，分化好的晚期原始粒细胞至中性成熟粒细胞均呈阳性，且随着细胞的成熟，阳性反应的程度逐渐增强；中性分叶核粒细胞呈强阳性，衰老的粒细胞阳性程度减弱甚至呈阴性；嗜酸性粒细胞阳性反应最强，嗜碱性粒细胞为阴性。

（2）单核细胞系统：单核细胞呈阴性，幼稚及成熟单核细胞多呈弱阳性，其颗粒细少稀疏，分布不均。

（3）其他细胞：淋巴细胞系统、红细胞系统及巨核细胞系统、浆细胞、组织细胞均呈阴性，吞噬细胞有时呈阳性。

【临床意义】 POX 染色是判断急性白血病类型的首选细胞化学染色方法，其意义如下。

1．鉴别急性白血病类型

（1）鉴别急性淋巴细胞白血病和急性粒细胞白血病的重要指标：急性白血病时 POX 反应的强弱顺序依次为 $M_3 > M_2 > M_4 > M_1 > M_5 >$ ALL。

1）急性粒细胞白血病：原始粒细胞可呈阳性或阴性，但大多数呈阳性，为（+）～（++）。

2）急性淋巴细胞白血病：原始和幼稚淋巴细胞均呈阴性，但可有残留的原始粒细胞呈阳性，故 FAB 分型规定急性淋巴细胞白血病，其阳性率应 <3%。

3）急性单核细胞白血病：原始单核细胞、幼稚单核细胞多数呈阴性或弱阳性，阳性反应物少，颗粒细小，常呈弥散分布。

（2）急性早幼粒细胞白血病有时需与急性单核细胞白血病鉴别：前者白血病细胞 POX 染色呈强阳性。

（3）急性单核细胞白血病有时需与组织细胞白血病、恶性组织细胞病鉴别：异常组织细胞的 POX 染色呈阴性，而白血病性幼稚单核细胞和单核细胞呈弱阳性。

（4）急性红白血病：原始粒细胞呈阳性或阴性，原始单核细胞呈阴性或弱阳性，有核红细胞呈阴性。

2．成熟中性粒细胞过氧化物酶活性的变化

（1）活性增高：见于再生障碍性贫血、化脓性感染、急性淋巴细胞白血病和慢性淋巴细胞白血病。

（2）活性减低：见于急性粒细胞白血病、慢性粒细胞白血病、急性单核细胞白血病、骨髓增生异常综合征、放射病及退化性中性粒细胞。

（二）苏丹黑 B 染色

【染色原理】 粒细胞中含有丰富脂类物质，单核细胞中含量较少。苏丹黑 B（Sudan black B，SBB）是一种脂溶性重氮染料，能够溶解细胞内的含脂结构（如中性脂肪、磷脂、糖脂和类固醇），胞质中脂类颗粒着色显示为棕黑色至深黑色。

【试剂】

（1）固定液：10% 甲醛 - 生理盐水液。

（2）SBB 缓冲液：将 16 g 苯酚溶于 30 ml 无水乙醇中，取 0.3 g 磷酸氢二钠（$Na_2HPO_4 \cdot 12H_2O$）溶于 100 ml 蒸馏水中，将两份溶液混匀即为缓冲液。

（3）SBB 贮存液：取 0.3 g SBB 加入 100 ml 无水乙醇中，密闭保存，待数天后完全溶解即可。

（4）SBB 染色液：取 60 ml SBB 贮存液与 40 ml SBB 缓冲液混合，过滤后备用，可保存 1 周。

（5）复染液：常用瑞氏染色液或苏木素染色液。

【操作】

（1）固定：将干燥涂片置于 10% 甲醛 - 生理盐水液中，固定 10 min，水洗后自然干燥。

（2）显色：将干燥涂片置于 37 ℃苏丹黑 B 染色液中，染色 30 ～ 60 min 后取出涂片，用 70% 乙醇冲洗 1 ～ 2 min，再水洗 1 min，待干。

（3）复染：用瑞氏染色液染色 20 ～ 30 min（若用苏木素染色液，则复染时间为 10 min），水洗后待干。

（4）镜检：观察 100 个白血病细胞的染色结果，得出阳性率和阳性指数。

【结果判断】 细胞质中出现蓝色或蓝黑色颗粒即为阳性反应。结果判断与 POX 染色基本一致。

【临床意义】 与 POX 染色基本相似，但两者特异性和敏感性不同：POX 染色特异性高于 SBB 染色，SBB 染色的敏感性高于 POX 染色，如急性粒细胞白血病 POX 染色阴性的患者，其 SBB 染色可能为阳性。另外，SBB 染色对涂片新鲜度要求不高，而 POX 染色仅能用于新鲜涂片。

（三）酯酶染色

酯酶属于水解酶，不同血细胞所含酯酶成分不同。根据酯酶特异性分为特异性酯酶（specific esterase，SE）和非特异性酯酶（nonspecific esterase，NSE）。特异性酯酶主要是指氯乙酸 AS-D 萘酚酯酶；非特异性酯酶的种类有多种，根据反应所需 pH 值不同分为酸性非特异性酯酶（即酸性 α- 醋酸萘酚酯酶）、碱性非特异性酯酶（即 α- 丁酸萘酚酯酶）和中性非特异性酯酶（包括 α- 醋酸萘酚酯酶、醋酸 AS-D 萘酚酯酶等）。临床上常采用的酯酶染色方法是偶氮偶联法，目前可在同一张标本上进行双染色，提高了分型准确率。下面介绍几种常见酯酶染色。

1．氯乙酸 AS-D 萘酚酯酶染色

【染色原理】 氯乙酸 AS-D 萘酚酯酶（naphthol AS-D chloroacetate esterase，NAS-DCE）几乎只在粒细胞中出现，因此又称粒细胞酯酶、特异性酯酶。血细胞内的氯乙酸 AS-D 萘酚酯酶水解基质液中的氯乙酸 AS-D 萘酚，产生 AS-D 萘酚，进而与基质液中的重氮盐偶联形成不溶性的有色沉淀，定位于细胞质内酶所在的部位。本试验常用的重氮盐为坚牢紫酱 GBC，形成的有色沉淀为红色（图 2-46）。

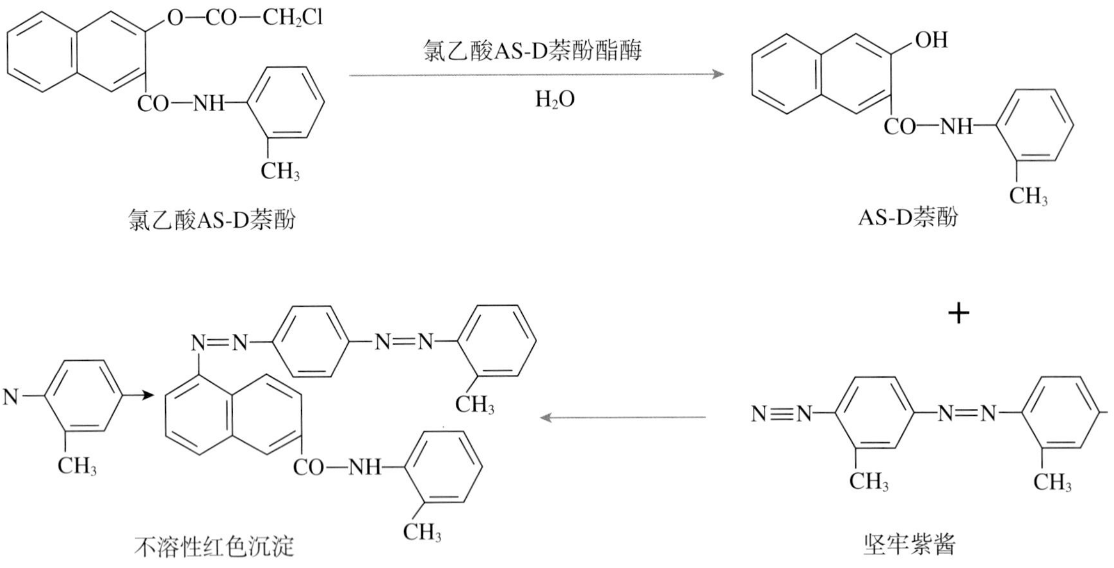

图 2-46 NAS-DCE 染色原理

【试剂】

（1）固定液：40% 甲醛与无水甲醇按照 1 : 9 比例充分混合后 4 ℃保存。

（2）Veronal 醋酸缓冲液

甲液：乙酸钠（$CH_3COONa \cdot 3H_2O$）1.94 g 与巴比妥钠 2.94 g，加蒸馏水至 100 ml。

乙液：取浓盐酸（比重 1.19）0.85 ml 加蒸馏水至 100 ml。

取甲液 50 ml，乙液 45 ml，再加蒸馏水 135 ml，用 1 mol/L 盐酸调节 pH 值至 7.0 ～ 7.6。

（3）基质液：先将氯乙酸 AS-D 萘酚 10 mg 溶于丙酮 0.5 ml 中，再加蒸馏水 5 ml 和 Veronal

醋酸缓冲液 5 ml，再将坚牢紫酱 GBC 10 mg 溶解于该液体中，过滤后立即使用。

（4）复染液：苏木素染色液。

【操作】

（1）固定：将新鲜干燥涂片置于 4 ℃甲醛 - 甲醇固定液中固定 30 ～ 60 s，水洗，待干。

（2）显色：将干燥涂片放入基质液中，37 ℃温育 30 min，水洗，待干。

（3）复染：放入苏木素染色液，复染 5 min，水洗，待干。

（4）镜检：观察至少 100 个白血病细胞染色结果，计算阳性率和阳性指数。

【注意事项】

（1）氯乙酸 AS-D 萘酚酯酶染色最适宜反应的 pH 值为 7.0 ～ 7.6。

（2）底物配制后可能出现浑浊，但不影响染色效果。

（3）室温较低时，萘酚和坚牢紫酱 GBC 盐不易溶解，可放于 37 ℃温箱促进溶解。

（4）染色涂片保存时间过长会褪色，染色后应及时观察结果。

（5）重氮盐可选用新品红、坚牢蓝等。

【结果判断与正常细胞反应】

（1）结果判断：在基质液中以坚牢紫酱 GBC 为重氮盐，阳性反应为胞质内出现红色弥漫性或颗粒状沉淀，见表 2-4。

表2-4 氯乙酸AS-D萘酚酯酶（NAS-DCE）染色结果判断

实验结果	细胞染色
–	胞质中无阳性颗粒
±	胞质中阳性颗粒细小稀疏
+	胞质中阳性反应颗粒颜色浅且均匀，阳性物质占胞质＜ 1/4
++	胞质中阳性反应颗粒呈红色且均匀，占胞质＜ 1/2
+++	胞质中阳性反应颗粒呈红色，布满胞质
++++	胞质中红色阳性反应颗粒致密，呈团块状

（2）正常细胞反应

1）粒细胞系统：分化好的原始粒细胞呈阳性，分化差的原始粒细胞呈阴性，早幼及以下阶段粒细胞均呈阳性，但酶活性与细胞成熟程度无明显联系。嗜酸性粒细胞呈阴性或弱阳性，嗜碱性粒细胞大多呈阳性。

2）单核细胞系统：各阶段单核细胞绝大多数呈阴性。

3）其他细胞：除肥大细胞呈阳性外，其他如淋巴细胞、浆细胞、巨核细胞、有核红细胞、血小板均呈阴性。

【临床意义】 氯乙酸 AS-D 萘酚酯酶染色是鉴别急性白血病类型的常规细胞化学染色方法。

（1）急性粒细胞白血病：原始粒细胞大多数呈阳性，但染色结果阴性也不能排除急性粒细胞白血病的可能。

（2）急性早幼粒细胞白血病：异常早幼粒细胞呈强阳性反应。

（3）急性单核细胞白血病：原始单核细胞及幼稚单核细胞呈阴性，但幼稚单核细胞也可呈弱阳性反应。

（4）急性淋巴细胞白血病：白血病细胞均呈阴性。

2．α- 醋酸萘酚酯酶染色 α- 醋酸萘酚酯酶（a-naphthol acetate esterase，α-NAE）是一种中性非特异性酯酶，主要存在于单核细胞、粒细胞和淋巴细胞中。

【染色原理】 血细胞内的α-NAE在中性条件下，水解α-醋酸萘酚，释放出α-萘酚与重氮盐偶联，形成不溶性的有色沉淀，显示于细胞质内酶所在的部位。常用的重氮盐为坚牢蓝B，形成的沉淀为棕黑色或灰黑色。

氟化钠可抑制单核细胞系统阳性反应，所以做α-NAE染色时，一般同时做氟化钠抑制试验。

【试剂】

（1）固定液：10%甲醛-生理盐水液。

（2）0.067 mol/L磷酸缓冲液（pH 7.6）：甲液，2.388 g $Na_2HPO_4 \cdot 12H_2O_2$加蒸馏水至100 ml；乙液，0.908 g KH_2PO_4加蒸馏水至100 ml。甲液87 ml与乙液13 ml充分混合，调节pH值至7.6。

（3）基质液：基质液1，0.067 mol/L磷酸缓冲液50 ml，加入10 g/L α-醋酸萘酚（以50%丙酮为溶剂）1.0 ml，两者混合后浑浊，充分振荡直到浑浊物消失，加入重氮盐50 mg，振荡混匀，过滤后立即使用；基质液2，在基质液1中加入氟化钠（1 ml基质液1中加入1.5 mg氟化钠）。

（4）复染液：10 g/L甲基绿溶液。

【操作】

（1）固定：2张新鲜干燥涂片置于10%的甲醛-生理盐水液中固定5 min，流水冲洗后待干（也可用甲醛蒸气固定）。

（2）显色：将1张涂片放入基质液1中，另1张放入基质液2中，37 ℃温育1 h，流水冲洗后待干。

（3）复染：将涂片放入10 g/L甲基绿溶液，复染5 min，充分水洗待干。

（4）镜检：分别用油镜对染色后涂片计数100或200个被检细胞，分别计算出抑制前和抑制后的阳性率和阳性积分。按下列公式计算出抑制率，当抑制率＞50%时，提示受氟化钠抑制。

$$\text{氟化钠抑制率} = \frac{\text{抑制前阳性率或阳性积分} - \text{抑制后阳性率或阳性积分}}{\text{抑制前阳性率或阳性积分}} \times 100\%$$

【注意事项】

（1）应选取新鲜标本涂片，2天内染色。

（2）氟化钠浓度对氟化钠抑制试验结果影响较明显，称取氟化钠重量要准确。

（3）选用不同底物作用后，阳性反应物不同，如以β-醋酸萘酚为底物时，反应产物为紫红色，色泽鲜明，但一般不呈颗粒状。以α-醋酸萘酚为底物时，反应产物为棕黑色，颗粒较明显。

（4）常用重氮盐种类较多，其中坚牢蓝B、坚牢蓝RR及坚牢黑B的染色效果较好。

【结果判断与正常细胞反应】

（1）结果判断：胞质内有灰黑色或棕黑色弥漫状或颗粒状沉淀为阳性（表2-5）。

表2-5 α-醋酸萘酚酯酶（α-NAE）染色结果判断

结果判断	细胞染色
0分（-）	胞质中无色素颗粒沉淀
1分（+）	胞质呈弥漫浅灰色或含少量阳性反应颗粒
2分（++）	胞质呈弥漫灰黑色或含中等量阳性反应颗粒
3分（+++）	胞质呈弥漫较深棕黑色或含较多阳性反应颗粒
4分（++++）	胞质呈弥漫深黑色或胞质中充满粗大阳性反应颗粒

（2）正常细胞反应

1）单核细胞系统：分化差的原始单核细胞呈阴性，分化好的原始单核细胞和幼稚单核细胞呈阳性，单核细胞呈强阳性，且单核细胞系统的阳性反应能被氟化钠抑制。

2）粒细胞系统：各期粒细胞多呈阴性或弱阳性，阳性反应不被氟化钠抑制。

3）淋巴细胞系统：各期淋巴细胞一般呈阴性，少数呈弱阳性，阳性反应不被氟化钠抑制。

4）其他细胞：巨核细胞和血小板呈阳性，阳性反应不被氟化钠抑制；少数有核红细胞呈弱阳性，阳性反应不被氟化钠抑制；浆细胞呈阴性。

【临床意义】

（1）鉴别急性白血病类型：急性单核细胞白血病单核系细胞多呈强阳性或阳性，且阳性反应可被氟化钠抑制；急性粒细胞白血病原始粒细胞呈阴性或弱阳性，但急性早幼粒细胞白血病异常早幼粒细胞呈强阳性，阳性反应不被氟化钠抑制；急性粒 - 单核细胞白血病：原始粒细胞呈阴性或阳性，阳性反应不被氟化钠抑制；原始单核细胞及幼稚单核细胞呈阳性，单核细胞阳性反应能被氟化钠抑制；急性淋巴细胞白血病原始淋巴细胞及幼稚淋巴细胞大多呈阴性反应，也可见阳性反应；阳性反应不被氟化钠抑制。

（2）鉴别红血病、红白血病和贫血：红血病和红白血病异常幼红细胞可呈阳性反应，阳性反应不被氟化钠抑制；巨幼细胞性贫血的幼稚红细胞多呈阴性反应，偶见阳性反应。

3．α- 丁酸萘酚酯酶染色 α- 丁酸萘酚酯酶（α-naphthol butyrate esterase，α-NBE）主要存在于单核细胞中，其阳性反应可被氟化钠抑制，而其他细胞系的阳性反应不能被氟化钠抑制。

【原理】 血细胞内 α-NBE 在碱性条件下，将基质液中的 α- 丁酸萘酚水解，释放出 α- 萘酚，再与基质液中的重氮盐偶联，形成不溶性的有色沉淀，定位于细胞质内酶所在的部位。本试验常用的重氮盐为坚牢紫酱 GBC，形成红色沉淀。

【试剂】

（1）固定液：40% 甲醛液。

（2）0.1 mol/L 磷酸缓冲液（pH 8.0）：甲液，1.42 g $Na_2HPO_4 \cdot 12H_2O_2$ 加蒸馏水至 100 ml；乙液，1.36 g KH_2PO_4 加蒸馏水至 100 ml。取甲液 95 ml 和乙液 5 ml 充分混合，调节 pH 值至 8.0。

（3）基质液：基质液 1，α- 丁酸萘酚 100 mg 溶于 5 ml 乙二醇 - 甲醚作为底物液，将 0.1 mol/L 磷酸缓冲液 95 ml 加入底物液中，充分振荡，再加入重氮盐坚牢紫酱 GBC 3 mg，振荡混匀，过滤后立即使用；基质液 2，在基质液 1 中加入氟化钠（1 ml 基质液 1 中加入 1.5 mg 氟化钠）。

（4）复染液：10 g/L 甲基绿溶液。

【操作】

（1）固定：取新鲜干燥涂片 2 张，甲醛蒸气固定 5 ～ 10 min，水洗待干。

（2）显色：取一张涂片放入基质液 1，另一张放入基质液 2，37 ℃温育 45 min，流水冲洗 3 min，待干。

（3）复染：涂片放入 10 g/L 甲基绿溶液复染 10 min，流水冲洗，待干。

（4）镜检：用油镜计数 100 或 200 个被检细胞，分别计算出抑制前和抑制后的阳性率和阳性积分。若抑制率＞ 50% 时，则表示细胞阳性反应受氟化钠抑制。

【注意事项】

（1）若放置时间过长酶活性会降低，应选取新鲜标本涂片，2 天内染色。

（2）标本涂片长期保存后脱色，染色后应及时观察。

（3）基质液应用时临时配制，并要充分溶解才能保证染色良好，最好在 37 ℃温箱内操作。

（4）重氮盐常选用坚牢紫酱 GBC，其染色效果最好。

（5）因基质液中酯含量高，需充分冲洗，常在 37 ℃水浴后连同染色缸一起冲洗 3 min 左右。

【结果判断与正常细胞反应】

（1）结果判断：胞质中出现蓝色颗粒为阳性结果。

（2）正常细胞反应

1）粒细胞系统：各阶段粒细胞均呈阴性。

2）单核细胞系统：分化好的原始单核细胞、幼稚单核细胞及单核细胞呈阳性，分化差的原始单核细胞呈阴性，阳性反应能被氟化钠抑制。

3）淋巴细胞系统：各阶段淋巴细胞常呈阴性。

4）其他细胞：巨核细胞、有核红细胞、浆细胞呈阴性或弱阳性；组织细胞也可呈阳性，但不被氟化钠抑制。

【临床意义】 与 α-NAE 染色的临床意义相同。

4．酯酶双染色

【原理】 在一张涂片上同时进行两种酯酶染色的方法称为酯酶双染色。一般采用一种特异性酯酶加一种非特异性酯酶染色，常见 α- 醋酸萘酚酯酶与氯乙酸 AS-D 萘酚酯酶双染色、α- 丁酸萘酚酯酶与氯乙酸 AS-D 萘酚酯酶双染色等。将一张涂片依次置于不同基质液作用一段时间最后进行复染，显微镜观察。经酯酶双染后，粒细胞系细胞和单核细胞系细胞较易鉴别，因此酯酶双染色对于急性粒 - 单核细胞白血病的诊断具有重要价值。

【临床意义】 临床上酯酶双染色常用于急性白血病的诊断和鉴别诊断。

（1）急性粒细胞白血病：各阶段幼稚粒细胞 NAS-DCE 染色可出现不同程度的阳性反应；M1 的原始细胞可为阴性反应，α-NAE 染色有部分阳性反应，α-NBE 染色则为阴性反应，因此 α-NBE 和 NAS-DCE 双染色特异性比 α-NAE 与 NAS-DCE 双染高。

（2）急性粒 - 单核细胞白血病：M4 型白血病同一张标本涂片上可分别出现 α-NAE 和 NAS-DCE 或 α-NBE 和 NAS-DCE 阳性反应的细胞，部分病例甚至出现单个细胞质中双重酯酶阳性反应颗粒，因此酯酶双染色对 M4 的诊断具有特殊价值。

（3）急性单核细胞白血病：α-NAE 和 α-NBE 染色为阳性或强阳性反应，NAS-DCE 染色为阴性反应，有助于其与急性粒细胞白血病的鉴别。

（4）急性淋巴细胞白血病：酯酶双染色呈阴性反应。

（四）酸性磷酸酶染色

大部分血细胞内均存在酸性磷酸酶（acid phosphatase，ACP）活性，某些细胞（如多毛细胞）中的酸性磷酸酶能抗酒石酸，活性不被酒石酸抑制，因此酸性磷酸酶染色有助于鉴别某些疾病。酸性磷酸酶常见染色方法有偶氮偶联法和 Gomori 硫化铅法。

【原理】 偶氮偶联法：在酸性（pH 5.0）条件下，血细胞内的 ACP 能将磷酸萘酚 AS-BI 水解，释放出磷酸和萘酚 AS-BI，萘酚 AS-BI 与重氮盐偶联在细胞质内酶所在的部位形成有色沉淀。

【试剂】

（1）甲醇 - 丙酮固定液：枸橼酸 0.63 g、蒸馏水 30 ml、甲醇 10 ml、丙酮 60 ml 充分混匀，用浓氢氧化钠溶液将 pH 值调节到 5.4，置于棕色瓶中 4 ℃保存。

（2）磷酸萘酚 AS-BI 贮备液：磷酸萘酚 AS-BI 100 mg 溶解于 *N,N*- 二甲基甲酰胺 10 ml 中，混合后置于棕色瓶可保存 2 ～ 3 个月（4 ℃）。

（3）0.1 mol/L 乙酸缓冲液：甲液，乙酸钠（$CH_3COONa \cdot 3H_2O$）13.6 g，溶解于蒸馏水 1000 ml。乙液，冰乙酸 6.0 ml 溶解于 1000 ml 蒸馏水中。用乙液滴定甲液，调节 pH 值至 5.2，

4 ℃可保存 3 个月。

（4）0.05 mol/L 乙酸 - 酒石酸缓冲液：L- 酒石酸 3.75 g，0.1 mol/L 乙酸缓冲液 490 ml，用浓氢氧化钠溶液调节 pH 值至 5.2，加蒸馏水至 500 ml，4 ℃可保存 3 个月。

（5）作用液Ⅰ：0.1 mol/L 乙酸缓冲液 50 ml，基质贮备液 1.0 ml，重氮品红 25 mg，溶解后过滤，本作用液临用时配制使用。

（6）作用液Ⅱ：0.05 mol/L 乙酸 - 酒石酸缓冲液 50 ml，基质贮备液 1.0 ml，重氮品红 25 mg，溶解后过滤，本作用液临用时配制使用。

（7）复染液：苏木素染色液或甲基绿染色液。

【操作】

（1）固定：新鲜骨髓涂片或血涂片用冷甲醇 - 丙酮缓冲液固定 30 s，蒸馏水洗，晾干。

（2）显色：取一张涂片放入作用液Ⅰ，37 ℃避光浸染 30 min，水洗。取另一张涂片放入作用液Ⅱ，染色过程同前。

（3）复染：用苏木素染色液复染细胞核 3 ～ 5 min，水洗待干后油镜观察细胞染色情况。

【注意事项】

（1）固定液应置于密闭棕色玻璃瓶中，4 ℃保存，2 个月内用完。作用液配制后 6 h 内用完。

（2）作用液在 37 ℃时反应最好，染色前作用液应预温育，染色过程保持 37 ℃。

（3）ACP 活性易减弱，染色样本需新鲜，染色后及时观察。

【结果判断与正常细胞反应】

1．结果判断　胞质中出现鲜红色颗粒沉淀为阳性结果（表 2-6）。如果血细胞内的 ACP 耐 L- 酒石酸，则两张涂片均呈阳性；如不耐 L- 酒石酸，则不加 L- 酒石酸的涂片呈阳性反应，而加 L- 酒石酸的涂片呈阴性反应。

表2-6　酸性磷酸酶染色结果判断

结果判断	细胞染色
−	胞质无色
+	胞质出现少量颜色较浅颗粒，淡红色
++	胞质充满鲜红色颗粒
+++	胞质充满颜色较深颗粒，深红色

2．正常细胞反应　淋巴细胞呈阴性或弱阳性，红细胞呈阴性，粒细胞、单核细胞、巨核细胞、血小板、浆细胞均呈阳性反应。

【临床意义】 ACP 染色主要用于多毛细胞白血病的诊断，其次用于戈谢病和尼曼 - 皮克病的鉴别。

（1）诊断多毛细胞白血病：多毛细胞呈阳性（常呈强阳性），且该细胞中酸性磷酸酶可耐受酒石酸，阳性反应不被抑制。慢性淋巴细胞白血病的淋巴细胞和恶性淋巴瘤细胞 ACP 染色也可呈阳性，但阳性反应可被 L- 酒石酸抑制。但 ACP 阴性也不能排除多毛细胞白血病的可能。

（2）鉴别戈谢细胞和尼曼 - 皮克细胞：前者为阳性，阳性不会被酒石酸抑制；后者为阴性。

（五）中性粒细胞碱性磷酸酶染色

【原理】 目前国内中性粒细胞碱性磷酸酶（neutrophil alkaline phosphatase，NAP）染色的方法常用偶氮偶联法。在 pH 9.6 的条件下，中性粒细胞胞质中碱性磷酸酶可水解磷酸萘酚钠底物，生成萘酚与重氮盐偶联生成不溶性的有色沉淀，显示在细胞质酶活性所在部位。不同的底物与重氮盐反应后阳性反应产物的颜色不同，重氮盐常用坚牢蓝 RR、坚牢紫酱等。

【试剂】

（1）固定液：10% 甲醛 - 甲醇液（40% 甲醛 10 ml 加无水甲醇 90 ml，混合后置 4 ℃保存）。

（2）0.2 mol/L 丙二醇缓冲液贮备液：2- 氨基 -2 甲基 -1,3- 丙二醇 10.5 g，加蒸馏水至 500 ml，溶解后 4 ℃冷藏保存。

（3）0.05 mol/L 丙二醇缓冲液应用液（pH 9.75）：取丙二醇缓冲液贮备液 25 ml，0.1 mol/L 盐酸 5 ml，加蒸馏水至 100 ml，4 ℃冷藏保存，复温至室温后使用。

（4）基质孵育液：α- 磷酸萘酚钠 20 mg 溶于 0.05 mol/L 丙二醇缓冲液 20 ml，再加坚牢蓝 RR（或坚牢紫酱 GBC 盐）20 mg 混合后用滤纸过滤，临用时配制。

（5）复染液：苏木素染色液或 1% 亚甲蓝。

【操作】

（1）固定：新鲜干燥的涂片置于冷的 10% 甲醛 - 甲醇固定液 30 s，流水轻轻冲洗 30 ～ 60 s，待干。

（2）显色：将固定后的涂片浸入基质孵育液中，37 ℃温育 10 ～ 15 min，流水冲洗 1 ～ 2 min。

（3）复染：置于苏木素染色液中复染 5 ～ 8 min（或 1% 亚甲蓝 1 ～ 2 min），流水冲洗，待干。

（4）镜检：观察 100 个成熟中性粒细胞的染色结果，报告阳性率和阳性积分值。

【注意事项】

（1）α- 磷酸萘酚钠基质孵育液必须用前新鲜配制以保证染色质量。

（2）酶活性随时间会逐渐降低，因此涂片一般应在固定后 1 周内完成染色，

（3）建议同时另取其他患者血涂片染色，作为阳性对照。

【结果判断与正常细胞反应】 胞质中出现紫黑色或棕红色颗粒为阳性。

1．判断标准及分级 见表 2-7。

表2-7 中性粒细胞碱性磷酸酶（NAP）染色结果判断

结果判断	细胞染色
0 分（−）	胞质中无阳性反应颗粒
1 分（+）	胞质中含少量阳性反应颗粒或呈浅灰色，弥漫分布
2 分（++）	胞质中含中等量阳性反应颗粒或呈灰黑色，弥漫分布
3 分（+++）	胞质中含较多阳性反应颗粒或胞质呈棕黑色，弥漫分布
4 分（++++）	胞质中布满粗大阳性反应颗粒或呈深黑色，弥漫分布

2．阳性率和阳性积分的计算 在油镜下连续观察 100 个成熟中性粒细胞，记录其阳性反应细胞所占百分率，即为阳性率；并对所有阳性反应细胞按其反应强度进行分级，将各级所占的百分率乘以级数，然后相加，即为积分值（表 2-8）。

表2-8 NAP染色结果计算方法

结果判断	细胞计数（个）	阳性率（%）	积分（分）
−	20	0	0
+	10	10	10
++	40	40	80
+++	20	20	60
++++	10	10	40
结果小计	100	80	190

3．正常细胞反应　成熟中性粒细胞呈阳性反应，其他细胞基本呈阴性反应。

【参考范围】阳性率＜40%；阳性积分值为30～130分。

【临床意义】临床上NAP染色应用较广泛，但由于操作者对反应程度的判断易受主观因素影响，参考区间较大，阳性积分明显变化时才有较大的临床意义。

1．生理性变化　NAP活性与年龄、应激状态、雌激素等有密切联系。新生儿NAP活性常增高较多，随年龄增长酶活性逐渐降低；在紧张、恐惧、剧烈运动等应激状态下NAP活性可增高。女性经前期NAP活性增高，经后期恢复。

2．病理性变化

（1）阳性积分增加：见于细菌性感染、类白血病反应、再生障碍性贫血、骨髓增殖性疾病、慢性粒细胞白血病加速期或急变期、急性淋巴细胞白血病、慢性淋巴细胞白血病、恶性淋巴瘤、骨髓转移癌、肾上腺糖皮质激素及雄激素治疗后等。

（2）阳性积分下降：见于阵发性睡眠性血红蛋白尿症、慢性粒细胞白血病慢性期、骨髓增生异常综合征、恶性组织细胞病等。

3．其他疾病的诊断和鉴别诊断

（1）鉴别慢性粒细胞白血病与类白血病反应：慢性粒细胞白血病阳性积分明显下降，甚至降低为零分，类白血病反应阳性率和阳性积分明显增加。

（2）鉴别慢性粒细胞白血病（慢性期）与慢性中性粒细胞白血病：慢性中性粒细胞白血病NAP染色阳性率和阳性积分明显增加；而慢性粒细胞白血病的慢性期则无明显变化。

（3）鉴别急性白血病类型：急性粒细胞白血病阳性积分常下降，急性淋巴细胞白血病阳性积分常增加，急性单核细胞白血病一般正常或减低。

（4）鉴别细菌性感染与病毒性感染：细菌性感染尤其急性细菌性感染时阳性积分明显增加，而病毒性感染时常无明显变化。

（5）鉴别再生障碍性贫血与阵发性睡眠性血红蛋白尿症：前者阳性积分常增加，后者常下降。

（6）鉴别恶性淋巴瘤、恶性组织细胞病、反应性组织细胞增多症：恶性淋巴瘤阳性积分常增加，恶性组织细胞病常下降，而反应性组织细胞增多症则无明显变化。

（7）鉴别真性红细胞增多症与继发性红细胞增多症：真性红细胞增多症阳性积分常增加，继发性红细胞增多症无明显变化。

（8）鉴别原发性血小板增多症与继发性血小板增多症：原发性血小板增多症阳性积分常增加，继发性血小板增多症无明显变化。

（六）糖原染色

【原理】糖原染色又称过碘酸希夫反应（periodic acid-Schiff reaction，PAS reaction）。过碘酸能将细胞中含有乙二醇基（—CHOH—CHOH）的糖类物质氧化，形成双醛基（—CHO—CHO），醛基与希夫染色液中的无色品红结合生成紫红色化合物，定位在细胞内含有糖类物质的部分。

【试剂】

（1）固定液：95%乙醇。

（2）10 g/L过碘酸溶液：1 g过碘酸（H_5IO_6，·$2H_2O$）溶于100 ml蒸馏水中，溶解后盖紧，置于4 ℃保存。

（3）希夫染色液：取蒸馏水200 ml，加热至沸腾，离开火焰1～2 min后，缓慢匀速加入碱性品红1 g，继续加热2 min，至完全溶解后停止加热。待溶液冷却至60 ℃时，加入1 mol/L盐酸40 ml并混匀。待冷却至25 ℃，加入2 g偏重亚硫酸钠（$Na_2S_2O_3$）混匀，置于带塞的棕色玻璃瓶中，避光保存 24 h，再加入活性炭 1 g，振荡以便于吸附色素，直至溶液变为无色透明为止（可反复加入活性炭），过滤后置于棕色瓶密封，4 ℃保存。若希夫染液变红则提示试剂失效。

（4）复染液：20 g/L 甲基绿溶液。

【操作】

（1）固定：将新鲜干燥的涂片置于 95% 乙醇中固定 10 min，流水冲洗，待干。

（2）氧化：将涂片浸入 10 g/L 过碘酸溶液，作用 10 min，蒸馏水冲洗，待干（必须干燥）。

（3）显色：将涂片置于 37 ℃的希夫染色液中染色 30 ~ 60 min，用流水冲洗 2 ~ 3 min，待干。

（4）复染：将涂片用 20 g/L 甲基绿溶液复染 10 min，水洗，待干。

（5）镜检：油镜下观察各类细胞 100 个，按评分标准计算阳性率及阳性积分。

【注意事项】

（1）过碘酸溶液如颜色变黄可影响染色质量，需重新配制。染色过程中氧化时间以 20 min 为宜，不宜过长，时间过长可使醛基进一步氧化为羧基。过碘酸氧化后水洗需彻底晾干，否则影响染色效果。

（2）目前本试验较常用的固定试剂有 95% 乙醇、纯甲醇及甲醛蒸气，其中乙醇固定后糖原颗粒明显，各成熟粒细胞的反应有较明显的颜色差异，易于判断阳性反应的程度。

（3）碱性品红质量可影响染色效果，需注意品红质量。

（4）希夫染液遇水变红表明试剂失效，配制希夫染液器具需十分清洁、干燥，保存希夫染液应在 4 ℃条件下避光密封，可保存 6 个月。

（5）标本染色后 1 周左右将逐渐褪色，应尽快观察结果。

【结果判断与正常细胞反应】

1．结果判断 胞质内出现呈弥散状、颗粒状或块状的红色或紫红色物质为阳性反应；胞质无色或无颗粒为阴性反应。

2．正常细胞反应

（1）粒细胞系统：分化差的原始粒细胞呈阴性，分化好的原始粒细胞及其以下阶段中性粒细胞均呈阳性，阳性反应逐渐增强；嗜酸性粒细胞中的嗜酸性颗粒不着色，但颗粒之间的胞质呈红色；嗜碱性粒细胞中的嗜碱性颗粒呈阳性，而胞质不着色。

（2）红细胞系统：有核红细胞及红细胞均呈阴性。

（3）单核细胞系统：分化差的原始单核细胞呈阴性，分化好的原始单核细胞、幼稚单核细胞、单核细胞呈粗颗粒状阳性反应。

（4）淋巴细胞系统：大多数呈阴性，少数呈粗颗粒状或块状阳性（阳性率常 <20%）。

（5）巨核细胞系统：巨核细胞和血小板呈红色颗粒状或小块状阳性反应物。

（6）其他细胞：浆细胞一般呈阴性，少数呈细颗粒状阳性反应，巨噬细胞可呈细颗粒状阳性反应。

【临床意义】

1．鉴别红细胞疾病 红血病、红白血病、骨髓增生异常综合征、严重缺铁性贫血、重型地中海贫血有核红细胞呈阳性；巨幼细胞贫血、再生障碍性贫血，以及其他溶血性贫血的有核红细胞常呈阴性，偶见个别有核红细胞呈阳性。

2．鉴别急性白血病类型

（1）急性粒细胞白血病：原始粒细胞呈阴性或弱阳性，阳性反应物颗粒细小、淡红色呈弥漫分布。

（2）急性单核细胞白血病：原始单核细胞及幼稚单核细胞可呈阳性反应，阳性反应物颗粒细小、弥漫分布。

（3）慢性淋巴细胞白血病：淋巴细胞的阳性率增加，阳性反应物呈粗颗粒状或块状；恶性淋巴瘤时淋巴瘤细胞阳性率高、阳性反应强，阳性反应物呈粗颗粒状或块状。

（4）急性淋巴细胞白血病：原始淋巴细胞和幼稚淋巴细胞均呈阳性，阳性反应物呈粗颗粒状或块状。

3．鉴别其他疾病　PAS 染色有助于区别戈谢细胞和尼曼 - 皮克细胞，前者呈强阳性，后者呈阴性或弱阳性；霍奇金淋巴瘤的 RS 细胞呈阴性或弱阳性；骨髓转移性腺癌细胞呈强阳性。

（七）铁染色

【原理】　骨髓中的铁包括存在于幼红细胞中的细胞内铁和分布于骨髓小粒中的细胞外铁。骨髓中的铁以 Fe^{3+} 形式存在，其与蛋白质结合不牢固，在稀盐酸作用后发生游离，与亚铁氰化钾反应，生成蓝色的亚铁氰化铁沉淀，定位于含铁的部位。铁染色的化学反应过程如下：

$$\underset{\text{含铁物质}}{4Fe^{3+}} + \underset{\text{亚铁氰化钾}}{3K_4[Fe(CN)_6]} \xrightarrow{\text{酸性}} \underset{\text{亚铁氰化铁}}{Fe_4[Fe(CN)_6]_3} + 12K^+$$

【试剂】

（1）固定液：甲醛。

（2）酸性亚铁氰化钾溶液（临用时配制）：取 200 g/L 亚铁氰化钾溶液 5 ml 置于试管中，缓慢滴加 1 ml 浓盐酸，边滴加边摇匀，当溶液刚出现白色浑浊物时，滴加 1 滴 200 g/L 亚铁氰化钾，至使白色沉淀消失，溶液澄清，过滤备用。

（3）2 g/L 核固红 - 硫酸铝溶液：硫酸铝 2 g 溶于 100 ml 蒸馏水中，再加入 0.2 g 核固红染色，置于 37 ℃水浴 1 h，振荡至溶解，过滤后备用。

【操作】

（1）固定：选骨髓小粒丰富的骨髓涂片，滴加固定液，固定 30 s，水洗待干。

（2）显色：将涂片放入现配的酸性亚铁氰化钾染液中，37 ℃染色 30 min，蒸馏水冲洗后待干。

（3）复染：用核固红 - 硫酸铝溶液复染 3 ～ 5 min，流水冲洗待干，镜检。

【注意事项】

（1）细胞外铁主要存在于骨髓小粒中，因此选择骨髓小粒丰富的涂片为佳。若无骨髓小粒，将影响观察细胞外铁结果。

（2）玻片需经去铁处理。将新玻片用清洁液浸泡 24 h，取出多次水洗，置入 95% 乙醇中 24 h，晾干，再浸泡在 5% 盐酸中 24 h，用双蒸水反复浸洗玻片，取出烤干后备用。

（3）酸性亚铁氰化钾溶液须新鲜配制。要缓慢逐滴滴加浓盐酸，并注意观察白色沉淀。不可直接将浓盐酸加到亚铁氰化钾溶液中，否则会出现沉淀不溶解的现象。

（4）固定时间不宜过长，过长会导致阳性率降低。

（5）对于细胞外铁染色呈阴性的患者，应同时做阳性对照。

【结果判断】

幼红细胞胞核呈鲜红色，胞质呈淡黄红色，铁粒呈蓝绿色。

（1）细胞外铁：低倍镜观察涂片，应特别注意涂片尾部和骨髓小粒周围的蓝色铁颗粒。细胞外铁按 5 级标准判断，判断标准如表 2-9、图 2-47 所示。

表2-9　铁染色细胞外铁结果判断

结果判断	染色情况
−	无蓝色颗粒
+	有少量铁颗粒，或偶见少量铁小珠
++	有较多铁颗粒和铁小珠
+++	有很多铁颗粒、小珠和少数蓝黑色小块
++++	有极多铁颗粒和小珠、密集成堆

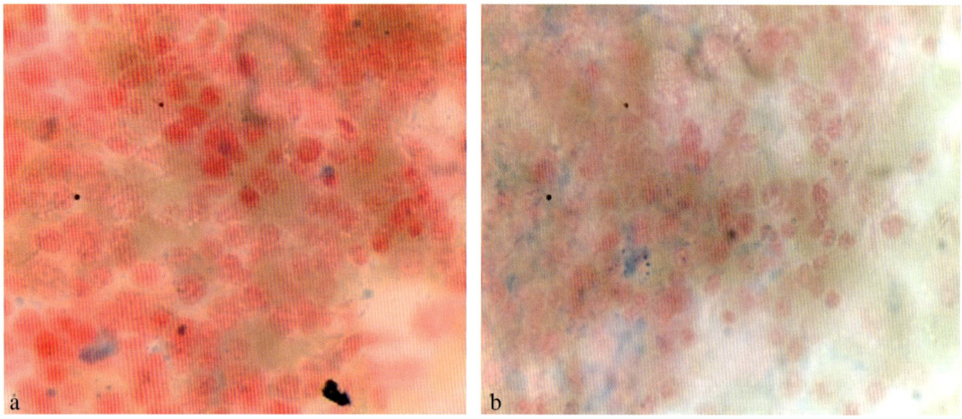

a．细胞外铁（+）；b．细胞外铁（++）。

图 2-47　细胞外铁

（2）细胞内铁：用油镜观察 100 个中幼红细胞和晚幼红细胞，计算铁粒幼红细胞的百分比（即细胞内铁阳性率）。铁粒幼红细胞是指胞质中出现蓝色铁颗粒的幼稚红细胞，根据细胞内铁颗粒的数目、大小、染色深浅和颗粒分布的情况，将铁粒幼红细胞分为Ⅰ型、Ⅱ型、Ⅲ型、Ⅳ型，如表 2-10、图 2-48 所示。

表2-10　铁粒幼红细胞分型

类型	铁颗粒
Ⅰ型	幼红细胞内含 1 ～ 2 个铁颗粒
Ⅱ型	幼红细胞内含 3 ～ 5 个铁颗粒
Ⅲ型	幼红细胞内含 6 ～ 10 个铁颗粒，或 1 ～ 4 个大铁颗粒
Ⅳ型	幼红细胞内含 10 个以上铁颗粒，或 5 个以上大铁颗粒

成熟红细胞中出现蓝色铁颗粒，称为铁粒红细胞；幼红细胞胞质内含铁颗粒≥ 6 粒，并环绕细胞核周排列 1/3 圈以上称为环形铁粒幼红细胞（图 2-49）。

【参考区间】

（1）细胞外铁：(+) ～ (++)。

（2）细胞内铁：铁粒幼红细胞阳性率为 12% ～ 44%，以Ⅰ型为主，少数为Ⅱ型，无环形铁粒幼红细胞和铁粒红细胞。

【临床意义】

（1）铁粒幼细胞贫血：细胞外铁增高，铁粒幼红细胞增多，出现较多环形铁粒幼红细胞。

（2）缺铁性贫血：细胞外铁、细胞内铁均明显减少，细胞内铁阳性率甚至减低为零。经

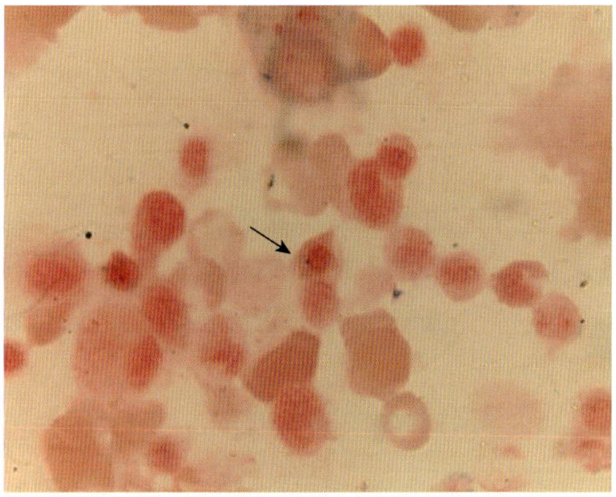

图 2-48 铁粒幼红细胞Ⅰ型

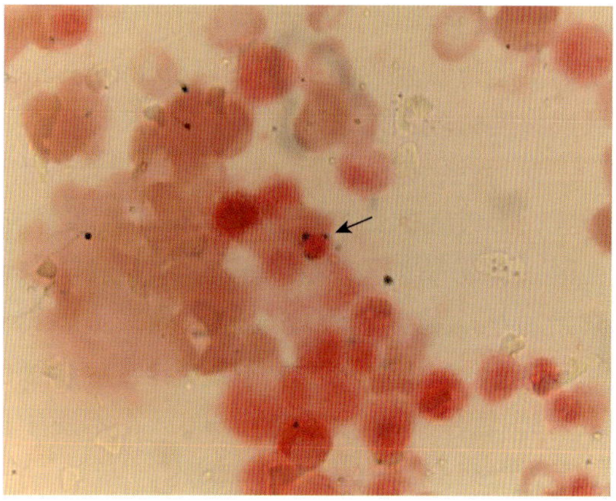

图 2-49 环形铁粒幼红细胞

铁剂治疗有效后，细胞内铁和细胞外铁快速增多。铁染色常可作为诊断缺铁性贫血和指导铁剂治疗的辅助指标。

（3）骨髓增生异常综合征 - 难治性贫血伴环形铁粒幼红细胞：环形铁粒幼红细胞高于15%，细胞外铁也常增加。

（4）非缺铁性贫血：常见于再生障碍性贫血、溶血性贫血、巨幼细胞贫血、多次输血后和白血病等，细胞外铁、细胞内铁正常或增加。

第三节 骨髓其他检验

一、骨髓活检

骨髓活体组织检查（bone marrow biopsy，BMB）简称骨髓活检，又称骨髓组织病理学检查，是观察骨髓组织结构和空间定位的有效方法，能更准确地判断骨髓造血组织与脂肪组织的比例、骨髓纤维化程度及特殊细胞结构及异常定位，弥补了骨髓涂片的不足，能更客观地反映骨髓的增生程度和组织结构的异常，更好地了解疾病的进展，对疾病的诊断和治疗有重要意义。骨髓穿刺涂片和骨髓组织切片联合应用可提高血液病诊断的准确性。

（一）骨髓活检适应证

1．反复多次、多部位骨髓穿刺取材失败，出现“干抽”。

2．血象显示全血细胞减少，反复骨髓穿刺均为“稀释”或骨髓增生低下，疑为再生障碍性贫血、低增生性白血病等。

3．某些贫血、原因不明发热、脾或淋巴结肿大，骨髓涂片检查不能确诊者。

4．白血病疗效观察。

5．全面衡量骨髓造血组织增生程度及其各组织的比例，了解骨髓铁储存、骨小梁变化、骨髓坏死等病理改变。

除血友病外，骨髓活检目前尚无绝对禁忌证。

（二）骨髓活检切片的血细胞定位特点

正常骨髓活检切片中可见到造血细胞、非造血细胞及血管间质 3 大类成分，其中造血细胞主要是指各阶段幼稚细胞血细胞及成熟血细胞，正常的骨髓组织有严格血细胞定位。

1. 红系细胞 在骨髓组织中成簇存在，红系细胞常靠近血窦生长，幼稚红细胞一般围绕巨噬细胞形成幼稚红细胞岛（erythroblastici sland），也称为幼红细胞簇（erythroblast cluster），且成熟度由内到外逐渐增加。

2. 粒系细胞 骨髓原粒和早幼粒细胞常单个散在分布，靠近骨小梁分布，定位于骨小梁旁区，无成簇的幼稚粒细胞分布，且随着成熟度的增加逐渐远离骨小梁，靠近骨小梁之间的中央区。自晚幼粒及以下阶段细胞向静脉窦移动释放入血。当骨小梁旁区或间区出现 3 ~ 5 个原始和早幼粒细胞聚集成簇，称未成熟前体细胞异常定位（abnormal localization of immature precursor，ALIP），是骨髓增生异常综合征的组织病理学特征。

3. 巨核细胞 位于小梁间区，不发生群集现象，在血窦附近单个散在分布，即在 50 个高倍镜视野有 30 ~ 60 个巨核细胞。

4. 其他 单核细胞在骨髓中数量较少，无特定的分布位置；可见幼稚淋巴细胞和成熟淋巴细胞，呈弥散或聚集分布；浆细胞多散在于骨髓细胞之间；肥大细胞在正常骨髓中少见。

二、血细胞免疫学分型检查

血细胞细胞膜、细胞质或细胞核中的抗原表达与血细胞系列及分化发育阶段密切相关，因此常用这些抗原表达特征作为血细胞分类的依据。血细胞免疫表型分析常用流式细胞术、免疫组化、荧光显微镜检查等方法。

流式细胞术（FCM）是血细胞免疫表型分析的重要检测手段。其利用荧光素标记的单克隆抗体（McAb）作为分子探针分析血细胞抗原表达，从而确定细胞亚群、谱系、细胞分化发育阶段等，常用于白血病诊断、淋巴瘤分型、血小板疾病检测、造血干细胞移植等。

（一）白血病免疫分型

流式细胞术可快速确定白血病和淋巴瘤细胞分化抗原，对白血病免疫学分型、微小残留病检测具有重要意义。如 B 淋巴细胞急性白血病（B-ALL）表达 CD10、CD19、CD22、HLA-DR、SmIg 等，T 淋巴细胞急性白血病（T-ALL）表达 CD2、CD3、CD7、TdT 等，急性非淋巴细胞白血病表达髓系抗原，如 CD13、CD15、CD33、CD34、HLA-DR。

（二）血小板疾病诊断

血小板功能异常多因血小板膜糖蛋白分子的缺陷所致，如对巨大血小板综合征患者测定血小板膜糖蛋白 GPⅠb-Ⅸ（CD42b-CD42a）、对血小板无力症患者测定 GPⅡb-Ⅲa（CD41-CD61）有诊断意义。

随着 FCM 的不断完善，其临床应用更为广泛，不仅可分析细胞膜和胞质内抗原成分、DNA 及 RNA 含量，还能有效地进行靶细胞的分离与纯化，除了应用在上述血液病，还在细胞凋亡、网织红细胞分析等领域，具有广阔的应用前景。

三、血细胞染色体检查

自 1960 年 Nowell 和 Hungerford 首次发现 Ph 染色体，细胞遗传学在血液系统肿瘤诊断中开始广泛应用，促进了血液系统肿瘤分子生物学检验的技术发展。血细胞染色体检查主要包括染色体非显带技术、染色体显带技术、染色体高分辨技术、姐妹染色单体互换技术等。染色体异常，特别是染色体易位，常涉及癌基因易位、融合及其产物在肿瘤发生、发展中的重要作用。特异染色体异常检查在白血病、恶性肿瘤的诊断和分型、治疗方案的选择，以及预后判断和微小残留病灶检测等方面发挥重要作用。

染色体是生物的遗传物质，其基本物质是 DNA 和蛋白质。在细胞间期，它以分子状态的 DNA 双螺旋散布在细胞核内，其基本特征在有丝分裂中期最典型，因此常选择分裂中期染色体细胞培养观察。

（一）染色体结构

每对染色体由两条染色单体通过着丝粒相连，连接处较窄，称为主缢痕。着丝粒到染色体两端之间的部分为染色体臂，由于着丝粒的位置不同，分为长臂（q）和短臂（p）。臂的末端有端粒，臂上还有次缢痕。有些近端着丝粒染色体的短臂上还可见一球形小体，称为随体。

（二）染色体识别指标

染色体最主要的形态特征是着丝粒的位置和相对长度。1978 年人类细胞遗传学命名委员会规定识别染色体的重要指标有 3 个　①染色体相对长度：即每 1 条染色体的长度占 22 条常染色体和 1 条 X 染色体总长度的百分率；②臂率：即染色体的长臂（q）与短臂（p）之比（q/p）；③着丝粒指数：是指每条染色体短臂的长度占该染色体总长的百分率。随体的有无亦是识别染色体的一个指标。

（三）染色体命名

人类体细胞有 46 条染色体，其中 22 对常染色体，1 对性染色体。正常男性核型为（46,XY）（图 2-50），正常女性核型为（46,XX）。根据人类细胞遗传学命名的国际体制（SICH），人类 46 条染色体按其长短和着丝粒的位置编为 A ～ G7 组，包括 1 ～ 22 号，以及 X 和 Y 染色体。根据显带技术在染色体上所显现的特点，将各号染色体划区分布，一般 4 个符号代表某一特定区带，例如“2P24”表示 2 号染色体短臂 2 区 4 带。

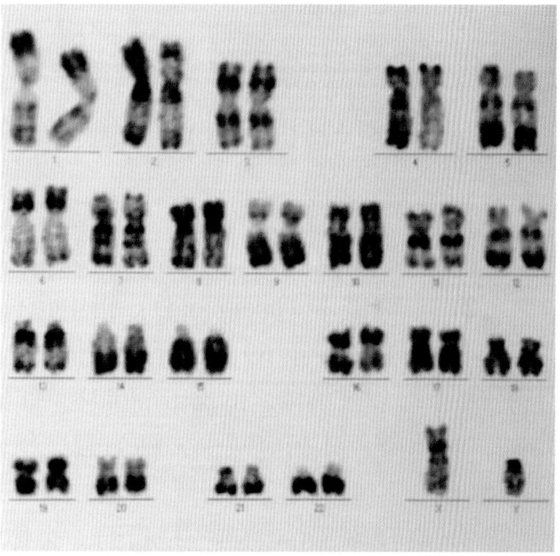

图 2-50　正常男性染色体核型

（四）染色体检查技术

1．染色体非显带技术　人体增殖细胞如骨髓可直接得到分裂中期细胞，外周血淋巴细胞需经体外培养，再用植物凝集素（PHA）刺激分裂而获得中期细胞。制备染色体需获取足够的分裂中期细胞，骨髓细胞常用直接法和培养法两种常规方法制备染色体。

（1）直接法：用 PBS 稀释抗凝骨髓标本，加入秋水仙素“阻留”中期细胞，经低渗处理后，预固定、固定后即可制片染色镜检。秋水仙素能干扰有丝分裂纺锤体的形成，使细胞“阻留”在分裂中期，增加分裂中期细胞数。低渗处理可使染色体彼此铺展便于分析。

（2）培养法：抗凝骨髓标本在含小牛血清的培养液中于 37 ℃培养 24 h 或 48 h，加入秋水仙素“阻留”中期细胞，其他同直接法。

2．染色体显带技术　1968 年，瑞典细胞化学家 Caspersson 用荧光染料喹吖因处理标本后，在荧光显微镜下发现每条染色体沿其长轴都显示出宽窄和明暗不同的横纹带，染色体所显示横纹带的带纹都各具特点，可被准确识别。1971 年巴黎会议确定 4 种显带技术，分别是喹吖因染色法、Giemsa 法、逆相 Giemsa 法和着丝粒区异染色质法，即 Q 显带、G 显带、R 显带和 C 显带染色技术，目前常用的是 G 显带和 R 显带染色技术。

（1）G 显带：是目前使用最广泛的一种带型。操作简单，带纹清晰，标本可长期保存，重复性好。其方法是将染色体经胰蛋白酶、NaOH、柠檬酸盐或尿素等试剂处理，再用吉姆萨染料染色，显示出的深、浅交替的带纹，称 G 带。其中最常用的是胰蛋白酶处理法。各号染色体所显示出的带型与 Q 带带型基本相似。其中 G 带中的深带相当于 Q 带的亮带，浅带则相当于暗带。

（2）R 显带：染色体标本经热磷酸缓冲液处理，再用吉姆萨染料染色后所显示的深浅交替的带纹称 R 带。因其恰好与 G 带着色深浅相反，故又称反带。经 G 带和 Q 带显带的染色体，其两臂末端均为浅带，如发生末端缺失、重排等结构异常则难以发现；而 R 显带的染色体末端则为深带，如果该部位出现异常则易于识别，所以 R 显带主要用于研究染色体末端缺失和结构重排。

普通染色体显带技术分析的是细胞分裂中期染色体，仅显示 320 条带。这种带纹水平上难以发现染色体细微的结构异常，不能满足人类细胞遗传学研究和临床应用的要求。1975 年以来，Yunis 等建立起高分辨显带（high resolution banding）技术，即用甲氨蝶呤使细胞同步化，再用秋水仙胺短时间处理，获得许多处于前中期和晚前期染色体，再通过显带处理，使人的早中期单倍染色体显现出 550 ~ 850 条带，而晚前期则可观察到 850 ~ 1250 条带，极大地提高了染色体研究水平。

（五）染色体异常

染色体异常包括数目异常和结构异常（表 2-11）。

1．染色体数目异常 人类体细胞常染色体为 46 条，称二倍体（2n）。在病理情况下染色体数量可发生改变。

（1）多倍体（polyploid）：指细胞染色体的数目成倍增加，如三倍体（triploid）（3n）、四倍体（tetraploid）（4n），血液系统肿瘤常可见多倍体细胞。

（2）非整倍体（aneuploid）：指染色体数目不是染色单体的倍数，少于 46 条称亚二倍体（hypodip-loid），少于 69 条为亚三倍体（hypotriploid），多于 46 条称超二倍体（hyperdiploid），多于 69 条称超三倍体（hypertriploid）。如染色体数是 2n，但不是正常的 23 对，是个别染色体增加，其他染色体相应减少，称为假二倍体（pseudodiploid），恶性淋巴瘤等常见多种非整倍体异常。

（3）嵌合体（mosaic）：是指同一个体具有两种以上不同核型的细胞，常见于先天性异常的患者。

2．染色体结构异常 是指染色体或染色单体经过断裂 - 重接后产生的染色体畸变，常见的染色体结构异常包括缺失、异位、倒位、环状染色体、等臂染色体等。

（1）缺失（deletion，del）：是指染色体部分节段丢失，包括末端缺失和中间缺失。

（2）易位（translocation，t）：是指染色体断裂的断片离开原来位置，接到同一条染色体的另一处或另一条染色体上，造成染色体重排。易位是白血病、淋巴瘤患者十分常见的染色体结构异常。

（3）倒位（inversion，inv）：一条染色体两处断裂后，形成 3 个断片，中间断片做 180°倒转后重新接合，包括臂内倒位、臂间倒位。

（4）环状染色体（ring chromosome）：当染色体的长臂和短臂两末端断裂，两端断面相互连接，即形成环状染色体，多见于辐射损伤。

（5）等臂染色体（isochromosome，i）：染色体的着丝粒区在水平方向上发生断裂，使染色体的两个臂分开，从而形成两条等臂染色体，一条有原来染色体的两条长臂而没有短臂，另一条只有原来染色体的两条短臂而没有长臂。

表2-11　常见染色体异常核型

异常核型示例	意义
45,X,-Y	缺少一条 Y 染色体
45,X/46,XY	XY 两个细胞株嵌合
46,XY,del 6q	6 号染色体长臂部分缺失
46,XY,+17,-20	染色体数 46，性染色体 XY，多一个 17 号染色体，少一个 20 号染色体
47,XY,+5	多一条 5 号染色体
69,XXY	染色体数 69，性染色体 XXY，三倍体
46,XY,inv（2）(q21；q25)	臂内倒位，断裂点发生在 2 号染色体长臂 2 区 1 带和长臂的 2 区 5 带

四、血液分子生物学检验技术

分子生物学检验技术是建立在核酸生化基础上的一类研究手段，目前在血液病基因分析、白血病分型、指导治疗、预后判断和微量残留白血病检测等方面，血液分子生物学检验技术发挥着重要的作用。

（一）血液分子生物学检验技术的方法

血液分子生物学检验技术主要包括核酸分子杂交技术、聚合酶链反应（PCR）技术、DNA 测序技术、限制性片段长度多态性（RFLP）、基因表达谱分析技术、miRNA 表达谱分析技术等。

1．核酸分子杂交技术　单链核酸分子在合适的条件下，与具有碱基互补序列的不同来源的单链核酸分子结合，形成双链杂交体的过程，包括 Southern 印迹杂交、Northern 印迹杂交、Western 印迹杂交、核酸原位杂交等。

2．聚合酶链反应（PCR）技术　体外快速扩增特定基因或 DNA 序列的方法，又称为基因的体外扩增法。PCR 技术能在体外快速而高效地扩增特异性目标 DNA 序列，是临床血液学诊断不可缺少的重要工具。

3．基因表达谱分析技术　主要有微阵列技术、基因表达系列分析技术、差异展示 PCR 技术和抑制消减杂交等技术。微阵列技术是目前发展迅速的高通量基因表达谱研究技术，又称为生物芯片技术。

依据芯片的功能分为 DNA 芯片、蛋白质芯片和缩微芯片。目前已成为研究血液疾病的发病机制、诊断和分型、预后分析和微小残留病（MDR）的重要手段。

（二）血液分子生物学检验技术的临床应用

1．恶性血液病融合基因的检测　恶性血液病是多基因肿瘤，常出现特异性的融合基因，是疾病的特异性分子标志。

（1）PML-RARa 融合基因：是急性早幼粒细胞白血病（APL）的特异性融合基因，由易位后 15 号染色体的 PML 原癌基因与 17 号染色体上的视黄酸（维甲酸）受体 a（RARa）基因融合而产生，出现该基因的患者对全反式维甲酸敏感。

（2）BCR-ABL 融合基因：是由位于 9q34 上的 ABL 原癌基因易位至 22q11 而形成（图 2-51），表达具有高酪氨酸激酶活性的 BCR-ABL 融合蛋白，是慢性粒细胞白血病发病的分子

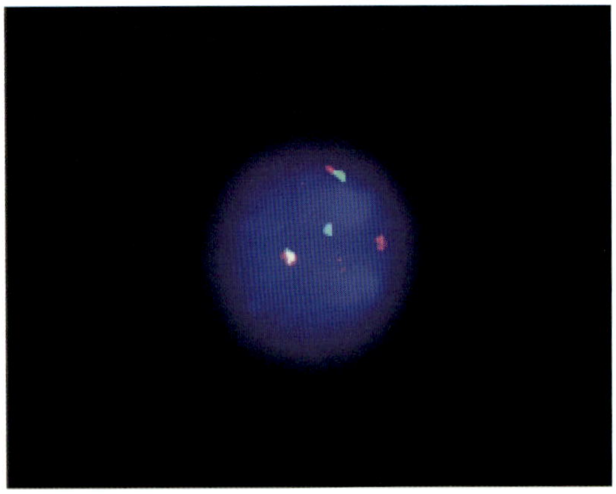

图 2-51 FISHI 技术 BCR-ABL 融合基因（+）

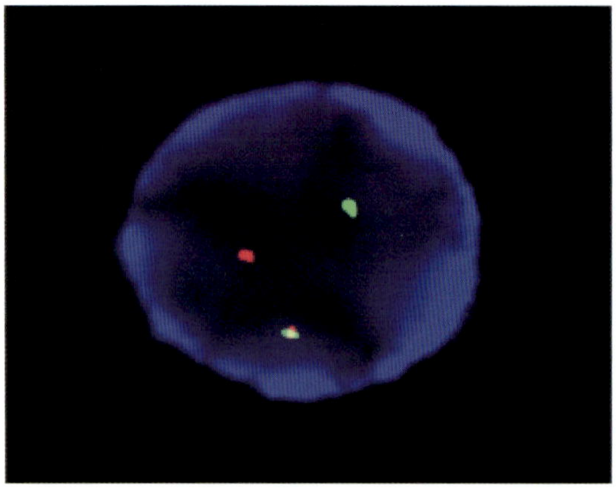

图2-52 FISHI技术IgH基因重排(+)

基础。且其表达水平与临床疗效具有良好的相关性，有助于判断临床病情变化，监测肿瘤微小残留病。

（3）AMLl/ETO 融合基因：是急性粒细胞白血病部分分化型（AML-M2）的特征性标志，也可见于 AMI 的其他类型。AMLl/ETO 融合基因的表达是白血病预后良好的标志，也是微重残留白血病检测的特异性标志。

2．免疫球蛋白重链（lgH）基因和 T 细胞受体（TCR）基因重排的检测 IgH 和 TCR 的编码基因具有多态性，用 PCR 方法对重排基因进行扩增，正常白细胞的扩增产物大小不等，呈模糊的阶梯状。当白血病时，lgH 和 TCR 基因会发生单克隆性增殖，白血病细胞扩增产物经电泳后条带是单一的。约 80% 的 B 淋巴细胞白血病可检测到 IgH 基因重排。因此检测 IgH 和 TCR 基因重排，有助于急性淋巴细胞白血病的分型，以及微量残留白血病的检测（图 2-52）。

3．遗传性血液病的诊断 遗传性血液病主要是遗传性基因异常，包括基因点突变、缺失、插入、倒位等，如血红蛋白病、血友病。遗传性血液病的诊断常通过 RT-PCR 检测基因重排；PCR 结合酶切位点分析点突变。

4．HLA 基因多态性检测 主要有两种：基于核酸序列识别的方法和基于序列分子构型的方法。最常用的方法有聚合酶链反应 - 序列特异性引物（PCR-SSP）、聚合酵链反应 - 序列特异性寡核苷酸反应（PCR-SSO）等。

知识拓展

基因治疗

基因治疗的目的是应用 DNA 重组技术和基因转移技术，把野生型的基因导入患者体细胞内，使之产生正常的基因产物，来补偿缺陷基因的功能，从而使疾病得到纠正。目前认为，基因治疗的靶细胞是造血干细胞或间质干细胞等，常用的载体是反转录病毒和腺病毒，如采用含人因子Ⅸ基因反转录病毒载体转染血友病 B 患者的原代皮肤成纤维细胞，使其表达一定浓度的因子Ⅸ，这将为血友病 B 治疗提供新的方法。

【思维导图】

- 造血检验技术
  - 血象和骨髓象检验
    - 正常骨髓细胞的形态特征
    - 血象检查
    - 骨髓象检查
  - 细胞化学染色
    - 概述
    - 常用细胞化学染方法
  - 骨髓其他检验
    - 骨髓活检
    - 血细胞免疫学分型检查
    - 血液分子生物学检验

案例 2-2

患者，女，3 岁，血常规显示红细胞数量及血红蛋白降低，骨髓显示：红系较明显增生，占 44.5%，以中、晚幼红细胞为主，其胞体小、边缘不规则，胞质少、偏蓝，多数红细胞较小、中央淡染区明显扩大，核分裂象细胞较易见，其他形态无明显异常。铁染色：外铁（-），内铁阳性率为 1%。

思考题：

1．本病最可能的诊断是什么？

2．如何进行鉴别诊断？

自测题

一、选择题

1．**不符合**早幼粒细胞特点的是

A．胞体大　　B．染色质呈颗粒状　　C．可见核仁
D．胞质中有少许特异性颗粒　　E．胞核圆形或椭圆形

2．某粒细胞胞核凹陷程度与假设核直径之比为 1∶3，初步考虑为

A．早幼粒细胞　　B．中幼粒细胞　　C．晚幼粒细胞
D．杆状核粒细胞　　E．分叶核粒细胞

3．某细胞胞质中含有大小及形态不一的深紫红色颗粒，并覆盖胞核上，其胞核、胞质界限不清，核染色质结构不易观察，初步考虑为

A．早幼粒细胞　　B．中性粒细胞　　C．巨核细胞
D．嗜酸性粒细胞　　E．嗜碱性粒细胞

4．关于细胞化学染色中的复染，下列叙述错误的是

A．复染的目的在于使各种细胞能显示出来而便于观察

B．既能显示细胞结构又能清晰地看出结果说明复染效果好

C．复染液的颜色应与沉淀颜色相近

D．过碘酸希夫反应常用甲基绿复染

E．铁染色常用中性红复染

二、问答题

1．描述正常成人骨髓象主要特征。

2．试讨论染色体检验在白血病中的应用价值。

3．血液分子生物学检验技术的主要临床应用有哪些？

（牟凤林）

第二篇

红细胞疾病检验

第三章数字资源

第三章

贫血概述

学习目标

通过本章内容的学习，学生应能够：

识记：

简述贫血的概念及分类。

理解：

1. 说出红细胞形态异常对贫血类型的诊断价值

2. 归纳贫血的临床表现。

运用：

掌握红细胞形态异常及其在贫血诊断中的应用。

案例 3-1

患者，女，38 岁，一年来面色苍白伴倦怠、耳鸣。检验：白细胞 3.0×10^9/L，血小板 270×10^9/L，血红蛋白 55g/L，MCV 75fL，MCH 22pg，MCHC 290g/L，网织红细胞 2%，红细胞淡染区扩大，患者有嗜食泥土、生米的癖好。

思考题：

1. 根据上述提供的资料，该患者可能患何种血液病？

2. 为进一步明确诊断，可建议做哪些检测？

第一节 概念、分类和临床表现

【课程思政】

现在青年人不吃早饭、偏食、挑食引起营养不良，造成铁及必须氨基酸的摄入减少，引起此类型贫血。希望年轻人养成良好的饮食习惯，有一个健康的身体，成为全面发展的好学生。青年强，则国家强，有了健康的身体，才能胸怀天下，更好地为中国人民谋幸福、为中华民族谋复兴。

贫血是临床上最常见的症状之一，其代表许多不同原因或疾病引起的一系列临床表现。贫血可以是原发于造血器官的疾病，也可以是某些系统疾病的共有表现。

一、概念

贫血（anemia）是外周血红蛋白（Hb）、血红细胞（RBC）或红细胞比容（Hct）低于本地区相应年龄、性别人群的参考范围下限的一种症状。任何能损害红细胞的产生或加速其破坏的情况，骨髓生成不能代偿红细胞的破坏或丢失时都会导致贫血。

贫血可由不同原因或疾病引起，对其进行正确的分类和诊断，有助于提高贫血治疗的针对性和有效性。通常主要根据细胞形态学、骨髓增生程度，以及病因和发病机制进行分类，不同的分类方法各有其优缺点。临床上常将形态学、病因及发病机制分类相结合，这样能更好地对贫血进行分类。

二、贫血的分类

（一）贫血的形态学分类

1．Wintrobe 分类法　根据红细胞形态学指标——平均红细胞体积（MCV）、平均红细胞血红蛋白含量（MCH）、平均红细胞血红蛋白浓度（MCHC），将贫血分为 4 类（表 3-1）。

表3-1　根据MCV、MCH、MCHC对贫血进行分类

贫血形态学类型	MCV（fL）	MCH（pg）	MCHC（g/L）	疾病举例
正常细胞性贫血	80 ~ 100	27 ~ 34	320 ~ 360	急性失血、再生障碍性贫血、白血病
大细胞性贫血	> 100	> 34	320 ~ 360	巨幼细胞性贫血、骨髓增生异常综合征
单纯小细胞性贫血	< 80	< 27	320 ~ 360	感染、中毒、慢性炎症、尿毒症
小细胞低色素性贫血	< 80	< 27	< 320	缺铁性贫血、慢性失血、珠蛋白生成障碍性贫血

2．Bessman 分类法　不同贫血时红细胞大小、均一性有不同变化，而红细胞体积分布宽度（RDW）是反映外周血 RBC 体积异质性的参数，Bessman 于 1983 年根据 MCV 和 RDW 提出了贫血的形态学分类方法（表 3-2）。

表3-2　根据红细胞MCV、RDW对贫血进行分类

贫血类型	贫血类型	MCV	RDW	疾病举例
正细胞性贫血	正细胞均一性贫血	正常	正常	急性失血、某些慢性病、再生障碍性贫血
	正细胞不均一性贫血	正常	增加	早期缺铁性贫血、部分铁粒幼细胞贫血
大细胞性贫血	大细胞均一性贫血	增加	正常	再生障碍性贫血、骨髓增生异常综合征
	大细胞不均一性贫血	增加	增加	巨幼细胞贫血、骨髓增生异常综合征
小细胞性贫血	小细胞均一性贫血	减低	正常	慢性病性贫血、轻型地中海贫血
	小细胞不均一性贫血	减低	增加	缺铁性贫血、红细胞碎片

3．红细胞形态特征分类　贫血不仅出现红细胞数量和血红蛋白含量降低，还会出现形态异常的红细胞。因此，需仔细观察贫血患者的血涂片，并注意白细胞和血小板的形态有无异常，其中骨髓细胞学检查是临床常用的诊断措施。常见红细胞形态异常及相关贫血类型见表 3-3。

表3-3 根据异常红细胞形态对贫血进行分类

红细胞形态异常	疾病举例
小细胞低色素性红细胞	缺铁性贫血、珠蛋白生成障碍性贫血、慢性失血等
大红细胞	巨幼细胞贫血、溶血性贫血等
椭圆形红细胞	遗传性椭圆形红细胞增多症、巨幼细胞性贫血等
球形红细胞	遗传性球形红细胞增多症、自身免疫性溶血性贫血等
靶形红细胞	珠蛋白生成障碍性贫血、脾切除术后、肝病等
镰形红细胞	镰状细胞贫血、血红蛋白病等
口形红细胞	遗传性口形红细胞增多症、轻型海洋贫血等
泪滴形红细胞伴有核红细胞	骨髓纤维化、骨髓病性贫血、骨髓增生异常综合征等
裂红细胞及碎片	微血管病性溶血性贫血
棘形红细胞	肾衰竭、重症肝病、β- 脂蛋白缺乏症等
嗜多色性红细胞	溶血性贫血、各种增生性贫血等
嗜碱性点彩红细胞	铅中毒、巨幼细胞贫血等
豪 - 乔小体	巨幼细胞贫血
卡波环	溶血性贫血、巨幼细胞贫血等
红细胞缗钱状排列	多发性骨髓瘤、冷凝集素综合征等

（二）根据贫血的病因及发病机制分类

贫血的常见病因和发病机制分为 3 大类，即红细胞生成减少、红细胞破坏增加和红细胞丢失过多（表 3-4）。

表3-4 根据病因及发病机制对贫血进行分类

病因及发病机制	常见临床疾病
红细胞生成减少	
骨髓造血功能障碍	
干细胞增殖分化障碍	再生障碍性贫血、骨髓增生异常综合征
骨髓被异常组织侵害	白血病、骨髓瘤、骨髓癌转移、骨髓纤维化
骨髓造血功能低下	继发性贫血（肾病、肝病、感染性疾病等）
造血物质缺乏或利用障碍	
铁缺乏和铁利用障碍	缺铁性贫血、铁粒幼细胞贫血
维生素 B_{12} 或叶酸缺乏	巨幼细胞贫血
红细胞破坏增加	
红细胞内在缺陷	
红细胞膜异常	遗传性球形红细胞增多症、阵发性睡眠性血红蛋白尿症
红细胞酶异常	葡萄糖 -6- 磷酸脱氢酶缺乏症、丙酮酸激酶缺乏症
血红蛋白异常	珠蛋白生成障碍性贫血、异常血红蛋白病
红细胞外在异常	
免疫溶血因素	自身免疫性、药物诱发及新生儿同种免疫性溶贫
理化感染等因素	微血管病性溶血性贫血
红细胞丢失过多	脾功能亢进、急慢性失血

（三）根据骨髓有核细胞增生情况分类

根据骨髓的增生情况，贫血可分为两类：

1．增生性贫血　多见于溶血性贫血、失血性贫血及缺铁性贫血等。

2．增生不良性贫血　多见于再生障碍性贫血、纯红细胞再生障碍性贫血等。

三、贫血的临床表现

贫血的临床表现主要取决于贫血病因、程度和机体对缺氧的代偿能力，以及贫血的基础疾病。实验室检查在诊断、病因学研究、治疗决策和评价中起重要作用。

1．一般表现　疲乏、无力是最常见、最早出现的症状。皮肤、黏膜苍白是贫血的主要体征。一般以观察甲床、口腔黏膜、睑结膜、手掌较为可靠。

2．心血管及呼吸系统症状　心悸、心律加快及呼吸加深，重者可出现心绞痛，甚至心力衰竭。常见心搏强而有力，心动过速，也可见心尖部或心底部出现收缩期吹风样杂音，心电图出现 ST 段降低、T 波变平或倒置等。

3．神经系统症状　头晕、目眩、耳鸣、头痛、畏寒、嗜睡、精神萎靡不振等。重者可发生各种神经系统损害表现，如神经根痛、感觉运动障碍、瘫痪和尿便失禁。

4．消化系统症状　食欲减退、恶心、消化不良、腹胀、腹泻和便秘等。严重者脾有轻度肿大，心力衰竭时尤为明显，常有脾压痛。

5．泌尿生殖系统症状　肾浓缩功能减退，可有多尿、蛋白尿等轻微的肾功能异常。急性溶血性贫血可有酱油色尿，有时出现少尿、无尿和急性肾衰竭等。

6．其他　偶见皮肤干燥、毛发枯干、眼底苍白及视网膜出血等。

第二节　贫血的诊断

贫血并非一种疾病，而是临床常见的症状，其正确诊断需要综合分析临床症状、体征和各种实验室检查结果。诊断贫血常用的实验室检查有血液一般检查、网织红细胞计数、红细胞形态观察、骨髓细胞形态学及病理组织学检查、病因检查等。贫血诊断应包括 3 个重要步骤：①确定有无贫血，②贫血的程度及类型，③查明贫血的原因或原发病。

一、确定有无贫血

国内多按单位容积血液内血红蛋白（Hb）量低于正常参考范围下限作为贫血的诊断依据。目前我国的贫血诊断标准表 3-5。

表3-5　贫血的诊断标准（海平面条件下）

	Hb（g/L）	RBC（$\times 10^{12}$/L）	Hct
成年男性	＜ 120	＜ 4.0	＜ 0.40
成年女性	＜ 110（孕妇＜ 100）	＜ 3.5	＜ 0.35
6 个月～ 6 岁儿童	＜ 110	/	/
6 岁～ 14 岁儿童	＜ 120	/	/

二、划分贫血程度

根据Hb量，成人贫血程度划为4级。轻度：Hb > 90 g/L至相应组别参考范围下限，症状轻微；中度：Hb 60 ~ 90 g/L，体力劳动后心慌气短；重度：Hb 30 ~ 60 g/L，休息时感心慌气短；极重度：Hb < 30 g/L，常合并贫血性心脏病。

三、查明贫血原因

贫血的诊断以查明贫血的性质和病因最为重要，在确定贫血存在及其程度之后，应分析各项实验室检查结果，确定贫血的类型，同时紧密结合临床资料，综合分析，确定进一步的检查项目，寻找贫血病因。

（一）临床资料的收集与分析

1．详细询问病史 包括饮食习惯、药物史及有无接触有毒有害物质、有无出血史，有无其他慢性病、家庭成员贫血史、输血史，区域流行性疾病等。

2．仔细进行体格检查 皮肤、黏膜是否苍白，有无紫癜、黄疸，有无肝、脾、淋巴结肿大等。

（二）实验室检查

贫血的诊断思路应在详细了解病史和仔细完成体格检查的基础上，先进行血液学的一般检查，根据检查结果，分析确定贫血的类型，结合临床资料，得出初步诊断意见，明确进一步的检查方向。

【课程思政】

医学检验在临床上的地位日益提升，对检验人才的要求也相应提高，没有扎实的理论基础，前行空间有限，缺乏良好的职业道德，医学道路寸步难行。促进学生知识与价值的统一，在社会中体现自己的人生价值，发扬救死扶伤、以人为本的医学精神。

知识拓展

裂片细胞：为红细胞碎片或不完整的红细胞。大小不一，外形不规则，有各种形态如棘形、盔形、三角形。正常人血涂片中裂片细胞少于2%，但是国外一些文献也提出了1%的界定线，引起这种区别的主要原因是，破碎红细胞形态学诊断标准及破碎红细胞诊断TMA（血栓性微血管病性贫血）阈值等问题，由于工作人员个人经验、检测方法及疾病种类等差异，目前各实验室还没有一个完全统一的标准。弥散性血管内凝血、微血管病性溶血性贫血、重型珠蛋白生成障碍性贫血时出现较多。

【思维导图】

- 贫血概述
  - 概念
  - 分类
    - 贫血的形态学分类
    - 根据贫血病因和发病机制分类
    - 根据骨髓有核细胞增生情况分类
  - 临床表现
  - 贫血的诊断
    - 确定有无贫血
    - 划分贫血程度
    - 查明贫血病因

案例 3-2

患者，女，17岁，头晕，乏力半年，平素月经多，偏食。查体：贫血貌，心尖部可闻及Ⅱ级收缩期杂音，肝、脾未触及，血常规：Hb 75 g/L，MCV 64 fl，MCH 21 pg，WBC 3.5×10^9/L，PLT 120×10^9/L。

思考题：

按贫血形态学分类，该患者的贫血属于什么类型的贫血。

自测题

一、选择题

1．MCV 110 fl，MCH 36 pg，MCHC 0.34 g/L，其贫血属于

A．大细胞性贫血　B．小细胞低色素性贫血　C．正常细胞性贫血
D．单纯小细胞性贫血　E．巨幼细胞性贫血

2．下列哪项不属于贫血的形态学分类

A．正常细胞性贫血　B．小细胞低色素性贫血　C．大细胞性贫血
D．珠蛋白生成障碍性贫血　E．单纯小细胞性贫血

3．珠蛋白生成障碍性贫血最常见于下列哪种异常形态红细胞增多

A．球形红细胞　B．破碎红细胞　C．靶形红细胞
D．泪滴形红细胞　E．镰形红细胞

4．营养性巨幼细胞性贫血主要是由于缺乏

A．叶酸，维生素 B_{12}　B．叶酸，铁蛋白
C．铁蛋白，转铁蛋白　D．维生素 B_{12}，转铁蛋白
E．维生素 B_{12}，铁蛋白

5．红细胞形态不完整最常见于

A．淋巴瘤　B．HbS 病
C．珠蛋白生成障碍性贫血　D．弥散性血管内凝血
E．巨幼细胞性贫血

二、简答题

1. 根据 MCV、MCH、MCHC 可将贫血分为哪几类？各类划分标准如何？举例说明。
2. 何谓贫血？贫血的诊断标准是什么？临床常见贫血的原因是什么？

（冯莹莹）

第四章

缺铁性贫血检验

第四章数字资源

学习目标

通过本章内容的学习，学生应能够：

识记：

1．说出缺铁性贫血的概念及临床表现。

2．说出缺铁性贫血的血象、骨髓象、铁代谢检查的特点。

理解：

1．解释铁代谢检验的项目及临床意义。

2．分析缺铁性贫血的原因。

3．归纳缺铁性贫血的诊断标准和鉴别诊断。

运用：

分析缺铁性贫血患者的血象、骨髓象、实验室检查结果。

案例 4-1

患儿，男，10 月。脸色渐苍白 4 月，患儿 4 月前开始脸色渐苍白，无发热及出血表现。35 周早产，单纯母乳喂养至今。

体查：脸色苍白，皮肤巩膜无黄染及出血点，扪及双颌下淋巴结 2 个，大小为 0.8 cm × 0.8 cm，双肺呼吸音清，心率 100 次 / 分，肝右肋下 4 cm，脾左肋下 3 cm。血常规：WBC 4.0×10^9/L，LYM 39.5%，NEU% 56.8%，RBC 2.18×10^{12}/L，Hb 47 g/L，HCT 15.3%，MCV 70.4 fl，MCH 12.4 pg，MCHC 176 g/L，RDW 23.7%，PLT 194×10^9/L，RC 0.046。

思考题：

1．根据以上资料，该患者的初步诊断是什么？

2．如需确诊，还需要做哪些实验室检查？

第一节　概　述

缺铁性贫血（iron deficiency anemia，IDA）是临床上最常见的一种贫血，是机体对铁的需求和供给失衡，使体内储存铁耗尽而缺乏，又不能得到足够的补充，导致体内用于合成血红蛋白的铁不足而发生的贫血。缺铁性贫血临床以小细胞低色素性贫血、血清铁蛋白减少和铁剂治疗有效为特点的贫血，任何年龄均可发病，以婴幼儿和育龄期妇女多见。

根据病情的发展，缺铁可分为 3 个阶段——储存铁缺乏（iron depletion，ID）阶段、缺铁性红细胞生成（iron depletion erythropoiesis，IDE）阶段、缺铁性贫血（iron deficiency anemia，IDA）阶段。血红蛋白减少常出现小细胞低色素贫血。

铁是人体必需的微量元素，正常情况下，机体内铁的吸收和排泄维持动态平衡。造成缺铁的常见原因包括：①铁摄入不足或需求量增加，常见于营养不良、偏食，以及需求量增加人群，如婴幼儿、青少年、妊娠期和哺乳期妇女，若不补充高铁食物，易造成缺铁性贫血；②铁吸收减少或利用障碍，常见于胃大部切除、胃酸缺乏、萎缩性胃炎及胃肠道功能紊乱患者，如长期不明原因腹泻、慢性肠炎、Crohn 病等均可因铁吸收障碍而发生缺铁性贫血。③铁丢失过多，长期慢性铁丢失而得不到纠正会造成缺铁性贫血，如消化道出血、月经过多和慢性血管内溶血。慢性失血是成人缺铁最常见的原因，铁摄入不足是婴幼儿和妊娠期妇女缺铁最常见的原因。

缺铁性贫血的主要症状表现为，①由于供氧不足，体内的血液更多地流向重要脏器，而那些暂时影响不大的脏器，例如皮肤、黏膜等的血管则开始收缩。于是常会出现皮肤、眼睑内黏膜等变白。这种现象在口唇、指甲和耳垂等部分尤为明显。②由于无法供给细胞足够的氧，从而导致身体出现各种不适，如呼吸急促、心跳加速、乏力、易疲劳、食欲减退及嗜睡。③缺铁性贫血还容易造成脑内缺氧，影响正常思维，使思考能力变差、健忘，以及经常出现头晕、眼花、耳鸣等。对于 2 岁以内的婴幼儿，还会直接影响脑和身体的正常发育，如异食癖、易激动、注意力不集中。此外，缺铁还会影响到蛋白质的合成和能量的利用，损害人体的免疫机制，导致无机盐和维生素代谢的紊乱，使铅滞留，镁、钴、锌的吸收量增加，血液内维生素 C 的含量减少，血小板的数目增多。同时还会引起体内药物作用和代谢的变比，使尿中的琥珀酸和酮体的排泄量增加。

一、铁代谢

1. 铁的分布 正常人体内铁的总量为 3 ～ 5 g，铁在人体内的分布很广，几乎所有组织都含有铁，以肝、脾含量最丰富。人体大部分铁分布于血红蛋白，少量存在于肌红蛋白、各种酶和血浆中，呈运输状态的铁仅占全身铁的极小部分。多余的铁以铁蛋白和含铁血黄素的形式贮存于肝、脾、骨髓和肠黏膜等处（图 4-1）。人体内铁的分布及各占比例见表 4-1。

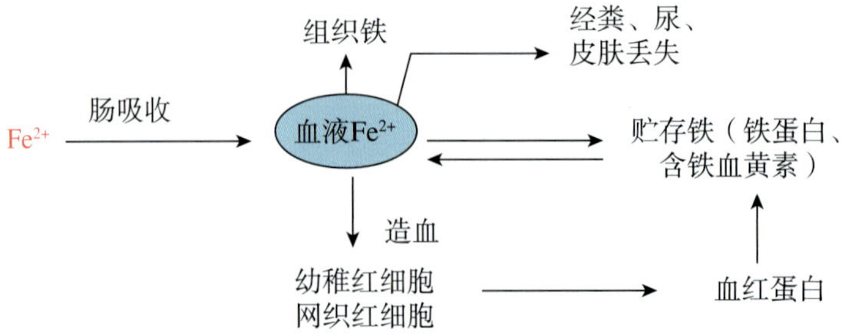

图 4-1 铁代谢过程

表4-1　正常人体内铁的分布

存在部位	血红蛋白	储存铁	肌红蛋白	易变池铁	组织铁	转运铁
铁含量（mg）	2000	1000	130	80	8	4
约占全身铁的比率（%）	62.1	31.0	4.0	2.5	0.3	0.1

2．铁的来源　人体内铁的来源有两方面，一是来源于体内红细胞衰老破坏时释放出的铁。经处理后作为铁的来源被再利用，每天约有 6.3g 血红蛋白（含铁 21mg）被处理，是吸收外源性铁的 15 ～ 20 倍。二是外源性铁，主要来自食物，含铁较高的食物有海带、木耳、紫菜、香菇、动物血、动物肝等，而乳类、瓜果含铁量较低，用铁的炊具烹调可使食物中铁的含量明显增加。食物中铁的吸收量因人体对铁的需求而异。

3．铁的吸收　铁主要在十二指肠及小肠上段 1/4 处被吸收，Fe^{2+} 比 Fe^{3+} 更易于吸收。健康成年男性每天需吸收铁 0.5 ～ 1 mg，月经期的妇女为 1 ～ 2 mg，婴儿为 0.5 ～ 1.5 mg，孕妇为 2 ～ 5 mg。铁的吸收量主要取决于体内铁的贮存量及红细胞的生成速度。健康人从一般膳食中能吸收所有铁的 5% ～ 10%，缺铁者吸收量约占 20%。

铁的吸收主要受以下因素影响，①体内铁储存量：铁储存量增加，吸收量减少；反之，则吸收量增加，红细胞生成量增加；②存在形式：Fe^{2+} 比 Fe^{3+} 易吸收，无机铁比有机铁易吸收，动物性食物铁比植物性食物铁更易吸收；③胃肠道的分泌：胃酸有利于食物中铁的游离，且在酸性环境中易与某些食物形成铁的螯合物呈游离状态，利于吸收。胃肠道分泌的黏蛋白及胆汁对铁有稳定和促进吸收的作用。④药物：还原剂如维生素 C、枸橼酸、乳酸、丙酮酸及琥珀酸可使 Fe^{3+} 还原为 Fe^{2+}，利于吸收。氧化剂、磷酸盐、碳酸盐及某些金属制剂可延缓铁的吸收。

4．铁的转运　进入血浆的 Fe^{2+} 被氧化成 Fe^{3+} 后，与血浆中转铁蛋白结合，1 分子转铁蛋白能结合 1 ～ 2 个 Fe^{3+}，将铁运送至利用和贮存场所。在幼红细胞和网织红细胞膜上有丰富的转铁蛋白受体，可与转铁蛋白结合形成受体 - 转铁蛋白复合物，通过胞饮作用进入胞质，复合物在胞质中释放铁，转铁蛋白则返回细胞表面，再回到血浆中重新利用。

5．铁的利用　进入胞质的铁被转移至线粒体内，在粗面内质网血红素合成酶的催化下，与原卟啉结合形成血红素，再与珠蛋白结合成 Hb。Hb 的合成主要发生在中、晚幼红细胞内，网织红细胞也能合成少量 Hb，而成熟红细胞失去合成 Hb 的能力。当红细胞衰老死亡时，即被肝、脾和骨髓内的巨噬细胞吞噬并破坏，Hb 首先被氧化成高铁血红蛋白，然后血红素与珠蛋白分解，释放出的铁几乎全部在巨噬细胞内。

6．铁的贮存　铁主要以铁蛋白和含铁血黄素形式贮存于单核 - 吞噬系统，主要在肝、脾和骨髓中。

（1）铁蛋白：为机体内一种贮存铁的可溶组织蛋白，正常人血清中含有少量铁蛋白。它是动植物体内广泛存在的一类贮存铁的蛋白质。在哺乳类动物的肝和脾中含量最多。其外径为 12 ～ 14 nm，空囊腔径长约 6 nm，外壳（即脱铁铁蛋白）由 24 个亚基组成，每个亚基约含 163 个氨基酸残基，每个分子最多可结合 4500 个铁原子。分子量约为 450 kd。结合铁的铁蛋白是溶于水的，血浆铁蛋白的浓度与体内储存的铁成正比。

（2）含铁血黄素：血管中逸出的红细胞被巨噬细胞摄入并由其溶酶体降解，使来自红细胞血红蛋白的 Fe^{3+} 与蛋白质结合成电镜下可见的铁蛋白微粒，若干铁蛋白微粒聚集成光镜下可见的棕黄色较粗大的折光颗粒，称为含铁血黄素。含铁血黄素是一种不稳定的铁蛋白聚合体，是含铁质的棕色色素。它的特点包括　①局部沉着过多，提示陈旧性出血，可继发纤维化；②全身性沉着，多系溶血性贫血、多次输血、肠内铁吸收过多。

7．铁的排泄　健康人铁的排泄量很少，由体表或消化道细胞脱落排出。排泄途径主要包括，一是由胆汁、脱落的黏膜细胞和少量的血液通过粪便排出；二是由汗液和皮肤脱落细胞排泄少量的铁；三是由尿液排泄，这种方式丢失的铁最少。成年男性平均每天排泄约 1mg，成年女性由于月经、妊娠、哺乳等原因，平均每天排泄约 2mg。

知识链接

缺铁性贫血的药物治疗

缺铁性贫血主要是补铁治疗，治疗药物包括无机铁和有机铁两类。无机铁以硫酸亚铁为代表，有机铁则包括右旋糖酐铁、葡萄糖酸亚铁、山梨醇铁等，无机铁剂的不良反应较有机铁剂明显。首选口服铁剂或右旋糖酐铁，餐后服用可减小肠道反应，且易耐受。进食谷类、乳类和茶等会抑制铁剂的吸收，维生素 C 可促进铁剂的吸收。口服铁剂有效的表现先是外周血网织红细胞增多，高峰在开始服药后 5 ～ 10 天，两周后血红蛋白浓度上升，一般两个月左右恢复正常。若口服铁剂不能耐受或胃肠道正常解剖部位发生改变而影响铁的吸收，则可用铁剂静脉注射或肌内注射。蔗糖铁、右旋糖酐铁是常用注射铁剂。

二、铁代谢检验

1．血清铁测定

【实验原理】 血清铁（serum iron，SI）以 Fe^{3+} 的形式与转铁蛋白（transferrin，Tf）结合成复合物，降低介质 pH 值及加入还原剂（如抗坏血酸、羟胺盐酸盐）能将 Fe^{3+} 还原为 Fe^{2+}，则转铁蛋白对铁离子的亲和力下降而解离，解离出的 Fe^{2+} 与显色剂（如菲咯嗪和 2, 2′- 联吡啶）反应，生成有色络合物，同时作为标准对照，计算血清铁的含量。

【参考区间】 成年男性为 11.6 ～ 31.3 μmol/L；成年女性为 9.0 ～ 30.4 μmol/L。

【临床意义】

（1）血清铁降低：常见于生理性铁需要量增加（如婴幼儿和妊娠妇女）、营养缺乏、缺铁性贫血、慢性失血、肾病综合征、恶性肿瘤、感染等情况，其中慢性失血占成人缺铁原因的首位。

（2）血清铁增高：见于肝病、溶血性贫血、再生障碍性贫血、巨幼细胞贫血、铁粒幼细胞性贫血、反复输血和铁负荷过重等。

2．血清铁蛋白测定

【实验原理】 血清铁蛋白（serum ferritin，SF）是体内贮存铁的主要形式，分子呈球形。常采用固相放射免疫法，将血清铁蛋白（待测抗原）和 ^{125}I 标记的铁蛋白（标记抗原）与一定量的铁蛋白抗体（兔抗人铁蛋白）混合温育，使待测抗原与标记抗原共同竞争结合抗体，为了除去过量未结合的同位素标记抗原，采用第二抗体（羊抗兔 IgG 抗体）和聚乙二醇（PEG）分离沉淀抗原抗体复合物，并测定其放射性，对照所得竞争抑制曲线，即可查出待检血清铁蛋白的含量。

【参考区间】 男性：15 ～ 200 μg/L，女性：12 ～ 150 μg/L，小儿低于成人；青春期至中年，男性高于女性。

【临床意义】 血清铁蛋白含量能准确反映体内贮铁情况，与骨髓铁染色结果有良好的相关性。

（1）SF 降低：见于缺铁性贫血早期、失血、营养缺乏和慢性贫血等。

（2）SF 增高：见于铁粒幼细胞性贫血、肝病、血色病、急性感染，部分恶性肿瘤（如肝癌、乳腺癌、肺癌、白血病及淋巴瘤）明显增高。

3．血清总铁结合力及转铁蛋白饱和度测定

【实验原理】 血清总铁结合力（total iron binding capacity，TIBC）指血清中的转铁蛋白所能结合铁的总量，为转铁蛋白结合铁的最大能力，正常人血液循环中的转铁蛋白约30%被饱和。通常用测定总铁结合力的方法来间接测定转铁蛋白的水平。血清铁与转铁蛋白（Tf）结合进行转运，一般情况下，血浆中的转铁蛋白仅约1/3与铁结合。在血清标本中加入已知过量的铁，使血清（浆）中Tf完全被铁饱和，再加入吸附剂去除未结合的铁，按照测定血清铁的方法测定结合铁的含量，即总铁结合力（TIBC）。血清铁占总铁结合力的百分比为转铁蛋白饱和度（transferrin saturation，TS）。

【参考区间】 TIBC：男性50 ~ 77 μmol/L；女性54 ~ 77 μmol/L。TS：20% ~ 50%。

【临床意义】

（1）总铁结合力增高：见于缺铁性贫血、红细胞增多症、单核巨噬细胞系统急性损害，如肝细胞的坏死使得铁蛋白释出增加。

（2）总铁结合力降低：见于溶血性贫血、肝硬化、恶性肿瘤、血色素沉着症、慢性感染、肾病综合征、尿毒症等疾病。

（3）转铁饱和度增高：见于铁粒幼细胞贫血、再生障碍性贫血、血色病等疾病。

（4）转铁饱和度降低：见于慢性感染性贫血、缺铁性贫血等疾病。

4．血清转铁蛋白测定

【实验原理】 血清转铁蛋白（serum transferrin，Tf）测定可用免疫散射比浊法、免疫扩散法、酶免疫法和放射免疫法测定。免疫散射比浊法，抗人转铁蛋白血清与待检测的血清转铁蛋白结合形成复合物，其光吸收和散射浊度增加，再与标准曲线比较，可计算出血清转铁蛋白含量。

【参考区间】 免疫散射比浊法：28.6 ~ 51.9 μmol/L。

【临床意义】

（1）血清转铁蛋白增高：见于缺铁性贫血、急性肝炎、急性炎症、口服避孕药、妊娠后期等。

（2）血清转铁蛋白降低：常见于肾病综合征、恶性肿瘤、炎症、肝硬化、溶血性贫血、营养不良等。

5．血清可溶性转铁蛋白受体测定

【实验原理】 血清可溶性转铁蛋白受体（soluble transferrin receptor，sTfR）测定一般采用酶联免疫双抗体夹心法。包被血清可溶性转铁蛋白受体的特异性多克隆抗体，与血清可溶性转铁蛋白受体反应形成抗原抗体复合物，再加入酶标记的血清可溶性转铁蛋白受体的特异性多克隆抗体，使之与抗原抗体复合物特异性结合，洗去未与酶标记的多克隆抗体，加入底物和显色剂，其颜色深浅与血清可溶性转铁蛋白受体的量成正比。以不同浓度标准品的吸光度绘制标准曲线，通过标准曲线查出待测标本的血清可溶性转铁蛋白受体水平。

【参考区间】 各实验室应根据试剂说明书上的参考值进行判断。

【临床意义】

（1）血清可溶性转铁蛋白受体升高：见于缺铁性贫血和溶血性贫血。血清可溶性转铁蛋sTfR > 8 mg/L作为缺铁性红细胞生成的指标，对缺铁性贫血和慢性炎症的小细胞性贫血有鉴别价值。

（2）血清可溶性转铁蛋白受体降低：见于慢性病贫血、再生障碍性贫血、肾衰竭等。

（3）观察临床观察骨髓增生状况和治疗反应：如骨髓移植后的骨髓重建情况，肿瘤化疗后骨髓受抑制和恢复情况，用促红细胞生成素治疗各类贫血过程中的疗效观察和剂量调整等。

【课程思政】

中国贫血日——关注缺铁性贫血，须立即行动!

为了改善中国贫血管理现状，提升全社会对于贫血疾病的重视，提高贫血相关疾病的规范诊疗意识，重视贫血疾病的防治筛查，规范临床合理用血，缓解医疗资源紧张的状况，国家卫健委医药卫生科技发展研究中心联合白求恩公益基金会、中华医学会中华医学杂志及中华医学会各学科分会权威专家，倡导将每年的8月18日设立为“中国贫血日”。铁缺乏症和缺铁性贫血是广泛影响世界各国的重要健康问题，累及约20亿人。

2022年8月18日是第5个中国贫血日，中国民族卫生协会联合国内数十家医院开展了“关爱贫血患者，遭遇贫血我该怎么办？”大型公益活动。

通过公益活动增加对特殊群体的认识和关注，体现了医疗卫生工作者的大爱无疆，及对公益事业的热情和公益事业责任心。

第二节　实验室检查

一、血象检验

血象缺铁性贫血患者为小细胞低色素性贫血。轻度贫血时，红细胞数量在参考区间，血红蛋白可降低，红细胞大小不均，红细胞体积分布宽度（RDW）增加。典型缺铁性贫血呈明显的小细胞低色素性贫血，MCV < 80 fl，MCH < 27 pg，MCHC < 0.32，血涂片（图4-2）中红细胞大小不等，以小细胞为主，其中心淡染区扩大，甚至呈狭窄环形。异形红细胞增加，可出现少量椭圆形、靶形和不规则红细胞。网织红细胞正常或轻度增加，白细胞和血小板一般正常，慢性失血者血小板可增加，钩虫感染引起的缺铁性贫血可有嗜酸性粒细胞增加。

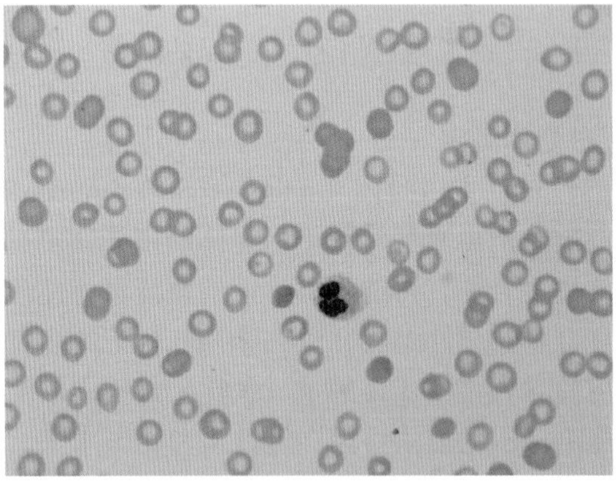

图4-2　IDA外周血红细胞图片

二、骨髓象检验

骨髓有核细胞增生活跃或明显活跃，主要以红系增生为主，粒/红比值下降，红系增生为主，以中、晚幼红居多。各阶段幼红细胞体积偏小，胞质较少，着色偏蓝，边缘不规则，呈锯齿状或如破布，胞质发育落后；细胞核小而致密、深染，出现核质发育不平衡，表现为“老核幼浆”。粒细胞系相对减少，各阶段比例形态大致正常，巨核细胞系、淋巴细胞和单核细胞系正常（图 4-3）。

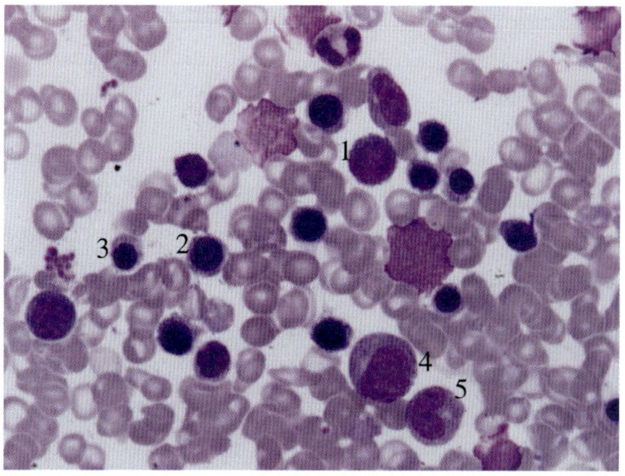

1．早幼红细胞；2．中幼红细胞；3．晚幼红细胞；4．中性中幼粒细胞；5．中性晚幼粒细胞。

图 4-3　IDA 骨髓形态学图片

三、其他检查

1．骨髓铁染色　缺铁性贫血患者骨髓单核 - 吞噬细胞系统的储存铁缺乏，常表现为细胞外铁消失，细胞内铁明显减低或者缺如，铁颗粒数量减少且体积小，染色变浅。铁染色是诊断缺铁性贫血的一种直接而可靠的方法。

2．铁代谢检查　在缺铁性贫血的诊断和鉴别诊断中有重要作用，主要表现为血清铁、血清铁蛋白、转铁蛋白饱和度均明显降低，血清总铁结合力、可溶性转铁蛋白受体和红细胞游离原卟啉均升高。以小细胞低色素性贫血为例，完整的实验室检查路径如图 4-4 所示。

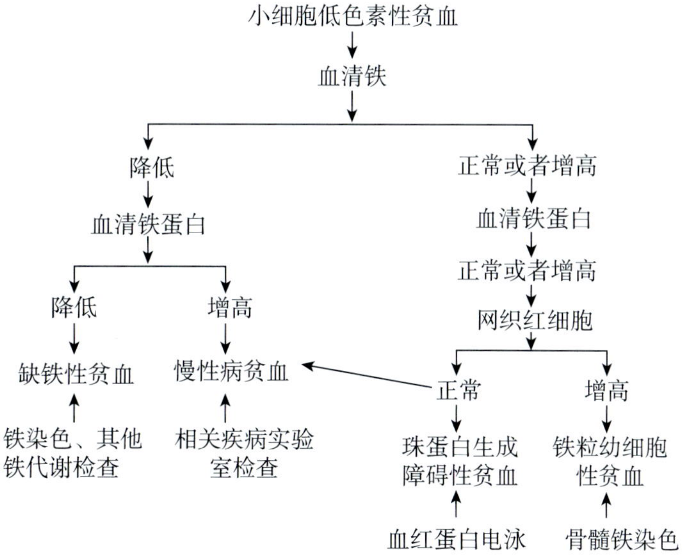

图 4-4　小细胞低色素性贫血实验室检查路径

第三节　诊断与鉴别诊断

一、诊断

1．储存铁缺乏的诊断　①血清铁蛋白＜ 12 μg/L；②骨髓铁染色显示骨髓小粒可染铁消失。符合以上任何一条即可诊断。

2．缺铁性红细胞生成的诊断　①转铁蛋白饱和度＜ 0.15；② FEP ＞ 0.9 μmol/L（全血），或 ZPP ＞ 0 .96 μmo1/L（全血），或 FEP/Hb ＞ 4.5 μg/gHb；③骨髓铁染色显示骨髓小粒可染铁消失，铁粒幼红细胞＜ 15%；④血清可溶性转铁蛋白受体浓度＞ 26.5 nmo1/L。符合储存铁缺乏诊断标准，同时有以上任何一条者即可诊断。

3．缺铁性贫血的诊断　①小细胞低色素性贫血：男性 Hb ＜ 120/L，女性＜ 110 g/L，孕妇＜ 100 g/L；MCV ＜ 80 fl，MCH ＜ 27 pg，MCHC ＜ 320 g/L；红细胞形态可有明显低色素表现；②有明确的缺铁病因和临床表现；③血清（血浆）铁＜ 8.95 μmol/L，总铁结合力＞ 64.44 μmol/L；④转铁蛋白饱和度＜ 0.15；⑤骨髓铁染色显示骨髓小粒可染铁消失，铁粒幼红细胞＜ 15%；⑥红细胞游离原卟啉（FEP）＞ 0.9 μmol/L（全血），或血液锌原卟啉（ZPP）＞ 0.96 μmo1/L（全血），或 FEP/Hb ＞ 4.5 μg/gHb；⑦血清铁蛋白＜ 12 μg/L，有的采用血清铁蛋白＜ 14 μg/L；⑧血清可溶性转铁蛋白受体（sTfR）浓度＞ 26.5 nmo1/L；⑨铁剂治疗有效。符合第①条和②～⑨条中任何两条以上者即可诊断。

4．非单纯性缺铁性的贫血　缺铁性贫血合并感染、炎症、肿瘤等，符合贫血的诊断标准，同时有以下任何一条者即可诊断。①细胞内碱性铁蛋白＜ 6.5 μg/ 细胞；②血清可溶性转铁蛋白受体浓度＞ 26.5 nmo1/L；③骨髓铁染色显示骨髓小粒可染铁消失；④铁剂治疗有效。

WHO 制定的缺铁诊断标准：①血清铁＜ 8.95 μmol/L；②转铁蛋白饱和度＜ 0.15；③血清铁蛋白＜ 12 μg/L；④红细胞游离原卟啉＞ 1.26 μmol/L。

知识链接

缺铁性贫血的饮食调理

缺铁性贫血是最常见的一种贫血，多发于育龄期妇女及青少年儿童。在饮食上应该多摄入富含血红蛋白和铁的食物，包括禽、鱼、肉，以及动物血、动物肝等。要多摄入维生素 C 含量高的食物，维生素 C 是一种很好的还原物质，可以使肠道中的 Fe^{3+} 转变为 Fe^{2+}，更利于铁的吸收。当把维生素 C 含量高的水果汁，如橘子汁、橙子汁、柠檬汁，跟含铁高的蔬菜放在一起食用，会明显增加蔬菜中铁的吸收。维生素 C 含量高的食物非常容易被氧化，所以一定要保证食物的新鲜度。

要摄入充足的优质蛋白质，因为蛋白质是合成血红蛋白的重要原料，而且蛋白质分解成氨基酸及肌原纤维蛋白以后，可以更好地促进铁的吸收。对于缺铁性贫血患者，一定要少食用含鞣质高的食物，以及含咖啡因高的食物，如咖啡、浓茶。

二、鉴别诊断

缺铁性贫血需与珠蛋白生成障碍性贫血、慢性疾病贫血、铁粒幼细胞贫血等其他小细胞性贫血相鉴别，实验室鉴别见表 4-2。

表4-2　小细胞性贫血的实验室鉴别

项目	缺铁性贫血	珠蛋白生成障碍性贫血	慢性疾病性贫血	铁粒幼细胞性贫血
血液学	Ret N/t，MCV I，MCH I，	Ret N/t，MCV I，MCH I，靶形红细胞	Ret N，MCV N/I，MCH N/ I，	Ret N/t，MCV I，MCH I，环形铁粒幼细胞＞15%
SF	I	t	N/t	t
SI	I	t	I	t
TIBC	t	N	I	I
TS	I	N/t	N/I	t
骨髓铁	I	t	N/t	t

注　I：减低，t：增高，N：正常，SF：血清铁蛋白，SI：血清铁，TIBC：总铁结合力，TS：转铁蛋白饱和度，MCV：平均红细胞体积，MCH：平均红细胞血红蛋白含量，Ret：网织红细胞。

知识拓展

铁粒幼细胞性贫血

铁粒幼细胞性贫血是一组铁利用障碍性疾病。特征为骨髓中出现大量环状铁粒幼红细胞和外周血呈小细胞低色素性贫血。

铁利用不良，血红素合成障碍和红细胞无效生成是本病发病的主要环节。与血红素合成有关的各种酶和辅酶的缺乏、活性减低和活性受阻是本病的发病机制。任何原因影响这些酶的活性均可导致铁利用不良和血红素合成障碍，结果形成低色素性贫血，铁在红细胞及各组织内大量堆积，使红细胞形态及功能受损，致红细胞过早破坏即无效生成。铁大量沉积于各组织内，形成血色病，影响各组织器官功能。

发病缓慢，贫血为本病主要症状。常有皮肤苍白，部分患者皮肤呈暗黑色。软弱，动则心悸、气促。肝脾轻度肿大，后期发生血色病时肝脾肿大显著。发生血色病时可出现心、肾、肝、肺功能不全，少数可发生糖尿病。

血象：一般为中度贫血，红细胞大小不等，可见幼稚红细胞。网织红细胞正常或轻度升高。白细胞及血小板多数正常。骨髓：红系增生明显活跃，病态造血现象，胞质内可见空泡、量少，缺乏血红蛋白形成，铁染色可见铁粒幼红细胞增多，出现环状铁粒幼红细胞＞15%，是本病特征，具有诊断意义。粒系及巨核系正常。血清铁和铁蛋白饱和度、血浆铁转换率、红细胞游离原卟啉增高。血清铁结合力、铁利用率降低。中性粒细胞碱性磷酸酶积分减低。

【思维导图】

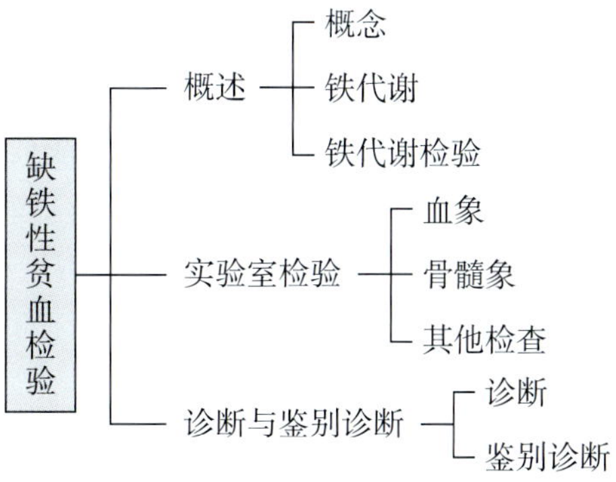

案例 4-2

患者，女，25 岁，因面色苍白、头晕、乏力 1 年余，加重伴心慌 1 个月来诊。1 年前无明显诱因头晕、乏力，家人发现面色不如从前红润，但能照常上班，近 1 个月来加重伴活动后心慌，曾到医院检查，诊断为血红蛋白低，给予硫酸亚铁口服，因胃难受仅服用 1 天，病后进食正常，不挑食，二便正常，无便血、黑便、尿色异常、鼻出血和齿龈出血。睡眠好，体重无明显变化。既往体健，无胃病史，无药物过敏史。结婚半年，月经初潮：14 岁，7 天 /27 天，末次月经：半月前，近 2 年月经量多，半年来更明显。查体：T 36 ℃，P 104 次 / 分，R 18 次 / 分，Bp 120/70mmHg，一般状态好，贫血貌，皮肤黏膜无出血点，浅表淋巴结不大，巩膜不黄，口唇苍白，舌乳头正常，心肺无异常，肝脾不大。化验：Hb 60 g/L，RBC 3.0×10^{12}/L，MCV 70 fl，MCH 25 pg，MCHC 30%，WBC 6.5×10^{9}/L，分类：中性分叶细胞 70%，淋巴细胞 27%，单核细胞 3%，plt 260×10^{9}/L，网织红细胞 1.5%，尿蛋白（−），镜检（−），大便潜血（−），血清铁 50 g/dl。

思考题：

1．根据以上资料，该患者的初步诊断及诊断依据是什么？

2．需要与哪些疾病鉴别诊断？

3．如需确诊，还需要做哪些实验室检查？

自测题

一、选择题

1．早期诊断缺铁性贫血的主要指标是

A．血清铁蛋白降低　B．血清铁降低　C．转铁蛋白饱和度降低　D．总铁结合力升高　E．铁粒幼细胞增多

2．女性，40 岁，确诊为缺铁性贫血，给予铁剂治疗，血红蛋白恢复正常，为补充体内应有的铁储存量，需继续给予小剂量铁剂，选择下列哪一项实验室检查最能反映体内储存铁

A．血清铁　B．血清铁蛋白　C．血清总铁结合力　D．骨髓内铁粒幼细胞计数　E．红细胞内游离原卟啉

3．骨髓细胞检查以晚幼红细胞增生为主，细胞内铁、外铁明显减少或消失，常出现于

A．缺铁性贫血　B．地中海贫血　C．铁粒细胞性贫血　D．溶血性贫血　E．慢性病性贫血

4．缺铁性贫血的细胞形态学表现为

A．小细胞正色素性贫血　B．小细胞低色素性贫血　C．正细胞正色素性贫血　D．大细胞低色素性贫血　E．大细胞性贫血

5．引起成人缺铁性贫血的最常见的原因是

A．摄入减少　B．胃酸缺乏　C．慢性失血　D．胃大部切除术　E．需要量增加

二、简答题

1. 简述缺铁性贫血的血象、骨髓象和骨髓铁染色的特点。
2. 简述诊断缺铁性贫血时的铁代谢检查项目及各自变化。

（黄玉淑）

第五章数字资源

第五章

巨幼细胞贫血检验

学习目标

通过本章内容的学习，学生应能够：

识记：

1. 说出巨幼细胞贫血的概念及临床表现。
2. 说出巨幼细胞贫血的血象、骨髓象、铁代谢检查的特点。

理解：

1. 解释巨幼细胞贫血检验的项目及临床意义。
2. 分析巨幼细胞贫血的原因。
3. 归纳巨幼细胞贫血的诊断标准和鉴别诊断。

运用：

分析巨幼细胞贫血患者的血象、骨髓象、实验室检查结果。

案例 5-1

患儿，男，7 个月，因面色苍白、智力发育倒退 1 个月，发热、咳嗽 3 天于 2020 年 3 月入院。患儿曾在当地医治（肌内注射维生素 B_{12}，1 支，2 次）。营养发育史：3 ~ 4 个月能抬头，现 7 个月不能独坐，不会爬。面部表情呆滞，对逗笑反应较前倒退。单纯母乳喂养，未添加辅食，患儿母喜素食。

入院查体：生长发育可，体重 8 kg，神志清，精神反应差，表情淡漠，眼神欠灵活，肢体活动少，呼吸粗重 44 次 / 分。全身皮肤蜡黄，皮肤略干燥、粗糙；面色苍白，咽充血，无明显舌震颤；心肺查体无明显异常，腹软，肝中度肿大，脾轻度大，质软。四肢肌张力略低，肌肉略松弛，跟、膝腱反射活跃。

实验室检查：血常规：WBC 2.7×10^9/L，RBC 1.72×10^{12}/L，Hb 75g/L，MCV 121.3 fk，PLT 85×10^9/L。外周血红细胞形态：红细胞大小不等，椭圆红细胞多见，易见变形红细胞及红细胞碎片，可见巨红细胞。

思考题：

1. 该患儿的初步诊断是什么疾病？有哪些诊断依据？
2. 下一步需要做哪些检查？

第一节　概　述

DNA 是细胞分裂增殖的物质基础，维生素 B_{12} 和叶酸是细胞核 DNA 合成的必需物质。四氢叶酸和维生素 B_{12} 均为 DNA 合成过程中的辅酶。叶酸（folic acid）和维生素 B_{12} 缺乏是影响 DNA 合成的常见因素，而 DNA 合成障碍、合成速度减慢，细胞增殖的 S 期延长可致细胞核发育障碍，出现核浆发育不平衡的细胞，造血组织受影响最大，表现为巨幼细胞贫血。

巨幼细胞贫血属于 DNA 合成障碍性贫血，在 DNA 合成障碍性贫血中，维生素 B_{12} 和叶酸缺乏是最常见的病因。其特点是外周血中红细胞平均体积、平均血红蛋白含量增高，骨髓中出现不同数量的巨幼细胞，且细胞核与细胞质发育不平衡，胞核的发育落后于与胞质。

一、维生素 B_{12} 和叶酸的代谢

（一）维生素 B_{12}

维生素 B_{12} 又称钴胺素或氰钴胺，为 B 族维生素之一，是唯一含金属元素的维生素，是一类含钴的复杂有机化合物。分子结构是以钴离子为中心的咕啉环和 5，6- 二甲基苯并咪唑为碱基组成的核苷酸。耐热但不耐酸碱。甲基钴胺是维生素 B_{12} 在人类血浆中的主要存在形式。

1. 来源　维生素 B_{12} 成人每天需要量为 2 ～ 5 μg，人体不能合成。人体的维生素 B_{12} 主要来源于动物性食品，如牛肉、猪肉、鸡肉、鱼类及动物肝肾等内脏、禽蛋、海洋生物和乳类等，蔬菜中含量极少，豆类发酵后也能产生一定的维生素 B_{12}。人体肝储存量为 4 ～ 5 mg，肠道细菌可以合成，故一般情况下维生素 B_{12} 不会缺乏。在青少年生长发育较快的阶段、妊娠及甲状腺功能亢进时，维生素 B_{12} 的需要量增加。

2. 吸收及代谢　食物中维生素 B_{12} 与胃内蛋白质结合，进入人体消化道内，在胃酸、胃蛋白酶及胰蛋白酶的作用下，维生素 B_{12} 被释放，与胃壁细胞分泌的一种糖蛋白内因子（intrinsic factor，IF）结合形成维生素 B_{12}-IF 复合体，维生素 B_{12}-IF 复合物在回肠被吸收。维生素 B_{12} 的贮存量很少，一部分储存于肝，一部分与转钴蛋白 Ⅱ（TCⅡ）结合转运到机体其他组织。

3. 排泄　维生素 B_{12} 主要从尿排出，每天从尿中排泄 0 ～ 0.25 μg，胆汁、肠道、泪液、唾液及乳汁中也排出少量维生素 B_{12}。

（二）叶酸

叶酸（folic acid，FA）又名喋酰谷氨酸（pteroylglutamic acid），是由喋啶、对氨基苯甲酸和谷氨酸组成。FA 属水溶性 B 族维生素，性质极不稳定，易被光和热分解破坏。FA 结合的谷氨酸越多，越不容易水解。叶酸在人体内以四氢叶酸的形式发挥作用。

1. 来源　人体不能合成叶酸，必须从食物中获得。广泛存在于植物及动物性食物中，尤其富含于绿叶蔬菜、新鲜水果、动物内脏中。因叶酸不耐热，过度烹煮易被破坏。

2. 需要量　据 WHO 的建议，每日叶酸的需要量：成人 200 μg，婴儿 60 μg，儿童 100 μg，哺乳期妇女及孕妇需要量更多，为正常时的 3 ～ 6 倍。体内 FA 的贮存量为 5 ～ 20 mg，仅供成人用 4 个月。

3. 吸收及代谢　吸收部位主要在十二指肠及近端空肠。食物中的叶酸聚合为多谷氨酸盐，其溶解度低，需先在小肠内被 γ- 谷氨酰胺羟基肽酶分解为单谷氨酸盐后才能被吸收。FA 在肠道吸收后甲基化为 N_5- 甲基四氢叶酸，在维生素 B_{12} 的作用下，去甲基转变为有活性的四氢叶

酸进入细胞内。单谷氨酸的四氢叶酸通过 ATP 合成酶的作用，再形成多谷氨酸，在肝内还原为甲基四氢叶酸等形式进行储存。

4．排泄 FA 及其代谢产物主要从尿中排泄，胆汁和粪便中也有少量的 FA 排泄。胆汁中的 FA 浓度为血液中的 2 ~ 10 倍，大部分被空肠重吸收。

（三）维生素 B_{12} 和 FA 在 DNA 合成中的作用

维生素 B_{12} 和四氢叶酸是细胞核 DNA 合成过程中重要的辅酶（图 5-1）。维生素 B_{12} 和（或）叶酸缺乏时，DNA 合成速度减慢，致细胞增殖的 S 期延长，影响细胞核的正常发育，造血组织受影响最大。同时，对于更新较快的细胞（如胃肠道上皮细胞）也会出现类似的异常改变，故临床常表现为巨幼细胞贫血，并伴胃肠道症状。

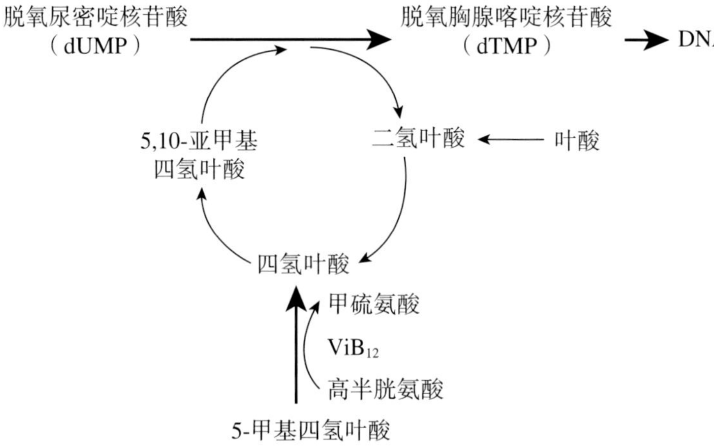

图 5-1 维生素 B_{12} 和叶酸在 DNA 合成中的作用

二、维生素 B_{12} 和叶酸代谢检验

（一）血清维生素 B_{12} 测定

1．血清维生素 B_{12} 测定 常用微生物法和放射免疫法，后者的敏感度和特异性均高于前者，且方便易行。血清维生素 B_{12} 正常值为 200 ~ 900 pg/ml，低于 100 pg/ml 诊断为维生素 B_{12} 缺乏。

2．血清甲基丙二酸及高半胱氨酸测定 其参考值分别为 70 ~ 270 nmol/L 及 5 ~ 16 μmol/L，是诊断维生素 B_{12} 缺乏的金标准，也是维生素 B_{12} 缺乏与叶酸缺乏的鉴别点。维生素 B_{12} 缺乏者，血清甲基丙二酸及高半胱氨酸均增加；叶酸缺乏者，血清甲基丙二酸正常，而高半胱氨酸增加。这两项指标较血清维生素 B_{12} 测定敏感性更高。

3．尿甲基丙二酸测定 正常情况下甲基丙二酰甲基钴胺辅酶 A 变位酶在维生素 B_{12} 的作用下转化生成琥珀酸，参与三羧酸循环。甲基丙二酰甲基钴胺辅酶 A 变位酶缺陷或维生素 B_{12} 代谢障碍导致甲基丙二酸、丙酸、甲基枸橼酸等代谢物异常蓄积，维生素 B_{12} 缺乏使甲基丙二酰辅酶 A（CoA）转变为琥珀酰 CoA 受阻，使体内甲基丙二酸量增多并从尿中大量排出。尿甲基丙二酸是维生素 B_{12} 缺乏的可靠指标，正常人尿中仅排出微量（0 ~ 3.5 mg/24 h）。

4．维生素 B_{12} 吸收试验 受检者口服 ^{57}Co 标记的维生素 B_{12} 0.5 mg，2 h 后肌内注射 1 mg 未标记的维生素 B_{12}，置换体内结合的维生素 B_{12}，使标记的维生素 B_{12} 随尿排出。收集 24 h 尿液，测定放射性核素 ^{57}Co 活性，正常排出量大于口服量的 7%（9% ~ 36%）/24 h，低于此值

提示维生素 B_{12} 吸收不良。巨幼细胞贫血＜ 7%，恶性贫血＜ 5%。

（二）血清和红细胞叶酸测定

1．血清和红细胞叶酸测定　采用微生物法和放射免疫法。正常血清叶酸浓度为 6 ～ 20 ng/ml，叶酸缺乏者常低于 4 ng/ml。正常红细胞叶酸浓度为 150 ～ 600 ng/ml，低于 100 ng/ml 表示缺乏。血清叶酸水平与其摄入量密切相关，提示检测前数天的摄入情况。红细胞内叶酸不受当时叶酸摄入情况的影响，可反映检测前 2 ～ 3 个月叶酸的代谢水平。

2．尿亚胺甲酰谷氨酸（FIGlu）测定　组氨酸在体内转化为 FIGlu，在四氢叶酸作用下转变为谷氨酸，叶酸缺乏时，FIGlu 的分解代谢受阻，在体内堆积，从尿中大量排出。给患者口服组氨酸 15 ～ 20 g，收集 24 h 尿测定排出量。正常成人尿 FIGlu 排泄量低于 9 mg/24 h。叶酸缺乏排泄量增加可达 1000 mg/24 h 以上。

【课程思政】

临床患儿，女，生后母乳喂养，现在 10 个月未添加任何辅食，近两月发现她面色渐渐发黄，食欲不佳，表情呆滞，眼神欠灵活，肢体活动少，嗜睡，少哭不笑，智力及动作发育倒退现象，手足不自主震。检查发现 Hb 70 g/L，RBC 3.0×10^{12}/L，红细胞大小不均，以大细胞为主，中央淡染区明显，血清维生素 B_{12}、叶酸均降低。临床诊断为巨幼细胞贫血。医护人员除对症及支持用药以外，耐心指导患儿家属改善母亲营养，按时添加含维生素 B_{12} 丰富的食物，如动物肝、肾、绿色蔬菜等。指导家属合理地搭配患儿食物，少食多餐，饮食多样化，耐心喂养，同时合理安排休息与活动，预防感染，加强教养和训练。充分体现医护人员的人文关怀及高尚的医德。

第二节　病因、发病机制和实验室检查

巨幼细胞贫血（megaloblastic anemia，MA）是由于维生素 B_{12} 和（或）叶酸缺乏，使细胞 DNA 合成障碍，导致细胞核发育障碍所致的骨髓三系细胞核浆发育不平衡及无效造血性贫血，也称脱氧核苷酸合成障碍性贫血。患者以骨髓中红系、粒系、巨核系三系细胞出现巨幼变为特征，外周血表现为大细胞性贫血并有中性粒细胞核右移。根据病因巨幼细胞贫血可分为营养性巨幼细胞贫血、恶性贫血和其他原因所致的巨幼细胞贫血。我国以缺乏叶酸所致的营养性巨幼细胞贫血多见。

巨幼细胞贫血一般起病隐伏，为慢性进行性贫血，最主要的症状为贫血。①贫血：起病隐匿，特别是维生素 B_{12} 缺乏者，常需数月。而叶酸由于体内储存量少，可较快出现缺乏。临床上一般表现为中度至重度贫血，除贫血的症状如乏力、头晕、活动后气短、心悸外，严重贫血者可有轻度黄疸；还可同时有白细胞和血小板减少，患者偶有感染及出血倾向。②胃肠道症状：表现为反复发作的舌炎，舌面光滑、乳突及味觉消失，食欲不佳。腹胀、腹泻及便秘偶见。③神经系统症状：维生素 B_{12} 缺乏特别是恶性贫血的患者常有神经系统症状，主要是由于脊髓后、侧索和周围神经受损所致。表现为乏力、手足对称性麻木、感觉障碍、下肢步态不稳、行走困难。小儿及老年人常表现为脑神经受损的精神异常、无欲、抑郁、嗜睡或精神错乱。部分巨幼细胞贫血患者的神经系统症状可发生于贫血之前。

一、病因

巨幼细胞性贫血发病原因主要是叶酸、维生素 B_{12} 缺乏，其缺乏的类型详见表 5-1。

表5-1 巨幼细胞贫血的主要病因

分类	常见原因或疾病
叶酸缺乏	
摄入不足	营养不良、酗酒、婴幼儿未加辅食
需要量增加	生长发育的婴幼儿及青少年、妊娠及哺乳、甲状腺功能亢进、慢性反复溶血、白血病、恶性肿瘤、脱落性皮肤病（皮肤癌、银屑病等）
吸收利用障碍	空肠手术、慢性肠炎、乳糜泻、药物干扰（叶酸拮抗剂、抗惊厥药物、抗结核药等）、先天性酶缺陷（缺乏 5,10- 甲酰基四氢叶酸还原酶等）
丢失过多	细菌、寄生虫夺取，血液透析等
维生素 B_{12} 缺乏	
摄入不足	营养不良（素食者）
吸收利用障碍	胃酸缺乏（萎缩性胃炎和胃切除后）、内因子缺乏（全胃切除、存在内因子抗体的恶性贫血、胃黏膜损伤和萎缩）、慢性胰腺疾病、寄生虫竞争（如绦虫病）、小肠细菌过度生长、回肠疾病等
药物抑制 DNA 合成	甲氨蝶呤、巯基嘌呤、硫代鸟蝶呤、6- 氮杂尿苷、氟尿嘧啶、羟基脲、阿糖胞苷等
其他原因	
先天性缺陷	遗传性乳清酸尿症、Lesch-Nyhan 综合征、甲基转移酶和亚氨甲基转移酶缺乏症
其他疾病	骨髓异常增生综合征、B 族维生素反应性巨幼细胞贫血

二、发病机制

巨幼细胞贫血的发病机制主要是细胞内 DNA 合成障碍。叶酸缺乏时，细胞内脱氧尿嘧啶核苷（dUMP）转为脱氧胸腺嘧啶核苷（dTMt）的生化反应受阻。参加正常 DNA 合成的 dTTP 被 dUTP 代替，合成异常 DNA，导致细胞核的发育停滞，而胞质仍继续发育成熟，细胞呈现核浆发育不平衡、细胞体积较正常为大的巨幼型改变，称为巨幼细胞。这些巨幼细胞均有成熟障碍，表现出无效生成。骨髓内粒系及巨核系细胞亦有类似的 DNA 合成障碍和成熟障碍。维生素 B_{12} 缺乏时，同型（高）半胱氨酸转变为蛋氨酸的过程受到阻碍，使甲基四氢叶酸不能形成四氢叶酸。亚甲基四氢叶酸的形成亦减少，间接地影响了 DNA 的合成，同样出现巨幼细胞贫血。大部分巨幼红细胞在骨髓内未发育成熟即破坏，造成红细胞的无效生成，外周血红细胞生存期缩短，这些因素的共同作用导致贫血（图 5-2）。

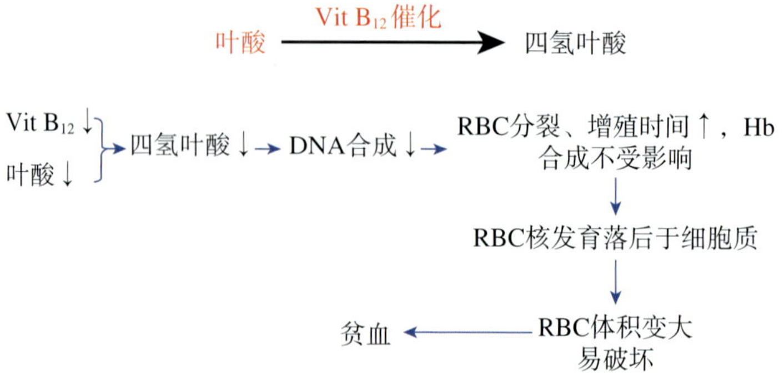

图 5-2 巨幼细胞性贫血发病机制

知识链接

巨幼细胞贫血特殊类型的临床表现

1．麦胶肠病及乳糜泻（非热带性口炎性腹泻或特发性脂肪下痢）常见于温带地区。发病与进食某些谷类物质中的麦胶有关。临床表现为乏力、间断腹泻、体重减轻、消化不良、腹胀、舌炎和贫血。大便呈水样或糊状，量多、泡沫多、很臭、有多量脂肪。血象及骨髓象为典型的巨幼细胞贫血。血清和红细胞叶酸水平降低。

2．热带口炎性腹泻（热带营养性巨幼细胞贫血）多见于印度、东南亚、中美洲及中东等热带地区的居民和旅游者。临床症状与麦胶肠病相似。

3．乳清酸尿症是一种遗传性嘧啶代谢异常的疾病。除有巨幼细胞贫血外，尚有智力低下及尿中出现乳清酸结晶。患者的血清叶酸或维生素 B_{12} 的浓度并不低。

4．恶性贫血是由于胃黏膜萎缩、胃液中缺乏内因子，因而不能吸收维生素 B_{12} 而发生的巨幼细胞贫血。多见于北欧斯堪的那维亚人、英格兰人和爱尔兰人，我国亦罕见。多数患者的血清、胃液和唾液中可检查出抗自身胃壁细胞的抗体，在血清中还可检查出两种内因子抗体，故有人认为恶性贫血是一种自身免疫病。

5．幼年恶性贫血是婴儿先天性缺少内因子的纯合子状态，不能吸收维生素 B_{12} 而发生的恶性贫血。患儿胃黏膜的组织学发现和胃酸的分泌均正常。血清中也不存在抗壁细胞和抗内因子的抗体。其父母和兄弟姊妹中可发现内因子分泌的缺陷。

三、实验室检查

（一）血象检验

巨幼细胞贫血为大细胞性贫血，RBC 减少比 Hb 更显著。红细胞大小不均（RDW 升高），形态不规则，以椭圆形大红细胞多见，中心淡染区不明显或完全消失，着色较深（图 5-3）。异形红细胞增多，可见巨幼红细胞、嗜多色性红细胞、点彩红细胞、HowellJolly 小体及有核红细胞。网织红细胞绝对值减少。白细胞正常或减低，中性粒细胞分叶过多为本病的早期表现，中性粒细胞胞体偏大，核右移，分叶多者可达 6 ~ 9 叶或以上，偶见巨晚幼和巨杆状核粒细胞。血小板正常或减低，可见巨大血小板。三系减少，红细胞减少更明显，红细胞巨幼变与中性粒细胞核右移为巨幼细胞贫血的重要诊断依据。

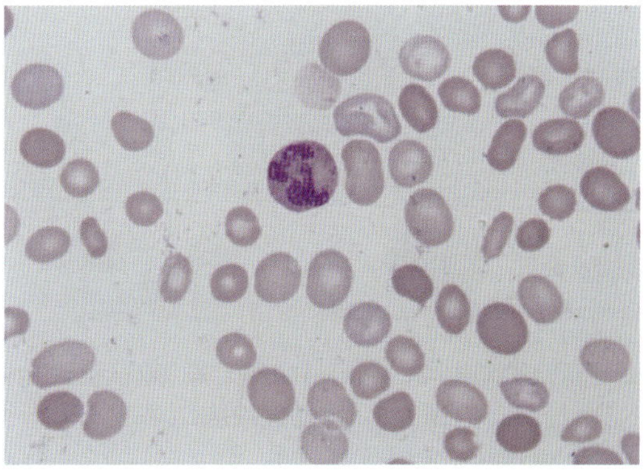

图 5-3　巨幼细胞贫血的外周血象

（二）骨髓象检验

增生活跃或明显活跃，三系细胞均出现巨幼变，但以红系为著，粒红比值降低或倒置。各阶段红细胞均可有巨幼样改变（图 5-4），其比例常大于 10%，有时高达 50%。巨幼红细胞比相应阶段的正常幼红细胞体积大，核染色质呈细颗粒网状，可见核畸形、碎裂和多核巨幼红细胞。核分裂象和 HowellJolly 小体易见。细胞核的形态和“核幼质老”的变化是识别巨幼样变的两大要点。粒细胞系略增生或正常，其比例相对降低，以中性中幼粒细胞以下阶段为主，巨晚幼粒和巨杆状核粒细胞多见，可见胞体大分叶过多的分叶核细胞，各叶大小相差悬殊，可畸形，称为巨多叶核中性粒细胞。巨核细胞正常或减少，可见巨型核和分叶过多的巨核细胞，胞质内颗粒减少。骨髓细胞形态学变化对巨幼细胞贫血的诊断起决定性作用，尤其发现粒细胞系巨幼变对疾病的早期诊断和疑难病例的诊断更有价值。

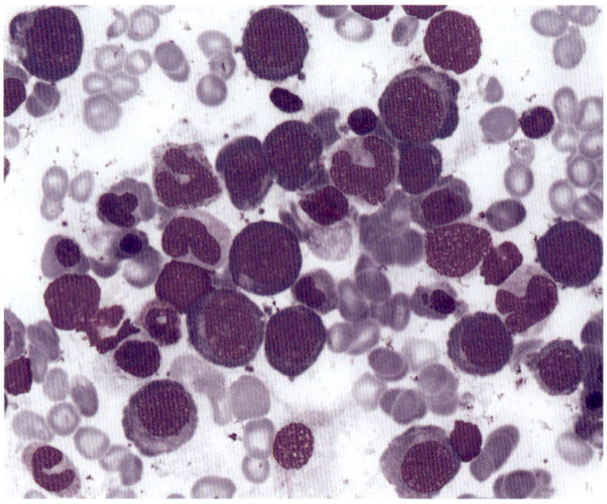

图 5-4　巨幼细胞性贫血的骨髓象

各阶段巨幼红细胞形态如下：

1．原巨幼红细胞（promegaloblast）　胞体较原始红细胞大，直径为 18 ~ 30μm，核圆形或椭圆形，常偏位；核染色质比原红细胞更细致、均匀和疏松，核仁 2 ~ 4 个，常融合在一起；胞质丰富，染深蓝色，着色不均，核周淡染区明显（图 5-5）。

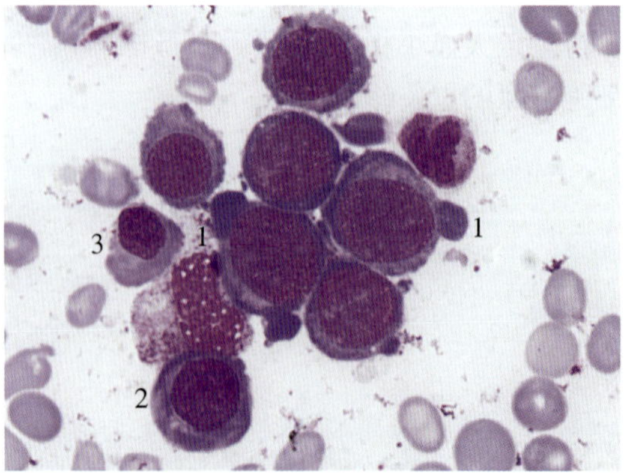

1．原巨幼红细胞；2．中巨幼红细胞；3．晚巨幼红细胞。

图 5-5　巨幼红细胞

2．早巨幼红细胞（basophilic megaloblast）　直径为 15 ~ 25 μm，核大圆形，染色质部分开始聚集，呈细颗粒网状；核仁可见或不见；胞质丰富，呈深蓝色或灰蓝色（开始出现 Hb）

（图 5-6）。

3．中巨幼红细胞（polychromatic megaloblast） 直径为 10 ～ 20 μm，胞体大，染色质聚集成细块，但较正常中幼红细胞细致，副染色质明显，呈略粗的网状，可见多核，胞质（浆）丰富，呈典型的“核幼质老”（图 5-5，图 5-6）。

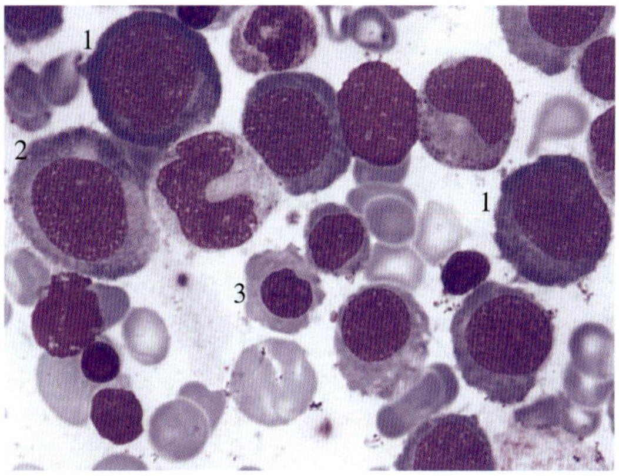

1．早巨幼红细胞；2．中巨幼红细胞；3．晚巨幼红细胞。

图 5-6　巨幼红细胞

4．晚巨幼红细胞（orthochromatic megaloblast） 直径为 10 ～ 18 μm，常为椭圆形。核较小，多偏于一侧，可见多核和和碎裂等现象。核染色质仍保持着网状结构痕迹。胞质丰富，含丰富的血红蛋白，着色与红细胞一致或略带灰色，可见 Howell-Jolly 小体（图 5-7）。

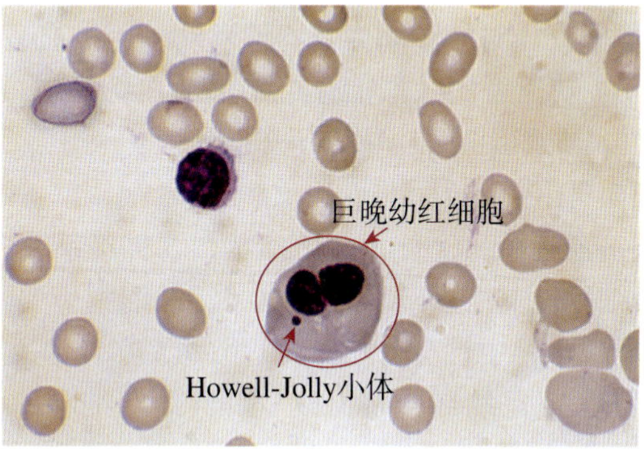

图5-7　Howell-Jolly小体

（三）其他检验

1．细胞化学染色 过碘酸希夫染色原、幼红细胞多数呈阴性，偶见弱阳性。骨髓铁染色细胞外铁与细胞内铁均增高。

2．维生素 B_{12} 和叶酸检查

（1）血清维生素 B_{12} 测定（放射免疫法）：＜ 75 pmo/L（＜ 100 pg/ml）为缺乏。

（2）甲基丙二酸测定：在维生素 B_{12} 缺乏患者的血清和尿中，该物质含量升高，可较早地反映维生素 B_{12} 缺乏。

（3）维生素 B_{12} 吸收试验：常用来检测维生素 B_{12} 吸收不良引起的缺乏，如内因子缺乏，加入内因子可使结果正常。

（4）叶酸测定：一般认为血清叶酸（放射免疫法）＜ 6.91 nmol/L（＜ 3 ng/ml），红细胞叶酸＜ 227 nmol/L（＜ 100 ng/ml）为叶酸缺乏。红细胞叶酸不受当时叶酸摄入量的影响，能反映机体叶酸的总体水平及组织叶酸水平，诊断价值更大。

（5）组氨酸负荷试验：叶酸缺乏时，组氨酸转变为谷氨酸的过程受阻，代谢中间产物亚氨甲基谷氨酸产生增加，大量从尿中排出。

（6）血清高半胱氨酸测定：维生素 B_{12} 和叶酸缺乏时，血清高半胱氨酸水平均升高。

（7）脱氧尿嘧啶核苷酸抑制试验：叶酸和（或）维生素 B_{12} 缺乏时，脱氧尿嘧啶核苷利用障碍，而 ^3H 标记的胸腺嘧啶核苷掺入量增加。加入叶酸纠正者为叶酸缺乏，被维生素 B_{12} 纠正者为维生素 B_{12} 缺乏。

（8）诊断性治疗试验：巨幼细胞性贫血对治疗药物的反应很敏感，用药 48 h 左右网织红细胞开始增加，于 5 ～ 10 天达高峰。此试验简便易行，准确性较高，对于不典型的巨幼细胞贫血或不具备叶酸和维生素 B_{12} 检测的实验室，可采用诊断性治疗。给予小剂量叶酸或维生素 B_{12} 7 ～ 10 天，若 4 ～ 6 天后网织红细胞上升，应考虑相应物质缺乏。

3．其他检验　血清胆红素增高、血清铁及转铁蛋白饱和度增高、恶性贫血患者胃液中游离的胃酸消失，对组氨酸反应下降。

第三节　诊断与鉴别诊断

一、诊断

巨幼细胞贫血通过血液一般检查、骨髓检查、叶酸和维生素 B_{12} 测定等可明确诊断。血象、骨髓象检查对巨幼细胞贫血的诊断有确定意义，大细胞性贫血伴有中性粒细胞核分叶过多可作为巨幼细胞贫血的初筛检查。对已诊断为营养性巨幼细胞贫血者应明确病因，病因的诊断对治疗非常重要，维生素 B_{12} 缺乏者用叶酸治疗可增加造血细胞对维生素 B_{12} 的利用，加重其神经系统症状，这也是恶性贫血不用叶酸治疗的理由。

巨幼细胞贫血诊断标准（国内诊断标准）：

1．临床表现　①一般贫血症状，②伴消化道症状，③神经系统症状。

2．实验室检查　①大细胞性贫血（MCV ＞ 100 fl，红细胞呈大卵圆形），网织红细胞通常减低；②白细胞和血小板可减少，中性分叶核分叶过多（5 叶者常＞ 5%，或 6 叶者常＞ 1%）；③骨髓增生活跃或明显活跃，呈巨幼细胞贫血改变（巨幼红细胞＞ 10%，粒系和巨核系亦有巨型变）；④血清叶酸＜ 6.91 nmol/L 和红细胞叶酸＜ 227 nmol/L；⑤血清维生素 B_{12} ＜ 75 pmol/L 和红细胞叶酸＜ 227 nmol/L；⑥血清维生素 B_{12} ＜ 29.6 pmol/L；⑦血清内因子阻断抗体阳性；⑧放射性维生素 B_{12} 吸收试验，24 h 尿维生素 B_{12} 排出量＜ 4%，加内因子恢复正常；用放射性核素双标记维生素 B_{12} 进行吸收试验，24 h 维生素 B_{12} 排出量＜ 10%。

具备上述 1 的①或③，和 2 的①、③或②、④者诊断为叶酸缺乏的巨幼细胞贫血；具备上述 1 的①和③和 2 的①、③或②、⑤者诊断为维生素 B_{12} 缺乏的巨幼细胞贫血；具备上述 1 的①、②、③和 2 的①、③、⑥、⑦者疑有恶性贫血，⑧为恶性贫血确诊试验。

二、鉴别诊断

巨幼细胞贫血的诊断需与下列疾病进行鉴别：

1．红白血病　临床上表现为贫血进行性加重，在红血病期，骨髓中红系极度增生，并有明显的病态造血（如类巨幼样变等），常形态异常，核畸形、分叶或多核，染色质粗细不均、排列紊乱，同时还伴有白细胞异常增生，原始及幼稚粒细胞增多。细胞化学染色 PAS 反应，幼红细胞阳性或强阳性，而巨幼细胞贫血幼红细胞为阴性。叶酸和维生素 B_{12} 测定正常或增高，叶酸和维生素 B_{12} 诊断性治疗无效。

2. 骨髓增生异常综合征 部分患者红系细胞显著增生，伴有明显的病态造血（如类巨幼样变），可见双核、多核幼红细胞。粒系和巨核细胞也有病态造血。骨髓铁染色异常（环形铁粒幼细胞常 > 15%）。PAS 反应幼红细胞呈阳性。叶酸和维生素 B_{12} 诊断性治疗无效。通过染色体检查及骨髓活检可以鉴别诊断。

3. 全血细胞减少性疾病 由于部分巨幼细胞贫血患者可出现外周血三系减少，骨髓增生减低，巨核细胞减少，需与再生障碍性贫血（再障）区别。再障多为正细胞性贫血，且骨髓增生明显降低或极度降低，骨髓中非造血细胞增多，叶酸和维生素 B_{12} 治疗无效。

知识拓展

巨幼细胞贫血中医治疗

巨幼细胞贫血，中医：血虚，虚劳，舌痛，舌光，舌红，脾胃虚弱，不仁，痹证。中医病机《素问·刺志论》中说："谷盛气盛，谷虚气虚，此其常也，反此者病"。说明五味入口，藏于胃，以养五脏之气。只有饮食充足，五脏之气才会旺盛，食量不足就会"谷虚气虚"。若饥不得食，渴不得饮，气血生化乏源必致血虚。《素问·脏气法时论》指出："毒药攻邪，五谷为养，五果为助，五畜为益，五菜为充，以补精益气。"所以过于偏食、素食和挑食都会造成饮食单一，使"谷虚气虚"。引起气血亏虚，致发本病。脾胃为后天之本，脾胃虚弱则运化失司，受纳无权。脾不和则食不化，胃不和则不思食，脾胃不和则不思食且不化。脾病则面色萎黄。生成血液的物质主要来源于脾胃化生之水谷精微。正如《灵枢·决气》篇中所说："中焦受气取汁，变化而赤是谓血。"脾胃虚弱，使气血生化乏源故致血虚。

治疗一般可分为心脾两虚、气血两虚、脾肾两虚 3 型，可分型治疗。心脾两虚型，治法：健脾益气，养血安神。气血两虚型，治法：补气养血。脾肾两虚型：健脾益肾。气功疗法：气功是一种独特的自我锻炼方法，是医疗与体育相结合的健身活动。它能发挥人体潜能，通过调身、调心、调息，锻炼人的精、气、神，培植和增强真气，调整机体的功能，增强体质，提高抗病能力，从而达到治病强身的目的。足穴按摩，可按摩以下反射区：肾上腺、肾、输尿管、膀胱、心、脾、胃、大脑、垂体、小肠、脊椎等。

【思维导图】

- 巨幼细胞贫血检验
  - 概述
    - 维生素 B_{12} 和叶酸的代谢
    - 维生素 B_{12} 和叶酸代谢检查
  - 实验室检验
    - 概述
    - 血象
    - 骨髓象
    - 细胞化学染色
    - 维生素 B_{12} 和叶酸检查
    - 其他检查
  - 诊断与鉴别诊断
    - 诊断
    - 鉴别诊断

案例 5-2

患者，女，62 岁，全血细胞减少，食欲不佳，腹泻，腹胀，舌质红，下肢对称性深度感觉或振动感消失，平衡失调，精神忧郁查体：体温（T）36.5 ℃、心率（P）80 次 / 分、呼吸（R）22 次 / 分、血压（Bp）128/75 mmHg；中度贫血貌，肝、脾无肿大。

实验室检查：WBC 3.0×10^9/L、RBC 2.0×10^{12}/L、Hb 82 g/L、PLT 80×10^9/L，MC 110 fl、MCH 35 pg、总胆红素 44 μm/L，间接胆红素 38 μmol/L，Ret 2%，Ret 绝对值 88×10^9/L，叶酸 3.2 nmol/L、维生素 B_{12} 125.5 pg/m 骨髓检查，粒红巨三系可见巨幼变。

讨论：

1．本病最可能的诊断是什么？其诊断依据有哪些？

2．需与哪些疾病进行鉴别？

自测题

一、选择题

1．下列哪项属 DNA 合成障碍性贫血

A．再生障碍性贫血　B．珠蛋白合成障碍性贫血

C．铁粒细胞性贫血　D．缺铁性贫血

E．巨幼细胞性贫血

2．关于叶酸，下列叙述不正确的是

A．叶酸分子是由喋呤基、对氨基苯甲酸及谷氨酸 3 个部分组成

B．不耐热

C．人类自己能合成叶酸

D．停止摄入叶酸几个月后就能发生叶酸缺乏症

E．动物脏器如肝等含量丰富

3．下列叙述符合巨幼细胞性贫血特点的是

A．正细胞正色素性贫血

B．细胞核发育落后于细胞质

C．细胞质发育落后于细胞核

D．细胞质与细胞核同步发育

E．小细胞低色素性贫血

4．下列疾病中不可见靶形红细胞的是

A．缺铁性贫血

B．珠蛋白生成障碍性贫血

C．HbS 病

D．肝病

E．巨幼细胞性贫血

5．男性，17 岁，头昏乏力 1 年。检验：红细胞 2.2×10^{12}/L，血红蛋白 80 g/L，MCV 120 fl，MCH 41 pg。诊断为巨幼细胞性贫血，行骨髓检查，下列哪项不符合该病的骨髓象改变

A．骨髓增生明显活跃，红系占 32%
B．过碘酸希夫反应幼红细胞呈强阳性
C．粒系常见巨杆状核粒细胞巨晚幼粒细胞、中性粒细胞分叶过多
D．亚铁氰化钾染色示骨髓外铁增加
E．巨核细胞数正常，可见核分叶过多现象

二、简答题

简述巨幼细胞性贫血的血象、骨髓象改变。

（黄玉淑）

第六章数字资源

第六章

再生障碍性贫血检验

学习目标

通过本章内容的学习，学生应能够：

识记：

1．说出再生障碍性贫血的定义及分类。

2．说出再生障碍性贫血的临床特征。

3．说出再生障碍性贫血的诊断标准。

理解：

1．解释再生障碍性贫血的发病原因和机制。

2．分析再生障碍性贫血的实验室检查。

运用：

判断再生障碍性贫血患者的血象、骨髓象。

案例 6-1

患者，男，42 岁，制鞋工人，因头昏、乏力、心悸气短，伴下肢反复瘀点半年就诊。查体：体温正常，结膜苍白，贫血貌，双下肢散在出血点，浅表淋巴结无肿大，肝、脾未触及。实验室检查：RBC 2.16×10^{12}/L，Hb 60 g/L，Ret 0.3%，MCV 85 fl，MCH 29 pg，MCHC 330 g/L，RDW 12.4%；WBC 2.4×10^{9}/L，N 39%，L 57%，E 2%，M 2%；PLT 37×10^{9}/L。

思考题：

1．根据以上资料，该患者的初步诊断是什么？诊断依据是什么？

2．如需确诊，还需要做哪些实验室检查？

第一节 概 述

再生障碍性贫血（aplastic anemia，AA）简称再障，是一种骨髓造血功能衰竭综合征，是由多种原因引起的造血干细胞增殖、分化障碍和（或）造血微环境发生异常或被破坏，而引起的骨髓造血功能衰竭。其特征是红骨髓被脂肪组织代替，骨髓造血功能低下，导致全血细胞减少，出现进行性贫血、出血和继发感染等症状。

一、分类

按发病原因再生障碍性贫血可分为先天性再生障碍性贫血和获得性再生障碍性贫血。

1. 先天性再生障碍性贫血　也称为范科尼贫血（Fanconi anemia，FA），是一种进行性骨髓造血功能衰竭伴多种先天性畸形为特征的异质性常染色体隐性遗传病。临床上少见，好发于儿童，患者除有典型再生障碍性贫血表现外，还伴有智力低下、发育不良，随着年龄增长出现发育停滞现象。

知识链接

范科尼贫血是一种罕见的常染色体隐性遗传性血液系统疾病，属于先天性再障，科学家们发现，在范科尼贫血患者中，因缺少DNA螺旋的一个关键基因*BRIP1*，所以许多与它相互作用的基因不能发挥功能，从而引起一系列伴随疾病或症状，如*BRCA1*这个基因无法作用于DNA转录，因此导致它经常与肿瘤伴发，最新揭示了范科尼贫血的发病机制，以及DNA修复的关系，为治疗该病提供了充分的遗传学依据。2018年5月，国家卫生健康委等5部门联合制定了《第一批罕见病目录》，范科尼贫血被收录其中。

2. 获得性再生障碍性贫血　又分为无明确病因的原发性再生障碍性贫血和有明确病因的继发性再生障碍性贫血。

目前比较公认的导致继发性再生障碍性贫血的病因有　①药物及化学物质：是引起再生障碍性贫血最常见的病因，其中与再生障碍性贫血发病高度相关的药物有氯霉素、抗肿瘤的细胞毒药物等；与再生障碍性贫血相关联的化学物质有苯及其衍生物、杀虫剂及有机磷农药等。②生物因素：再生障碍性贫血的发生可能与多种病毒感染有关，如肝炎病毒、EB病毒、巨细胞病毒、微小病毒，其中以肝炎病毒相关性再生障碍性贫血最常见。③电离辐射：骨髓是对电离辐射最敏感的组织，如X射线、γ射线、放射性同位素等均可导致DNA的损伤，引起骨髓抑制，且抑制程度与放射剂量呈正相关。④其他因素：垂体功能减退症、妊娠并发再障、系统性红斑狼疮、类风湿关节炎等也与再生障碍性贫血有关。

二、发病机制

再生障碍性贫血的发病呈明显的异质性，发病机制至今仍不完全清楚，往往是多种因素作用的结果。目前公认的发病机制包括以下几方面。

1. 免疫机制异常　临床研究表明部分患者骨髓衰竭的发生与其免疫调节异常有关，主要体现在T淋巴细胞及其分泌的某些造血负调控因子（如γ干扰素），可导致造血干细胞/祖细胞增殖和分化损伤。近年来，多数学者认为再生障碍性贫血的主要发病机制是免疫异常，造血干/祖细胞的异常及造血微环境的改变是免疫异常所致。

2. 造血干细胞异常　包括质和量的异常。应用体外细胞培养技术，发现再生障碍性贫血患者的造血干/祖细胞的数量少，总体集落形成能力降低，骨髓增殖、分化障碍，对造血因子反应能力差。骨髓移植成功后，患者会很快恢复造血功能。

3. 造血微环境缺陷　造血微环境对造血的调节主要是基质细胞的作用。研究发现某些致病因素在损伤造血干/祖细胞或诱发异常免疫反应的同时，累及造血微环境中的基质细胞，使其分泌的多种细胞因子出现紊乱，影响了造血干/祖细胞的增殖分化。如部分患者的造血干细胞在体外培养体系中给予适合的生长条件，能生成正常的集落；临床上有输入同基因骨髓而不能恢复造血功能的患者。这些均说明，部分再生障碍性贫血患者的发病与骨髓造血微环境缺陷有关。

三、临床表现

再生障碍性贫血的临床表现与全血细胞减少有关，表现为进行性贫血、出血、反复感染伴发热，一般无肝、脾、淋巴结肿大。根据患者临床表现、病程、血象和骨髓象特点，通常将再生障碍性贫血分为重型再生障碍性贫血（SAA）和非重型再生障碍性贫血（NSAA）。

1．重型再生障碍性贫血 起病急，进展迅速，病程短。以感染和出血为最常见的早期临床表现，出血部位广泛，均有不同程度的皮肤、黏膜及内脏出血，多数患者有发热，以呼吸道感染最常见，严重者可发生败血症，随病情发展，贫血进行性加重，治疗效果差。

2．非重型再生障碍性贫血 起病缓慢，病程进展慢且平稳，病程较长。以贫血为首发和主要临床表现，常见乏力、头昏、心悸等，感染程度较轻，半数患者有发热，发热时间短，出血较轻，常见皮肤出血点或轻微牙龈出血，内脏出血少见。预后较好，若治疗得当，可缓解甚至治愈，但也有少数患者进展为重型再生障碍性贫血，预后不良。

知识链接

再生障碍性贫血的治疗方法

再生障碍性贫血对人体的危害有很多方面，它是一种由于造血干细胞出现异常导致不能正常生成血细胞，造成全血细胞减少的综合病症。其中出血和感染是患者死亡的重要原因，一经确诊，一定要积极治疗。一般以环孢菌素加上雄激素为基础进行治疗，80% ~ 90% 的患者可以取得一定的治疗效果；对于身体情况允许者，特别是一些重型再障，也可以考虑在此基础上再联合抗人胸腺球蛋白，或者抗人淋巴球蛋白进一步提高治疗效果；而对于年龄小于 40 岁，特别是能够找到同胞全合供者的患者，也可以使用异基因的造血干细胞移植来治疗；除此之外，很多中药对调节造血功能也有很好的治疗效果。

第二节 实验室检查

一、血象检验

再障以全血细胞减少、网织红细胞绝对值降低为主要特征。在疾病早期可表现为一系或二系下降。贫血多为正细胞正色素性，红细胞体积分布宽度（RDW）多正常，红细胞形态基本正常。网织红细胞比例和绝对值均下降。各类白细胞都减少，其中以中性粒细胞减少尤为明显，而淋巴细胞比例相对增多（图 6-1）。血小板不仅数量减少，且体积小、颗粒少。

1．重型再生障碍性贫血时，呈重度全血细胞减少，网织红细胞＜ 1%，绝对值＜ $15 \times 10^9/L$，中性粒细胞绝对值常＜ $0.5 \times 10^9/L$，血小板＜ $20 \times 10^9/L$。

2．非重型再生障碍性贫血时，血红蛋白下降速度较慢，红细胞、中性粒细胞、血小板和网织红细胞均减少，但各项指标均达不到重型再生障碍性贫血的程度。

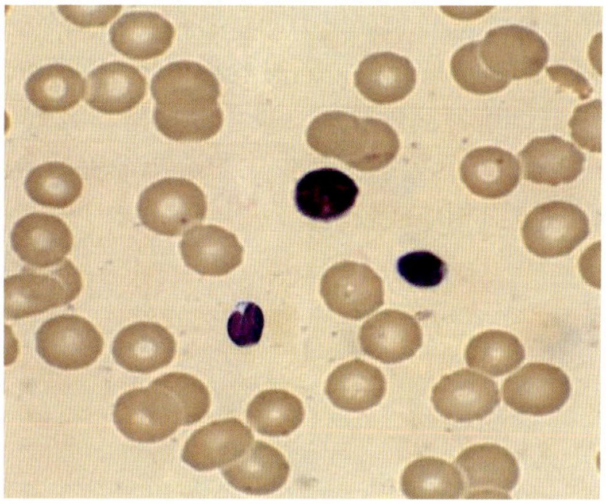

图 6-1　再生障碍性贫血血象

二、骨髓象检验

1．重型再生障碍性贫血　骨髓穿刺液稀薄，骨髓涂片可见脂肪滴明显增多。多部位穿刺结果均显示骨髓增生程度减低或极度减低，有核细胞明显减少（图 6-2）。造血细胞（粒细胞系、红细胞系、巨核细胞系）明显减少，早期阶段细胞减少或不见，巨核细胞减少甚至缺如，无明显的病态造血。非造血细胞（包括淋巴细胞、浆细胞、网状细胞、肥大细胞等）比例相对增高，常大于 50%，淋巴细胞比例可高达 80%（图 6-3）。如有骨髓小粒，染色后镜下显示为空网状结构或为一团纵横交错的纤维网，其中造血细胞极少，大多为非造血细胞团（图 6-4）。

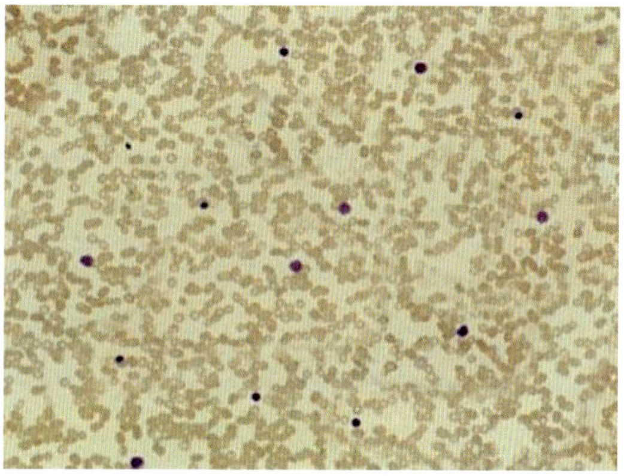

图 6-2　骨髓增生程度极度减低（有核细胞明显减少）

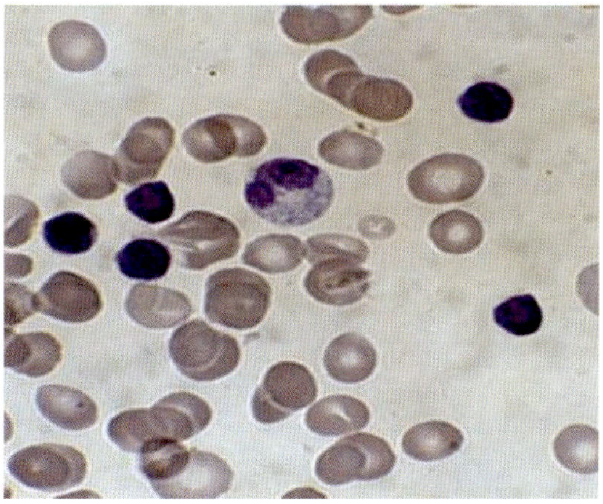

图 6-3　再生障碍性贫血骨髓象

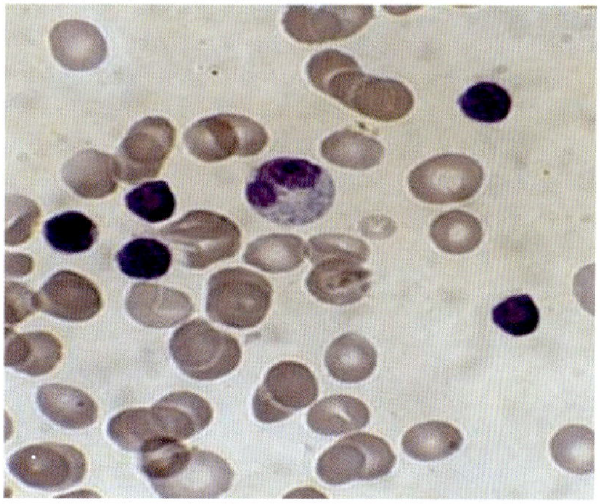

图 6-4　再生障碍性贫血骨髓象（非造血细胞团）

2．非重型再生障碍性贫血　因骨髓受累呈向心性发展，先累及髂骨，后累及脊柱和胸骨，骨髓可有残存散在的造血增生灶，故穿刺部位不同，所得结果也不一致，需多部位穿刺或进行骨髓活检，才能获得较为明确和可靠的诊断。若穿刺遇到增生活跃的部位，红细胞可有代偿性增生，以晚幼红细胞为主，其细胞核高度固缩，染色深而呈“炭核”样（图 6-5）；粒系减少，主要为晚幼粒细胞和成熟粒细胞；巨核细胞减少，非造血细胞增多。若穿刺遇增生减低的部位，骨髓象与重型再生障碍性贫血相似或较轻。

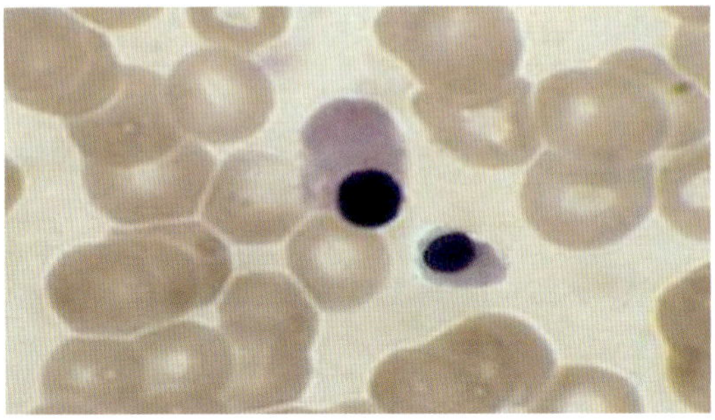

图 6-5 “炭核”样晚幼红细胞

三、骨髓活检

骨髓增生减低，造血细胞减少，尤其是巨核细胞明显减少，非造血细胞增加，脂肪细胞增多，造血组织与脂肪组织容积比下降，小于 0.34（图 6-6）。并可见间质水肿、出血，甚至液性脂肪坏死。相比于骨髓涂片来说，骨髓活检对再生障碍性贫血的诊断更有价值，特别是对取材不佳、骨髓增生活跃、不典型再生障碍性贫血的诊断。

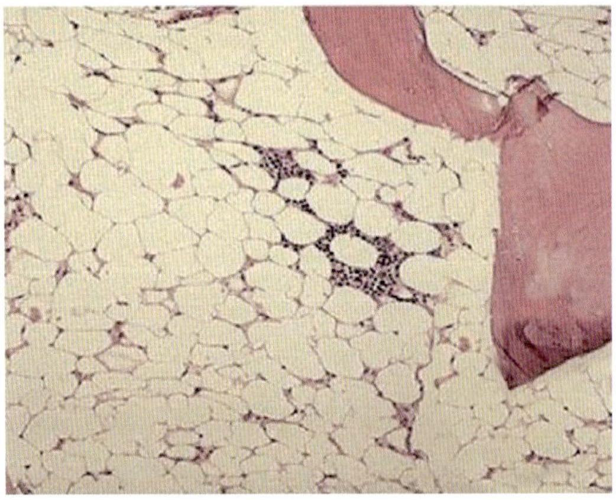

图 6-6 再生障碍性贫血骨髓活检（×200）

四、其他检验

1．骨髓铁染色可显示细胞内铁和细胞外铁均增加，血清铁增高，血清转铁蛋白饱和度增高，血清总铁结合力降低。

2．中性粒细胞碱性磷酸酶（NAP）活性增高。

3．体外造血干 / 祖细胞培养出现细胞集落明显减少或缺如。

4．骨髓核素扫描可判断整体造血功能。

5．将再生障碍性贫血患者的血清与正常人骨髓细胞共同培养，有些患者血清能抑制正常人骨髓造血干 / 祖细胞的生长。

6．流式细胞术检测骨髓 $CD34^{+}$ 细胞比例降低，T 细胞亚群测定多数病例 CD8 细胞增加，CD4/CD8 比值低于正常，Th1：Th2 型细胞比值增高。

7．外周血促红细胞生成素（EPO）水平增加。

8．免疫功能检查也有异常。

上述检查主要用于不典型病例的诊断，且有助于了解患者的发病机制和选择治疗方案。

第三节　诊断与鉴别诊断

一、诊断

国内再障的诊断标准如下：

1．血象全血细胞减少，网织红细胞绝对值减少，淋巴细胞比例增高。

2．骨髓穿刺多部位增生减低或重度减低，造血细胞较少，非造血细胞增多，巨核细胞明显减少或缺如。

3．骨髓活检，造血组织减少，脂肪组织增加，无异常细胞。

4．一般无肝、脾、淋巴结肿大，一般抗贫血药物治疗无效。

5．排除其他能引起全血细胞减少的疾病，如阵发性睡眠性血红蛋白尿症、骨髓增生异常综合征、自身抗体介导的全血细胞减少、急性造血功能停滞、骨髓纤维化、某些急性白血病、恶性组织细胞病等。

根据上述标准诊断为再生障碍性贫血后，应进一步分型（表 6-1）。

表6-1　获得性再生障碍性贫血（再障）的分型

	重型再障	非重型再障
临床表现	发病急，贫血进行性加重，伴严重感染、内脏出血	发病慢，贫血、感染、出血相对较轻
血象	除血红蛋白下降较快外，需具备下列中的两项： ①网织红细胞＜ 1%，绝对值＜ 15×10^9/L ②中性粒细胞绝对值（ANC）＜ 0.5×10^9/L （若 ANC ＜ 0.2×10^9/L，为极重型 AA） ③血小板＜ 20×10^9/L	血红蛋白下降较慢，全血细胞低于正常，但各项指标未达重型再生障碍性贫血的程度
骨髓象	多部位增生减低，三系造血细胞明显减少，非造血细胞相对增多	至少有 1 个部位增生减低，如有增生灶，则淋巴细胞相对增多，巨核细胞明显减少

再生障碍性贫血的诊断并不难，典型者可通过血象（包括网织红细胞计数）和骨髓象检查，即可诊断。不典型者可借助于观察病态造血、骨髓活检、造血祖细胞培养、溶血试验，染色体、核素骨髓扫描等检查。

二、鉴别诊断

本病需与下列可出现全血细胞减少的疾病进行鉴别：

1．阵发性睡眠性血红蛋白尿症（PNH）　部分 PNH 患者无血红蛋白尿，但全血细胞减少，不易与再生障碍性贫血鉴别。但 PHN 患者出血、感染少见；酸溶血试验（Ham 试验）阳性，中性粒细胞碱性磷酸酶积分正常或减低，网织红细胞绝对值常大于正常。经溶血性疾病的实验室检查，如流式细胞术可检出 CD55 和 CD59 表达缺陷的细胞，即可确诊该病。

2．骨髓增生异常综合征（MDS） MDS 中的难治性贫血（RA），多有外周全血细胞减少，需与再生障碍性贫血鉴别。但 RA 患者骨髓增生活跃，细胞分类时可见幼稚粒细胞、有核红细胞、有巨大红细胞或畸形红细胞和血小板，以病态造血为特征；中性粒细胞碱性磷酸酶积分减低。

3．骨髓纤维化 骨髓纤维化的外周血也有三系减少，但本病肝脾大明显，外周血中出现幼红细胞、幼粒细胞和泪滴状红细胞，骨髓多次穿刺呈干抽，骨髓活检显示纤维细胞明显增生。

4．其他疾病 骨髓转移癌、恶性组织细胞病、巨幼细胞贫血、脾功能亢进等疾病都可有外周血的三系减少，但患者体征中可有脾大、淋巴结肿大、胸骨压痛，外周血出现幼稚红细胞和幼稚白细胞，骨髓象可见肿瘤细胞和巨幼红细胞等，这些特征都与再生障碍性贫血明显不同。

知识拓展

中医对再障的认识

中医认为，心、肝、脾、肺、肾等脏腑与血液的生成都有关系。饮食入胃，经过脾胃的消化吸收，其中的："水谷之气"精微物质，通过"心生血"的作用，变成赤色的血液。"肾藏精、主骨、生髓""血为精所化"，说明肾、骨髓、血液三者之间的关系。特别是骨髓与造血有直接关系。骨髓藏于骨，又为肾所主，肾之功能强弱与否，可以影响骨髓生精造血。还认为：肝藏血，"以生气血"，能储藏食物中的精微物质，作为造血原料，说明肝也与造血有关。中医认为，血与气、血与精的关系密切。气属阳，血属阴，血液的生成有赖于气，气可促进造血。精与血同属阴，可以相互转化，相互影响。因此，心、肝、脾、肺、肾等脏腑和精、气都与造血有关，其中任何一个脏器、功能失调，都可以影响人体的造血功能。中医认为造血的骨髓与肾有密切关系，所有肾对于造血有着重要的意义。

【思维导图】

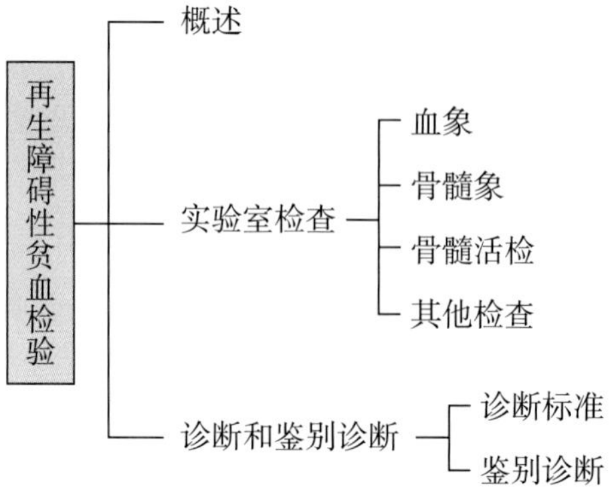

案例 6-2

患者，女，30 岁，因 2 个月前出现头昏乏力，伴间断性齿鼻渗血于医院就诊，血常规显示全血细胞减少，分类中性粒细胞明显降低，淋巴细胞比例增高，占 63%，网织红细胞绝对计数 10×10^9/L；髂前上棘进行骨髓穿刺，显示有核细胞增生减低，以晚幼红细胞及成熟淋巴细胞为主，全片未见巨核细胞。

思考题：

1．本病最可能的诊断是什么？

2．本病的诊断线索有哪些？

3．需要与哪些疾病相鉴别？

自测题

一、选择题

1．关于再生障碍性贫血的致病因素，下列叙述正确的是

A．造血原材料缺乏　　B．细菌感染　　C．苯及其衍生物

D．PNH　　E．粟粒性结核

2．按形态学分类，再生障碍性贫血属于

A．正常细胞性贫血　　B．单纯小细胞性贫血

C．小细胞低色素性贫血　　D．大细胞性贫血

E．大细胞高色素性贫血

3．再生障碍性贫血患者的网织红细胞

A．增高　　B．正常　　C．增高或正常

D．正常或减低　　E．减低

4．对诊断再生障碍性贫血最具诊断价值的检查是

A．血常规　　B．骨髓活检　　C．网织红细胞计数

D．骨髓细胞形态学检查　　E．细胞化学染色

5．不属于急性再生障碍性贫血血象特点的是

A．网织红细胞＜0.5%　　B．网织红细胞绝对值＜15×10^9/L

C．血小板＜20×10^9/L　　D．淋巴细胞＞50%

E．中性粒细胞绝对值＜0.5×10^9/L

二、简答题

试述再生障碍性贫血的血象及骨髓象特点。

（张　恋）

第七章数字资源

第七章

溶血性贫血检验

学习目标

通过本章内容的学习，学生应能够：

识记：

1. 说出溶血性贫血的概念和临床表现。
2. 说出溶血性贫血分类、血象与骨髓象特征。
3. 归纳红细胞膜缺陷溶血性贫血的种类、实验室检查项目及意义。
4. 归纳红细胞酶缺陷溶血性贫血的种类、实验室检查项目及意义。
5. 归纳血红蛋白病的种类、实验室检查项目及意义。

理解：

1. 解释溶血性贫血的发病机制。
2. 说出溶血性贫血检查的临床意义。

运用：

1. 分析溶血性贫血各项试验的检查结果。
2. 分析抗人球蛋白试验的临床应用评价。

案例 7-1

患儿，男，6 岁，祖籍四川。因皮肤发黄、头晕 4 天，伴呕吐、尿呈浓茶色 2 天入院。患儿入院前 6 天进食过蚕豆，入院前 4 天出现皮肤发黄并加重，伴头晕、恶心、呕吐，无头痛，无咳嗽，无抽搐，无视物模糊。院外服用板蓝根颗粒并输液治疗，无好转，遂来院就诊。既往有 3 次类似发病，均与进食蚕豆有关。

查体 T 37 ℃，R 20 次 / 分，P 106 次 / 分，BP 120/75 mmHg。神志模糊，精神差，面色蜡黄。颜面及周身皮肤黄染，全身皮肤未见皮疹及出血点，全身浅表淋巴结无肿大，巩膜黄染，口唇苍白，口腔黏膜苍白干燥，心肺听诊未见异常，腹软，肝、脾无肿大。

实验室检查：①血常规：WBC 3.0×10^9/L，RBC 1.20×10^{12}/L，HGB 30 g/L，HCT 0.093%，MCH 32.3 pg，LYM 0.70×10^9/L，MON 12.0%，PLT 165×10^9/L。②尿常规：未见异常。③网织红细胞计数 1.3%。

思考题：

1．根据以上资料，该患儿初步诊断是什么疾病？

2．根据患儿病情，应该选择哪些检查作为筛选试验？

3．如需确诊本疾病，需要做哪项实验室检查？

【课程思政】

溶血性贫血病因多种多样，检验项目众多，不同疾病选用的筛选试验和确诊试验不同，对标本的处理方法也不同。在检验工作中，从标本的采集、检测到最后报告的审核，一环扣一环，每个环节都很重要，不管哪个环节出现问题，都可能影响最后的检验结果，这就要求我们认真对待每一份标本，检测过程细致认真，遵守“检以求真、验以求实”的检验宗旨，确保检验结果的准确性，为临床诊断提供可靠的依据。

第一节　概　述

溶血性贫血（hemolytic anemia，HA）是指由于红细胞破坏速度增加、寿命缩短，超过了骨髓造血的代偿能力，从而发生的贫血，原因可能是红细胞自身缺陷或外在因素。正常情况下，骨髓有 6 ～ 8 倍的红系造血代偿能力，当红细胞平均寿命从正常的 120 天缩短至小于 15 ～ 20 天，超过了骨髓造血的代偿能力时才会发生溶血性贫血。若未超过骨髓造血代偿能力，临床上不表现为贫血，称为代偿性溶血性贫血。

一、分类

HA 的分类方法有多种，按溶血的急缓分为急性溶血性贫血和慢性溶血性贫血，按溶血的场所分为血管内溶血和血管外溶血。血管内溶血指红细胞主要在血液循环中被破坏，血红蛋白（hemoglobin，Hb）直接释放至血浆中。血管外溶血是指红细胞主要在单核 - 巨噬细胞中被破坏。

先天性溶血性贫血和获得性溶血性贫血：先天性溶血性贫血多由红细胞内存在缺陷（如红细胞自身酶、膜、血红蛋白合成异常）所致，获得性溶血性贫血多由红细胞外在因素作用（如药物因素、生物因素、免疫因素、物理因素）所致。但阵发性睡眠性血红蛋白尿症（paroxysmal nocturnal hemoglobinuria，PNH）例外，属于获得性以红细胞内在缺陷为特征的溶血性疾病。HA 分类方法在临床应用上各有其优点，为了对溶血性贫血的鉴别更加有利，最好先分出是先天性还是获得性后，再按发病机制进行分类，以缩小鉴别诊断的范围（图 7-1，表 7-1）。

- 溶血性贫血分类
  - 按溶血的场所分类
    - 血管内溶血：RBC多在循环血液中被破坏
    - 血管外溶血：RBC多在单核-巨噬细胞中被破坏
  - 按溶血的急缓分类
    - 急性溶血性贫血
    - 慢性溶血性贫血
  - 按病因和发病机制分类
    - 先天性溶血性贫血：多由于RBC内在缺陷
    - 获得性溶血性贫血：多由于RBC 外在缺陷

图 7-1　溶血性贫血的分类

表7-1 常见溶血性贫血的病因学分类

病因	主要疾病	主要溶血部位
遗传性		
红细胞膜缺陷	遗传性球形红细胞增多症、遗传性椭圆形红细胞增多症、遗传性口形红细胞增多症、棘形细胞增多症	血管外
红细胞酶缺乏	葡萄糖-6-磷酸脱氢酶（G-6-PD）缺乏症、丙酮酸激酶缺乏症	血管外
珠蛋白合成异常	珠蛋白生成障碍性贫血、镰状细胞贫血、不稳定血红蛋白病	血管外
获得性		
红细胞膜缺陷	PNH	血管内
免疫因素	自身免疫性溶血性贫血、药物诱发的免疫性溶血性贫血、溶血性输血反应	血管外/内
	冷凝集素综合征、新生儿同种免疫性溶血性贫血	血管外
	阵发性冷性血红蛋白尿症	血管内
化学因素	砷化物、硝基苯、苯肼、蛇毒等中毒	血管外/内
物理损伤	微血管病性溶血性贫血、行军性血红蛋白尿症	血管内
感染因素	溶血性链球菌、疟原虫、产气荚膜杆菌等感染	血管内
其他	脾功能亢进	血管外

二、溶血性贫血的发病机制和临床表现

（一）发病机制

1．血管外溶血 由于红细胞自身的内在缺陷，红细胞被破坏后释放出血红蛋白，血红蛋白进一步分解成珠蛋白和亚铁血红素，后者分解为铁、胆绿素等，胆绿素转化为胆红素，经血浆蛋白转运到肝。在肝内，胆红素与葡萄糖醛酸结合称为结合胆红素，未与葡萄糖醛酸结合的胆红素称为非结合胆红素。结合胆红素随胆汁排入肠道，被细菌还原为粪（尿）胆原，一部分随粪便排出体外，另有一部分粪（尿）胆原被重吸收入血，经肾随尿液排出。

2．血管内溶血 血管内溶血时，血红蛋白直接释放入血，游离的血红蛋白与血浆中的结合珠蛋白（haptoglobin，Hp）结合，形成Hp-Hb复合物。Hp-Hb复合物分子较大，不被肾排泄而被肝细胞摄取并清除，最后转变成胆红素。严重溶血时血浆中结合珠蛋白浓度显著降低或消失。但肝病时可引起Hp降低，而感染和恶性肿瘤时Hp却增高，故正常或增高不能排除血管内溶血。

当血浆内Hp全部与Hb结合后，剩余游离的Hb被氧化为高铁血红蛋白（methemoglobin，MHb），MHb分解为高铁血红素和珠蛋白，高铁血红素与血浆白蛋白结合形成高铁血红素白蛋白（methemalbumin，MHAlb），然后被肝细胞摄取进行胆红素代谢。若有剩余的高铁血红素，则与血红素结合蛋白（hemopexin，Hx）结合形成大分子复合物Hx-血红素，被单核-巨噬细胞系统吞噬，最后也进入胆红素代谢。血液中MHAlb转移缓慢，它的出现表明有严重的血管内溶血。

当血浆中的蛋白质与Hb的结合达到饱和后，未结合的Hb由于相对分子量较小，经肾随尿排出，形成血红蛋白尿。尿中Hb被肾小管上皮细胞吸收后分解，形成铁蛋白及含铁血黄素，沉积于肾小管上皮细胞内，随上皮细胞脱落后从尿中排出形成含铁血黄素尿。含铁血黄素

尿常见于慢性血管内溶血，如 PNH、机械性溶血性贫血。溶血时血红蛋白代谢见图 7-2。

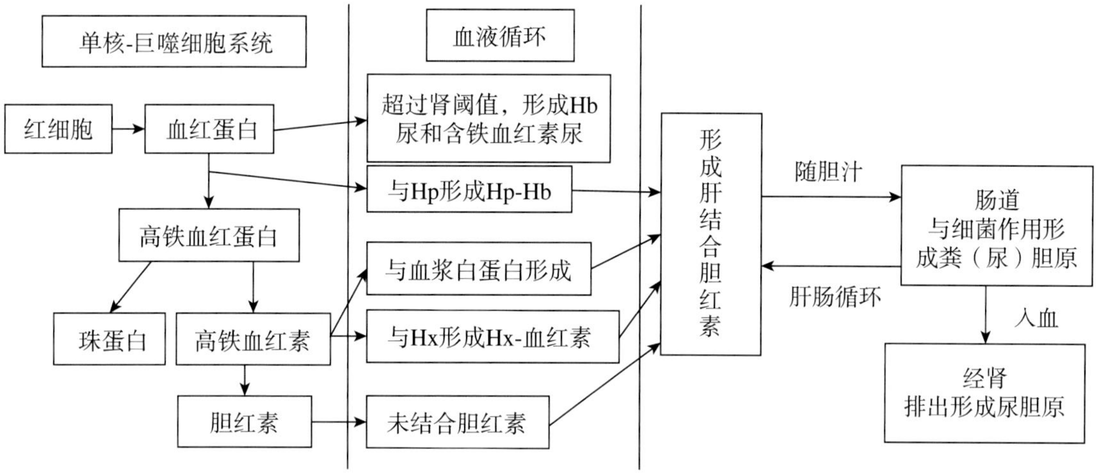

图 7-2　溶血时血红蛋白代谢示意图

（二）临床表现

虽然 HA 的病种繁多，但其具有某些相同的特征。HA 的临床表现主要与溶血过程持续的时间和溶血的严重程度有关。

1．急性溶血　患者多发生的是血管内溶血。发病急骤，患者表现为寒战、发热、头痛、呕吐、四肢和腰背疼痛、腹痛、烦躁、胸闷、气促、面色苍白，继之出现血红蛋白尿等。12h 后出现黄疸，严重者可发生休克、急性肾衰竭、心功能不全等临床表现。检测中常有一些独一无二的指标变化，如游离血红蛋白血症、血红蛋白尿。

2．慢性溶血　患者多发生的是血管外溶血。发病缓慢，症状较轻，如面色苍白、乏力、头晕、气短。部分患者表现为贫血、黄疸和脾大三大特征。病程较长可出现高胆红素血症，患者可并发胆石症和肝功能损害及下肢皮肤溃疡，也可表现为一过性骨髓造血功能停滞，全血细胞减少，网织红细胞减少，骨髓增生低下，称为再障危象。

第二节　实验室检查

一、溶血性贫血筛查项目检验

在溶血性贫血时，由于红细胞寿命缩短和破坏增多，实验室常将测定血浆中的游离血红蛋白、血清结合珠蛋白、尿含铁血黄素和高铁血红素白蛋白等作为红细胞在血管内被破坏的证据，作为溶血性贫血的过筛试验，以鉴别溶血的部位是在血管内还是在血管外。

（一）血浆游离血红蛋白测定

【原理】 邻 - 甲联苯胺法：血红蛋白中的亚铁血红素有类似过氧化物酶的活性，能分解过氧化氢释放新生态的氧，催化色原物质氧化显色，使无色的邻 - 甲联苯胺氧化显色，根据颜色的深浅，可测出血浆游离血红蛋白的含量。

【方法】

1．试剂

（1）邻-甲联苯胺溶液：称取邻-甲联苯胺 0.2 g，溶于 60 ml 冰醋酸中，加蒸馏水至 100 ml。

（2）1% 的过氧化氢溶液：临用时用 30% 的过氧化氢溶液稀释而成。

（3）10% 的醋酸溶液。

（4）Hb 标准贮存液：将抗凝全血离心除去血浆，用生理盐水洗涤红细胞 3 次，用等体积的蒸馏水与洗涤过的红细胞混合，再加红细胞一半体积的四氯化碳，猛烈振摇 5 ~ 6 min 后高速离心，将上层 Hb 溶液分离出来，用 HiCN 法测定 Hb 浓度，再用生理盐水调节至浓度为 100 g/L，作为标准贮存液，低温保存。临用时稀释成 100 mg/L 标准应用液。

2．操作

（1）抽取静脉血，分离血浆。

（2）取 Hb 标准作用液 0.02 ml 置于标准管内，受检血浆 0.02 ml 置于测定管内，蒸馏水 0.02 ml 置于空白管内。

（3）邻-甲联苯胺溶液及 1% 过氧化氢溶液各 1.0 ml，分别依次加入标准管、测定管及空白管内，充分混匀，放置 10 min。

（4）上述 3 管内分别加入 10% 醋酸溶液 10 ml 混合，放置 10 min。

（5）调节波长为 435 nm 进行比色，以空白管调“0”，读取各管吸光度。

（6）计算：血浆游离血红蛋白（g/L）= 测定管吸光度 / 标准管吸光度 ×100（mg/L）

【注意事项】 因血管内溶血起病急骤，发病 2h 后血浆中游离 Hb 含量可减半，所以本试验应于溶血后立即检测，且应注意采样及检测过程中不得发生溶血。

【参考区间】 ＜ 40 mg/L。

【临床意义】 正常情况，血浆中血红蛋白大部分与 Hp 结合，仅有微量游离血红蛋白。测定血浆游离血红蛋白可判断红细胞的破坏程度。

1．血浆游离血红蛋增高是判断血管内溶血的指征。蚕豆病、PNH、阵发性寒冷性血红蛋白尿症、冷凝集素综合征、溶血性输血反应等明显增高；自身免疫性溶血性贫血（autoimmune hemolytic anemia，AIHA）、珠蛋白生成障碍性贫血可轻至中度增高。

2．血管外溶血、红细胞膜缺陷游离血红蛋白不增高。

（二）血清结合珠蛋白测定

Hp 是由肝合成的一种 α_2- 糖蛋白，合成速度较慢；Hp 具有结合游离血红蛋白的能力，在血红蛋白降解为胆红素的代谢过程中具有重要作用，在此过程中 Hp 本身也被分解，溶血性贫血时 Hp 因消耗而降低。

【原理】 醋酸纤维薄膜电泳法：由于 Hp 具有结合游离血红蛋白的能力，故在测定血清 Hp 时，于待测血清中加入一定量的血红蛋白液，使之与待测血清中的 Hp 形成 Hp-Hb 复合物；再通过电泳法将结合的 Hp-Hb 复合物与未结合的 Hb 分开，用比色法测定 Hp-Hb 复合物的量，从而计算出血清中 Hp 的含量。

【方法】

1．试剂

（1）30 g/L Hb 溶液：制备 Hb 标准贮存液，准确稀释成 30 g/L 的浓度。

（2）TEB 缓冲液（pH 8.6）：取 Tris 55 g，EDTA 17 g，硼酸 12 g，用蒸馏水配成 1 000 ml，即为贮存液。用前将贮存液稀释 3 倍为电泳槽缓冲液，稀释 6 倍为浸膜缓冲液。

2．操作

（1）取被检血清 0.09 ml，加 30 g/L Hb 液 0.01 ml，混匀，置 37 ℃水浴 20 min。

（2）取上述温育液 20 μl，点样于已浸透 TEB 缓冲液的醋酸纤维素薄膜（简称醋纤膜，8 cm × 3 cm）离阴极 1 cm 处，同法共做两张膜，将膜条架在电泳槽支架上。

（3）在 120 ～ 140 V 下电泳。一般在通电 40 min 后就可观察分出两条 Hb 区带，前面的（相当于 α_2- 球蛋白位置）是 Hb-Hp 区带，后面的（相当于 β- 球蛋白位置）是未结合的游离 Hb 区带。

（4）待两条区带明确分辨后关闭电源，取下醋纤膜，立即剪下 Hb-Hp 区带和未结合 Hb 区带，分别用 3 ml 生理盐水洗脱，20 min 后，用分光光度计在 415 nm 波长下测定吸光度，按公式计算结果。

3．结果计算

$$血清\ Hp\ 含量（gHb/L）= \frac{Hb\text{-}Hp\ 吸光度}{（Hb\text{-}Hp\ 吸光度）+ 未结合\ Hb\ 带的吸光度} \times 3$$

【注意事项】

1．标本切勿溶血，否则结果偏低。电泳时温度过高时 Hb-Hp 区带分辨效果欠佳。

2．宜做 2 份平行试验。当 Hb-Hp 区带难以观察时，将另一张醋纤膜用联苯胺染色后辅助判别。Hp 降低的标本 Hb-Hp 区带色泽浅而细；溶血性贫血时 Hb-Hp 区带可以消失；当严重血管内溶血时，在 Hb-Hp 区带位置前面可能出现一条呈暗红色的高铁血红素白蛋白区带，则需慎重确认。

3．Hp 含量受内分泌影响，女性患者最好在非月经期进行；Hp 为急性时相反应蛋白，检测结果应结合临床表现综合分析。

4．醋纤膜电泳法属经典方法，目前可采用免疫散射比浊法定量检测 Hp，操作规程见厂家试剂盒说明书。

【参考区间】 0.5 ～ 1.5 g Hb/L。

【临床意义】

1．减低 常见于各种溶血，尤其是血管内溶血，当存在严重血管内溶血时，Hp 可降为 0，在其位置前可出现一条高铁血红素白蛋白带，而血管外溶血时则无此带。严重肝病、先天性无珠蛋白血症、传染性单核细胞增多症等 Hp 也明显减低，此时不能以此指标判断有无溶血。

2．增高 常见于感染、创伤、系统性红斑狼疮、恶性肿瘤、激素治疗、妊娠、胆道阻塞等（Hp 为急性时相反应蛋白）。此时如 Hp 正常，不能排除合并溶血的可能。

（三）血浆高铁血红素白蛋白测定

血管内溶血时，游离的 Hb 立即与 Hp 结合，形成 Hp-Hb 复合物，并迅速转移至肝清除。若产生过多的游离 Hb，超过了血浆 Hp 的结合能力，过多游离的 Hb 一部分随尿排出，一部分分解为珠蛋白和血红素，后者可进一步氧化成高铁血红素。

【原理】 血浆中的白蛋白和特异性血红素结合蛋白（hemopexin，Hx）均能结合血红素。但血红素与 Hx 的亲和力远高于与白蛋白的亲和力。所以当 Hp 耗尽后，血红素与 Hx 结合成复合物运送到肝降解。血浆中游离的血红蛋白可被氧化为高铁血红蛋白，再分解为珠蛋白和高铁血红素，后者先与血中的血红蛋白结合，血红蛋白消耗完后，高铁血红素与白蛋白结合形成高铁血红素白蛋白，后者与硫化铵形成铵血色原，在波长 558 nm 处有最大吸收峰。

【方法】

1．试剂

（1）饱和硫化铵。

（2）乙醚。

（3）氨水。

2．操作

（1）将新鲜血高速离心，分离得血浆。

（2）取血浆或生理盐水稀释标本，以生理盐水作为空白，用分光光度计从波长 500 ～ 700 nm 描记吸收光谱曲线，如在 620 ～ 630 nm 出现吸收峰，说明可能有高铁血红素白蛋白存在。

（3）取 3 ml（确保无残留红细胞）于试管内，盖上一层乙醚，然后加入饱和硫化铵、氨水，振摇混匀，分层后取下层液用分光光度计再从波长 500 ～ 700 nm 描记吸收光谱曲线，如在 620 ～ 630 nm 吸收峰消失，558 nm 出现强吸收峰，证明血浆中存在高铁血红素白蛋白。

【注意事项】

1．血液标本要新鲜，并应同时做阴性对照。

2．为保证血浆无残留红细胞，应对血浆进行第 2 次离心。

3．高铁血红素白蛋白在 620 ～ 630 nm 处有一吸收光谱，应与高铁血红蛋白区别。在加入过氧化氢后，高铁血红素白蛋白吸收光带不消失，而加入硫化铵后，该谱带消失而在 558 nm 出现一新的谱带。

4．如溶血严重时，应用生理盐水稀释血浆。

【参考区间】 正常人呈阴性。

【临床意义】 只有在严重溶血时，Hp 与 Hx 均被耗尽后，高铁血红素才与白蛋白结合成高铁血红素白蛋白，故血清中出现高铁血红素白蛋白是溶血严重的指标。

二、溶血性贫血的其他项目检验

（一）红细胞膜缺陷检验

红细胞是血液的主要成分，其直径为 6 ～ 9 μm，呈双面微凹的圆盘形，红细胞可以携带 O_2 和 CO_2，为体内重要的气体交换单元。红细胞膜的正常功能主要有红细胞的变形性、调节红细胞内离子平衡、维持细胞容积、稳定内环境等。红细胞的韧性和变形能力，对正常的微循环血流起着至关重要的作用；红细胞膜参与细胞运输、信息传递、血型抗原、免疫反应、免疫调节及出、凝血调节等反应。

1．红细胞渗透脆性试验

【原理】 渗透脆性试验是检测红细胞对低渗溶液抵抗能力的试验。红细胞在一系列不同浓度的低渗盐溶液中，水分通过红细胞膜进入细胞内，当红细胞内部达到一定压力时，红细胞膨胀破裂。根据红细胞在不同浓度的低渗盐溶液中的溶血情况，反映红细胞对低渗盐溶液的抵抗能力。表面积大而体积小的红细胞对低渗盐溶液的抵抗能力较大（脆性小），反之则抵抗力较小（脆性大）。

【方法】

（1）试剂：10 g/L NaCl 溶液。精确称取 100 ℃恒重的分析纯 NaCl 1.0 g，加少量蒸馏水溶解，于 100 ml 容量瓶中用蒸馏水定容。

（2）操作

1）取清洁干燥小试管 12 支，按表 7-2 进行操作配制不同浓度的生理盐水溶液。

2）用 6 号注射器抽取待检者血液 1 ml，针头不取下，斜面向上，通过针头向各管中加入 1 滴血（中度以上贫血的标本加 2 滴），轻轻摇匀。

3）按以上方法另取 12 支试管，用正常人的血作为对照，操作方法相同。

4）将各管室温静置 2 h 后，从高浓度开始观察全部 12 支管的溶血现象（表 7-2）。

表7-2 红细胞渗透脆性试管操作表

试剂	试管号											
	1	2	3	4	5	6	7	8	9	10	11	12
10g/L NaCl（ml）	0.3	0.35	0.4	0.45	0.5	0.55	0.6	0.65	0.7	0.75	0.8	0.85
蒸馏水（ml）	0.95	0.9	0.85	0.8	0.75	0.7	0.65	0.6	0.55	0.5	0.45	0.4
各管混匀												
NaCl 浓度（g/L）	2.4	2.8	3.2	3.6	4.0	4.4	4.8	5.2	5.6	6.0	6.4	6.8
静脉采血 1ml，每管加入 1 滴血，轻轻摇匀，在室温静置 2h 后，观察结果												

（3）结果观察

1）开始溶血管：上层溶液初现浅红色，管底尚有大量未溶解的红细胞。

2）完全溶血管：全管溶液为透明红色且管底红细胞完全消失。分别记录各管相应的 NaCl 浓度。

【注意事项】

（1）每次试验均应做正常对照，其结果应在正常范围内，待检者与正常对照 NaCl 溶液浓度相差 0.4 g/L，即具有诊断价值。

（2）在白色背景下观察结果，判断完全溶血管时，必要时可低速离心 1 min 后观察。黄疸患者的溶血管不易观察，严重贫血患者红细胞太少，可用等渗盐水将红细胞洗涤后再配成 50% 红细胞悬液进行试验。

（3）NaCl 必须干燥，称量精确，用前新鲜配制。所用的器材必须清洁干燥。

【参考区间】 开始溶血：3.8 ～ 4.6 g/L；完全溶血：2.8 ～ 3.2 g/L。

【临床意义】

（1）脆性增高：常见于遗传性球形红细胞增多症、遗传性椭圆形红细胞增多症和部分遗传性口形红细胞增多症。轻型遗传性球形红细胞增多症患者孵育后脆性明显增高。

（2）脆性减低：见于缺铁性贫血、珠蛋白生成障碍性贫血、血红蛋白病和肝病等。

2. 红细胞孵育脆性试验

【原理】 将患者血液置于 37 ℃温箱孵育 24h，使红细胞代谢继续进行。由于葡萄糖的消耗，储备的 ATP 减少，导致需要能量的红细胞膜对阳离子的主动传递受阻，Na^+ 在红细胞内聚集，细胞膨胀，孵育渗透脆性增加。正常人的红细胞经孵育处理后，其渗透脆性变化不明显，而有细胞膜缺陷或某些酶缺陷的红细胞，由于其内的葡萄糖和 ATP 很快被消耗，孵育后脆性明显增加。

【方法】

（1）试剂

1）pH 7.4 氯化钠磷酸盐缓冲液：干燥 NaCl 9.000 g、Na_2HPO_4（无结晶水）1.365 g、0.243 g 的 $Na_2HPO_4 \cdot 2H_2O$ 加蒸馏水至 1 000 ml。

2）碘伏溶液。

（2）操作：

1）取肝素抗凝血 2 ml，分成 2 份，1 份立即试验，另一份置试管内加塞，37 ℃温箱孵育 24 h 再试验。

2）取试管 13 支，按表 7-3 进行操作。

表7-3 红细胞孵育渗透脆性试验操作表

试剂	试管号												
	1	2	3	4	5	6	7	8	9	10	11	12	13
缓冲液（ml）	4.25	3.75	3.50	3.25	3.00	2.75	2.50	2.25	2.00	1.75	1.50	1.00	0.05
蒸馏水（ml）	0.75	1.25	1.50	1.75	2.00	2.25	2.50	2.75	3.00	3.25	3.50	4.00	4.50
NaCl（g/L）	8.5	7.5	7.0	6.5	6.0	5.5	5.0	4.5	4.0	3.5	3.0	2.0	1.0

3）以上每管加入孵育后的肝素抗凝血 0.05 ml，轻轻颠倒混匀，置于室温 30 min。

4）分别将各管混匀 1 次，以 2 000 r/min 的速度离心 5 min，取上清液，用分光光度计在波长 540 nm 处，以 9 g/L NaCl 磷酸盐缓冲液调零，测定各管的吸光度。以完全溶血管（NaCl 浓度为 1 g/L）上清液为 100% 溶血，计算出每一管的溶血百分率（简称溶血率）。

5）计算

$$溶血百分率(\%)=\frac{测定管吸光度}{完全溶血吸光度}\times 3$$

6）以 NaCl 浓度为横坐标，溶血百分率为纵坐标绘制溶血曲线，即为红细胞盐水渗透脆性曲线，在曲线上 50% 溶血率的 NaCl 浓度为红细胞中间脆性（图 7-3）。

7）每次试验需同时设置正常对照。

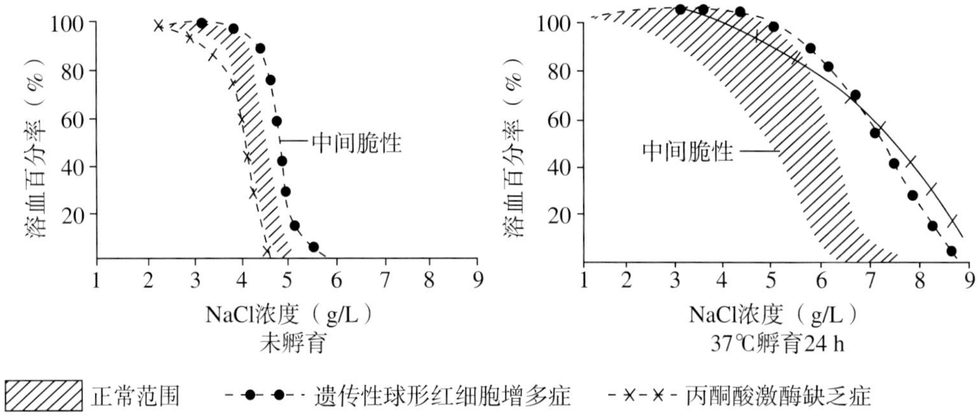

图 7-3 红细胞孵育渗透脆性试验曲线图

【注意事项】

（1）所用的试剂及试管须消毒，试管应加上活塞，每次试验均应设置正常对照。

（2）试剂 pH 值及温度必须恒定，pH 值改变 0.1 或温度改变 5 ℃，均可使结果改变 0.01%。

【参考区间】 未孵育 50% 溶血的 NaCl 浓度：4.00 ～ 4.45 g/L；

孵育 50% 溶血的 NaCl 浓度：4.65 ～ 5.90 g/L。

【临床意义】 本试验多用于轻型遗传性球形红细胞增多症、遗传性非球形红细胞溶血性贫血的诊断和鉴别诊断。

3．红细胞自身溶血试验及其纠正试验

【原理】 测定患者红细胞经 37 ℃温箱孵育 48 h 后，自发产生的溶血程度。红细胞在 37 ℃温箱孵育 48 h，由于膜异常引起的钠倾向明显增加，ATP 消耗过多；或糖酵解途径酶缺乏所引起 ATP 生成不足等原因可导致溶血，称为自身溶血试验。在孵育时，加入葡萄糖或 ATP 作为纠正物，观察溶血可否被纠正，用于某些溶血性贫血的鉴别。

【方法】

（1）试剂

1）100 g/L 葡萄糖（无菌）。

2）等渗盐水（无菌）。

3）氰化高铁血红蛋白稀释液。

4）0.4 mol/L ATP 生理盐水（无菌）：称取 ATP 2.5 g 溶于 10 ml 无菌生理盐水中，用无菌 14 g/L $NaHCO_3$ 液将 pH 值调节至 6.8。

（2）操作

1）取 4 支小试管（每管加 1 g/L 肝素 0.02 ml，高压灭菌后烘干），测定管编号 1、2、3、4。

2）取静脉血 4.0 ml，分别加入各试管内 1.0 ml。

3）在 1、2、3 号管中按表 7-4 所示加入试剂，置于 37 ℃温育后分离血浆制备各测定管；4 号管即放置于 4 ℃冰箱内保存，制备全溶血对照管。

4）再将 4 号管血液离心后，取血浆 0.2 ml 加 HiCN 稀释液 4.8 ml 作为空白对照管。分光光度计波长 540 nm 处，用空白对照管调零，读取上述各管吸光度值（A）。

表7-4　自身溶血试验及其纠正试验操作表

试剂	试管号			
	1	**2**	**3**	**4（全溶血对照管）**
肝素抗凝血（ml）	1.0	1.0	1.0	1.0
100 g/L 葡萄糖（ml）	0.05			
0.4 mol/L ATP（ml）		0.05		
9 g/L NaCl（ml）			0.05	
	加上活塞后于 37 ℃温育 48 h 后进行血细胞比容测定			4 ℃冷藏
另取 4 支试管	1	2	3	4
孵育后血浆（ml）	0.2	0.2	0.2	0.1（全血）
HiCN 稀释液（ml）	4.8	4.8	4.8	9.9

（3）结果计算：

$$\text{测定管溶血率}(\%)=\frac{\text{测定管吸光度}\times(1-\text{红细胞比容})}{\text{全溶血对照管吸光度}\times 4}\times 100$$

式中分子是将测定管 A 值乘以血浆比容，换算成稀释到全血量时的吸光度。式中分母乘以 4 是溶血对照管稀释 100 倍、测定管稀释 25 倍的系数。若溶血明显，A 值过大，可增加稀释倍数。

【注意事项】 所有试剂和器材必须灭菌，操作严守无菌规程。

【参考区间】 正常人红细胞孵育 48 h，不加纠正物的溶血率＜ 4.0%，加葡萄糖或加 ATP 后的溶血率＜ 0.6%。

【临床意义】

（1）遗传性球形红细胞增多症患者自身溶血率增加，能被葡萄糖或 ATP 纠正。

（2）葡萄糖 -6- 磷酸脱氢酶（G-6-PD）缺乏症等戊糖旁路代谢缺陷的患者自身溶血率增加，能被葡萄糖纠正。

（3）丙酮酸激酶缺乏症时不能利用葡萄糖产生 ATP，其自身溶血率明显增加，不能被葡萄糖纠正，但能被 ATP 纠正。

4．酸化甘油溶血试验（acidified glycerin hemolysis test，AGLT）

【原理】 在微酸性含甘油的缓冲液中，由于甘油与膜脂质有亲和性，能与膜脂质发生化学反应，从而导致红细胞发生缓慢溶血，并随细胞溶解的增加显现吸光度逐渐下降。当光密度下降为起始吸光度一半时所需时间，即为酸化甘油溶血试验（$AGLT_{50}$）。

【方法】

（1）试剂

1）0.1 mol/L 磷酸盐缓冲液：取 0.1 mol/L 磷酸氢二钠溶液 49 ml 和 0.1 mol/L 磷酸二氢钾 51 ml 混匀，调节 pH 值至 6.85，按每份 10 ml 分装，–20 ℃保存。

2）等渗磷酸缓冲盐液：取 0.1 mol/L 磷酸缓冲液 10 ml 和 0.154 mmol/L NaCl 溶液 90 ml 混合，4 ℃可保存 1 周。

3）0.3 mol/L 甘油试剂：取纯甘油 1.1 ml 加入等渗磷酸缓冲盐液 16 ml，混匀后转入 50 ml 容量瓶中，用蒸馏水定容，4 ℃可保存 1 个月。

（2）操作：

1）开启分光光度计，预热 20 min，使得温度准确，读数稳定；试剂置于 25 ℃水浴平衡 20 min。

2）取离体 4 ～ 8 h 肝素抗凝血 20 μl，加入 5 ml 等渗磷酸缓冲盐液中，配成红细胞悬液，其浓度以起始吸光度 0.40 ～ 0.60 为宜。

3）取 3 ml 等渗磷酸缓冲盐液比色调零，温度 25 ℃，波长 625 nm，光径 1.0 cm。

4）取 0.3 mol/L 甘油试剂 2.0 ml，加入另一光径 1.0 cm 的比色皿中，再取已配制的红细胞悬液 1.0 ml 吹入甘油试剂中。同时开启秒表，快速颠倒混合两次后测起始吸光度（10s 时），并记录。

（3）结果判定：每间隔 20 s，至 290 s 连续读取吸光度并记录。以起始吸光度值下降一半的时间为 $AGLT_{50}$ 结果。

【注意事项】

（1）标本采集顺利，混匀时动作轻柔，避免发生溶血和破坏红细胞；标本采集后在室温静置 4 ～ 8h，静置时间不足容易出现中间值。

（2）酸化甘油试剂的 pH 值维持在 6.85 为宜，pH 值的改变会导致红细胞膜电荷的改变，相互的排斥力减弱，易聚集而加速沉降。

（3）控制实验温度为 25±2 ℃，温度过高 $AGLT_{50}$ 太长，吸光度变化慢，不便于观察；温度低于 20 ℃，则 $AGLT_{50}$ 缩短，出现假阳性。每次试验中应做正常对照。

【参考区间】 正常人 $AGLT_{50}$ ＞ 290 s。

【临床意义】 遗传性球形红细胞增多症的红细胞膜脂质减少，表面积 / 体积降低、细胞球形化，在 pH6.85 的甘油缓冲液中比正常红细胞溶解速度快，导致红细胞悬液的吸光度降至 50% 的时间（$AGLT_{50}$）明显缩短（15 ～ 25s）。自身免疫性溶血性贫血（AIHA）、肾衰竭、妊娠等，$AGLT_{50}$ 也可缩短。

5．酸化血清溶血试验

【原理】 酸化血清溶血试验又称 Ham 试验。PHN 患者的体内存在对补体敏感增高的红细胞，在 pH6.6 ～ 6.8 的酸化血清中以 37 ℃孵育，补体被激活，红细胞被破坏而产生溶血，正常人的红细胞不被溶解，无溶血现象。将血清加热至 56 ℃维持 30 min 灭活补体后，患者红细胞不溶解。

【方法】

（1）试剂：0.2 mol/L HCl，8.5 g/L 生理盐水。

（2）操作

1）制备脱纤维蛋白血标本：分别取患者和健康人（同血型或 O 型血，对照用）静脉血约 5 ml，取下针头，慢慢注入装有清洁小玻璃珠的小烧瓶内，立即轻轻摇动玻璃珠 10 ~ 15 min，注意动作轻柔，切勿造成溶血，直至纤维蛋白附着于玻璃珠上为止。将此脱纤维蛋白血离心，分离血清和红细胞。

2）洗涤红细胞：将分离出的红细胞用生理盐水洗涤 3 次，弃去上清液，取压紧的红细胞加入等量的生理盐水，配制成 50% 的红细胞悬液。

3）按表 7-5 加入标本和试剂。

表7-5 酸化血清试验操作

试剂	试验管		对照管	
	1	2	3	4
健康人新鲜血清（ml）	0.50	–	0.50	–
健康人 56 ℃灭活血清（ml）	–	0.50	–	0.50
0.2 mol/L HCl（ml）	0.05	0.05	0.05	0.05
50% 患者红细胞悬液（ml）	0.05	0.05	–	–
50% 正常人红细胞悬液（ml）	–	–	0.05	0.05

4）各管均加上活塞，置于 37 ℃水浴 60 min 后直接观察或低速离心后观察有无溶血现象。

5）上清液出现溶血为阳性，否则为阴性。

【注意事项】

（1）一切用具要清洁干燥，红细胞悬液要直接滴入液体，不要沿管壁流下，以免溶血，出现假阳性。

（2）血清需新鲜，以免补体失活，造成假阴性。

（3）球形红细胞在酸化血清内可呈假阳性。

【参考区间】 健康人为阴性。

【临床意义】 本试验阳性主要见于 PNH，是 PNH 的确诊实验。

该试验假阳性和假阴性较少见，如患者多次输血，使补体敏感的红细胞相对减少，可呈弱阳性或阴性。某些 AIHA 患者溶血发作严重时也偶呈阳性，如果血清加热破坏补体后，试验结果由阳性转变为阴性，则更支持 PNH 的诊断。

6．蔗糖溶血试验

【原理】 PNH 患者因红细胞膜有缺陷对补体敏感，在低离子强度的蔗糖溶液中，血清补体与红细胞膜的结合加强，会对补体敏感的红细胞膜造成缺损，红细胞溶解破损表现为溶血。而正常红细胞则不发生溶血。

【方法】

（1）试剂

1）10% 蔗糖溶液。

2）与患者同型的或 AB 型的健康人新鲜血清。

3）患者 50% 红细胞悬液：配制方法见酸化血清溶血试验。

4）生理盐水。

（2）操作

1）取与患者相同血型的或 AB 型健康人新鲜血清 0.05 ml，加 10% 的蔗糖溶液 0.85 ml，轻轻混匀。

2）加患者 50% 红细胞悬液 0.1 ml，轻轻混匀。

3）置于 37 ℃水浴箱中孵育 30 min，以 1 000 r/min 的速度离心 5 min，取出观察上清液有无溶血现象。

【参考区间】 正常人为阴性。

【临床意义】 本试验比酸化血清溶血试验敏感，但特异性较差，是 PNH 简易过筛试验。再生障碍性贫血、巨幼红细胞性贫血和 AIHA 患者也可出现弱阳性，故必要时需做酸化血清溶血试验加以鉴别。

（二）红细胞酶缺陷检验

红细胞酶缺陷是红细胞酶遗传性变异所引起的一类溶血性疾病，是指参与细胞代谢的酶，由于基因缺陷导致酶活性或酶性质改变，引起溶血和（或）其他表现的一组疾病，病因一般包括药物性溶血、感染性溶血、蚕豆病和新生儿黄疸，是一种慢性溶血。红细胞酶缺陷所致的溶血性贫血，主要临床表现是发作性的溶血性贫血，患者可有头痛、恶心、呕吐、寒战和发热，严重者可出现腰痛或背痛，随后出现血红蛋白尿、贫血和黄疸。红细胞酶缺陷所致的溶血性贫血患者发病前可有服药或感染史。按细胞内代谢作用不同，红细胞酶缺陷分为以下 3 类情况。

（1）糖酵解途径的酶缺陷：主要有己糖激酶（HK）、葡萄糖磷酸异构酶（GPI）、丙酮酸激酶（PK）、磷酸果糖激酶（PFK）等。糖酵解途径是红细胞生存所需能量的主要代谢途径，通过葡萄糖的无氧酵解生成 ATP，维持红细胞的正常形态、代谢和生理功能。上述酶缺乏导致糖酵解途径障碍，从而引起溶血。

（2）戊糖磷酸旁路代谢的酶缺陷：主要有 G-6-PD、6- 磷酸葡萄糖酸脱氢酶（6-PGD）等。戊糖磷酸旁路代谢主要形成 NADPH，提供红细胞的还原能力，以对抗氧化剂，保护细胞膜、血红蛋白和酶蛋白的巯基等不被氧化，从而维持红细胞的正常功能。上述酶缺陷导致戊糖磷酸旁路代谢障碍，从而引起溶血。

（3）核苷酸代谢的酶缺陷：主要有嘧啶 5′ 核苷酸酶（P5′N）和腺苷酸激酶（AK）等。红细胞成熟过程中 RNA 被核苷酸酶降解为各种核苷酸。上述酶缺陷导致核苷酸代谢障碍从而引起溶血。

在红细胞糖代谢过程中，引起遗传性溶血性贫血的疾病最常见的是 G-6-PD 缺乏症、丙酮酸激酶缺乏症。

1. 高铁血红蛋白还原试验

【原理】 高铁血红蛋白还原试验（methemoglobin reduction test，MHb-RT）是在血液中加入亚硝酸盐，使红细胞中的亚铁血红蛋白氧化成高铁血红蛋白，正常红细胞的 G-6-PD 催化戊糖旁路，使 NADP（氧化型辅酶Ⅱ）脱的氢通过亚甲蓝的递氢作用，将高铁（Fe^{3+}）血红蛋白还原成亚铁（Fe^{2+}）血红蛋白，通过比色观察其还原的量。当 G-6-PD 缺乏时，由于 NADPH 生成减少或缺乏，高铁血红蛋白不被还原或还原速度减慢，使高铁血红蛋白还原率下降，甚至不能还原为 Hb（图 7-4）。高铁血红蛋白呈褐色，在波长 635 nm 处有吸收峰，可用分光光度计加以测定。

【方法】

（1）试剂

1）0.18 mol/L 亚硝酸钠 - 葡萄糖溶液：取亚硝酸钠 1.25 g，取葡萄糖 5.0 g，用蒸馏水溶解

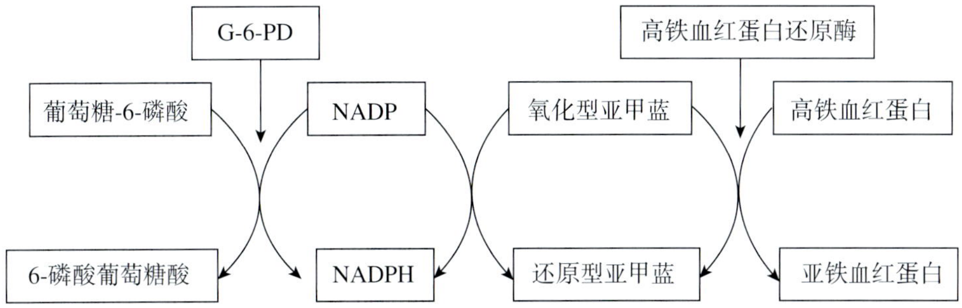

图 7-4 高铁血红蛋白还原试验示意图

并加至 100 ml，置于棕色瓶中贮存，放 4 ℃冰箱，可保存 1 个月。

2）0.4 mmol/L 亚甲蓝溶液：取 15 mg 亚甲蓝（含 3 个结晶水），放入乳钵中，加少量蒸馏水研磨，待溶解后移到 100 ml 容量瓶中，加蒸馏水至 100 ml，混匀过滤，可贮存 3 个月。

3）0.02 mol/L 磷酸盐缓冲液（pH7.4）：取 Na_2HPO_4 229.5 mg 与 KH_2PO_4 52.2 mg，加蒸馏水溶解至 100 ml。

4）反应液：将 1 份 0.18 mol/L 亚硝酸钠 - 葡萄糖溶液与 1 份 0.4 mmol/L 亚甲蓝溶液充分混合制成。

（2）操作

1）取枸橼酸钠抗凝血 2 ml，加入葡萄糖 20 mg，混匀后以 1500 r/min 的速度离心 5 min，去掉部分血浆，调整血浆与红细胞的比例为 1∶1 后再混匀。

2）取处理后的血液标本 1 ml，加反应液 0.1 ml，颠倒混合 15 次，使与氧气充分接触，加活塞后放入 37 ℃水浴或孵育箱中 3 h。

3）同时将未加反应液的血液标本同样放于 37 ℃水浴或孵育箱中 3 h。

4）取孵育后混匀的血液标本 0.1 ml，加 pH 7.4 磷酸盐缓冲液 10 ml，混匀放置 2 min，用分光光度计在波长 635 nm 处测定吸光度（设为 *SA*），以磷酸盐缓冲液调零。

5）同样孵育后未加反应液的血液标本取 0.1 ml，加 pH 7.4 磷酸盐缓冲液 10 ml，混匀放置 2 min 后测定吸光度为 *B*。然后加入亚硝酸钠葡萄糖混合溶液 5 滴，混匀后放置 5 min，再测其吸光度为 ST，此为高铁血红蛋白对照。

（3）结果计算

$$\text{高铁血红蛋白还原率}(\%)=\left[1-\frac{SA-B}{ST-B}\right]\times 100\ (\%)$$

式中 $SA-B$、$ST-B$ 分别为还原后和还原前高铁血红蛋白的吸光度；$\frac{SA-B}{ST-B}$ 为还原后剩余高铁血红蛋白的比值。

【注意事项】

（1）HCT ＜ 30% 时，高铁血红蛋白还原率显著降低，须调整红细胞与血浆的比例。

（2）因草酸盐具有还原性，不宜作为抗凝剂。

【参考区间】 正常人高铁血红蛋白还原率≥ 75%（脐带血≥ 77%）。

【临床意义】 蚕豆病和伯氨喹型药物溶血性贫血等患者，由于 G-6-PD 缺乏，高铁血红蛋白还原率下降。中度缺乏（杂合子）时高铁血红蛋白还原率为 31% ～ 74%，严重缺乏（半合子或纯合子）时高铁血红蛋白还原率＜ 30%。

2．变性珠蛋白小体生成试验

【原理】 变性珠蛋白小体（Heinz 小体）是一种变性血红蛋白颗粒，被某些碱性染料染成紫色或蓝黑色点状物。向 G-6-PD 缺乏症患者的血样中加入乙酰苯肼，于 37 ℃孵育 2 ～ 4 h，使血红蛋白变性，用煌焦油蓝等碱性染料染色，观察红细胞内珠蛋白小体的生成情况，计算 5 个及 5 个以上珠蛋白小体红细胞的百分率。

【方法】

（1）试剂

1）1 g/L 乙酰苯肼溶液：乙酰苯肼 2 ml 加 pH 7.4 PBS 缓冲液 2 ml。

2）10 g/L 煌焦油蓝盐水溶液：取 0.4 g 煌焦油蓝，溶于 109 mmol/L 枸橼酸钠 20 ml 中，加生理盐水至 100 ml，过滤后贮存于棕色瓶内。

（2）操作

1）取 0.1 ml 肝素抗凝血加入 2 ml 乙酰苯肼溶液，混匀于 37 ℃水浴 4 h。

2）取 0.5 ml 孵育后的红细胞混悬液加 0.5 ml 煌焦油蓝盐水溶液，混匀染 10 min。

3）取以上标本推片，于油镜下观察红细胞。含 Heinz 小体的红细胞是在红细胞内出现多个紫蓝色、大小不均、形状不规则的颗粒。

4）计数 1 000 个红细胞，计算 5 个及 5 个以上含 Heinz 小体的红细胞的百分率。

5）同时取正常人血标本按以上方法检测作为正常对照。

【注意事项】

（1）阳性细胞指含 5 个及 5 个以上 Heinz 小体的红细胞，应仔细辨别。

（2）不稳定血红蛋白病也可出现 Heinz 小体，但其形态呈单一的圆形或椭圆形粗大颗粒，附于红细胞膜或突出在红细胞膜外。

（3）乙酰苯肼液应于 4 ℃保存。

【参考区间】 正常人体内含 5 个及 5 个以上 Heinz 小体的红细胞＜ 30%，阳性细胞百分率＞ 30% 有临床意义。

【临床意义】

（1）G-6-PD 缺乏症常高于 45%，故可作为 G-6-PD 缺乏的筛选试验。随溶血病情的好转，阳性细胞减少，甚至消失。

（2）不稳定血红蛋白病阳性细胞百分率＞ 30%，还原型谷胱甘肽缺乏症阳性细胞也会增高。

（3）接触硝基苯、苯肼、苯胺等化学物质也可有阳性细胞增多的现象。

3．G-6-PD 荧光斑点试验

【原理】 在葡萄糖 -6- 磷酸脱氢酶（G-6-PD）和辅酶Ⅱ（NADP）同时存在的情况下，G-6-PD 能使 NADP 还原成 NADPH，后者在紫外线照射下会发出荧光。

【方法】

（1）试剂

混合试剂的成分与配方如下：

0.1 mol/L G-6-P	1 ml
7.5 mmol/L NADP	1 ml
0.7 mol/L Tris-HCl（pH 7.8）	3 ml
8 mmol/L 氧化型谷胱甘肽	1 ml
10 g/L 皂素	2 ml
蒸馏水	2 ml

此混合试剂分装后置 20 ℃保存，可稳定数月。

（2）操作：

1）采集 EDTA-Na_2、ACD 或肝素抗凝全血，若置于 4 ℃保存，可稳定 1 周。也可用肝素化毛细管从手指或足跟采集末梢血液。

2）取 12 mm × 75 mm 试管 3 支，标明患者、正常对照和阳性对照。向各管加入混合试剂 200 μl。

3）向各管分别加入患者、正常和阳性的抗凝全血 20 μl，混匀后置于 25 ℃室温中。

4）在反应 0 min（混匀后立即吸出）、5 min 和 10 min 时，分别从各管吸出反应液 1 滴，加于滤纸上，使充分干燥。

（3）结果判定：在暗室内，用波长 260 ～ 340 nm 的紫外线分别照射晾干后滤纸上的斑点，观察有无荧光。

【参考区间】 5 min 和 10 min 斑点出现荧光，而 10 min 斑点荧光最强。

【临床意义】 正常人有很强的荧光。G-6-PD 缺陷者荧光很弱或无荧光；杂合子或某些 G-6-PD 变异体者则可能有轻到中度荧光。

4．G-6-PD 活性测定

【原理】 红细胞 G-6-PD 催化葡萄糖 -6- 磷酸（G-6-P）生成 6- 磷酸葡萄糖 -δ- 内酯，后者很快氧化成 6- 磷酸葡萄糖酸（6-PGA），同时 NADP 被还原成 NADPH。在波长 340 nm 处检测到 NADPH 的吸光度增高，直接计算 G-6-PD 活性。

【方法】

（1）试剂

1）0.27 mol/L EDTA 溶液（pH 7.0）：100.5 g EDTA-Na_2・$2H_2O$ 溶液调节 pH 至 7.0，再加蒸馏水至 1 000 ml。置于 4 ℃冰箱保存，可稳定 1 年。

2）稳定液：0.25 ml β- 巯基乙醇，加 0.27 mol/L EDTA 溶液 5 ml，用氢氧化钠或盐酸调节至 pH 7.0。然后用蒸馏水稀释至 500 ml，置于 4 ℃冰箱保存，可稳定 1 个月。

3）1 mol/L Tris-HCl 缓冲液（pH 8.0，含 5 mmol/L EDTA）：向 400 ml 蒸馏水中加入 60.6 g Tris（MW121.14），0.93 g EDTA-Na_2・$2H_2O$（MW 372.24），用 0.1 mol/L HCl 调节 pH 至 8.0，再加水至 500 ml。置于 4 ℃冰箱保存，可稳定 1 年。

4）0.1 mol/L $MgCl_2$ 溶液：10.2 g MgCl・$6H_2O$（MW 203.31），加蒸馏水至 500 ml。置于 4 ℃冰箱保存，可稳定 1 年。

5）2 mmol/L NADP 溶液：β-NADP 钠盐（MW 765.4）10 mg，溶于 6.5 ml 蒸馏水中，置于 4 ℃冰箱保存，可稳定 1 天。

6）反应混合液

1 mol/L Tris-HCl 缓冲液	6 ml
0.1 mol/L $MgCl_2$ 溶液	6 ml
2 mmol/L NADP 溶液	6 ml
蒸馏水	34.8 ml

按每份 6 ml 分装，冷冻保存，至少可稳定 1 个月。

7）6 mmol/L G-6-P 溶液：称取 G-6-P 钠盐（MW 282.1）17 mg，加 1 mol/L Tris-HCl 缓冲液 10 ml。分装成每份 0.8 ml，冷冻保存。

8）氰化高铁血红蛋白测定试剂：购商品试剂盒。

（2）操作

1）溶血液制备：新鲜抗凝血，离心去除血浆及白细胞层，用 4 ℃生理盐水洗涤 2 次，每次离心去上清液时，务必吸去剩余的白细胞层，再加冷生理盐水配成含血细胞比容为 30% 的红细胞悬液，置于冰水浴中备用。用时以蒸馏水稀释 25 倍制备溶血液。

2）溶血液 Hb 含量：用氰化高铁血红蛋白法测定。

3）按照表 7-6 操作。

表7-6 G-6-PD活性测定操作步骤

试剂名称	测定管	空白管
反应混合液（预温）(μl)	880	880
溶血液（μl）	20	–
稳定溶液（μl）	–	20

4）各管混匀，置于 37 ℃孵育 10 min，向各管加入 6 mmol/L G-6-P 溶液 100 μl，混匀。以分光光度计（波长 340 nm，比色杯光径 10 mm，温度 37 ℃，以空白管调零）每隔 1 min 读取 1 次测定管的吸光度，共读 6 次。根据 5 min 的连续吸光度的变化，计算出每分钟吸光度增量（ΔA/min）。

5）结果计算：

$$\text{G-6-PD 活性（U/L 溶血液）} = \Delta A/\text{min} \times \frac{1000}{6.22} \times \frac{1000}{20} = \Delta A/\text{min} \times 8040$$

$$\text{G-6-PD 活性（U/g Hb）} = \Delta A/\text{min} \times \frac{8040}{\text{Hb（g/L 溶血液）}}$$

【注意事项】

（1）将全血标本保存于 4 ℃，可达数天，但溶血液配制后应尽快测定。4 ℃可保存 8 h，–20 ℃可保存 48 h。

（2）如连续 6 次吸光度，各 ΔA/min 间相差较大，应增加读数次数，直至连续 5 次 ΔA/min 读数间接近为止。

【参考区间】 成人红细胞 G-6-PD 的活性为 8 ～ 18 U/g Hb。

【临床意义】 G-6-PD 缺乏或减少见于 G-6-PD 缺乏症、药物反应、蚕豆病和感染等。

5．丙酮酸激酶荧光斑点试验

【原理】 丙酮酸激酶（pyruvate kinase，PK）在 ADP 存在的条件下，催化磷酸烯醇丙酮酸（PEP）转化成丙酮酸。在 NADH 存在时，丙酮酸被 LDH 转化为乳酸。若标记荧光于 NADH 上，此时有荧光的 NADH 变为无荧光的 NAD^+，在长波紫外线的照射下，检测以上过程荧光消失的时间可反映 PK 的活性。

【方法】

（1）试剂

1）0.15 mol/L PEP 液：取 144.3 mg PEP 溶于 2 ml 蒸馏水中，用 0.2 mol/L 的 NaOH 液调节 pH 值为 7.0 ～ 8.0，冷藏备用。

2）0.015 mol/L NADH 液：NADH 10.5 mg，溶于 1 ml 蒸馏水中，并用 0.2 mol/L 的 NaOH 液调节 pH 值为 7.0 ～ 8.0，冷藏备用。

3）0.08 mol/L 硫酸镁溶液：$MgSO_4 \cdot 7H_20$ 98 mg 溶于 5ml 蒸馏水中。

4）0.25 mol/L 磷酸盐缓冲液（pH 7.4）：取 80 ml 0.25 mol/L K_2HPO_4 和 20 ml 0.25 mol/L KH_2PO_4 混合，pH 值调节至 7.4。

5）0.03 mol/L ADP 液：取 ADP 二钠盐 150 mg 溶于 5 ml 蒸馏水，用 0.2 mol/L 的 NaOH 溶液将 pH 值调节至 7.0 ～ 8.0，–20 ℃冻存。

6）反应液（临用新配）

0.15 mol/L PEP	30 μl
0.015 mol/L NADH 液	0.1 ml
0.08 mol/L $MgSO_4$ 溶液	0.1 ml

0.25 mol/L 磷酸盐缓冲液	0.05 ml
0.03 mol/L ADP 液	0.1 ml
蒸馏水	0.62 ml

混匀待用。

（2）操作

1）取肝素抗凝血 2 ml，以 1200 r/min 的速度离心 5 min，弃去血浆和乳白色层，用生理盐水洗涤红细胞 3 次。取 1 体积比容红细胞，加入 4 体积生理盐水配成 20% 的悬液。

2）将配制好的红细胞悬液放于 −20 ℃以下冷冻，再在室温中复溶，红细胞溶解。

3）取反应液 200 μl 置于小试管中，再加上述溶血液 20 μl，充分混匀后于 37 ℃温育。

4）在温育开始（0 min）和温育后 25 min、35 min、45 min 和 60 min 分别取 1 滴混合液加于滤纸上，晾干后观察结果。

（3）结果判定：于紫外线灯下观察斑点的荧光。

【注意事项】

（1）每次检测应采用已知 PK 正常的标本作为正常对照，利于结果观察判断。

（2）NADH 配制后不稳定，用前应以 340 nm 处的吸光度进行校正，以上配制好的 NADH 液经 1∶1 000 稀释后吸光度约为 0.093。

【参考区间】 正常人 PK 活性斑点在 25 min 内消失。

【临床意义】 荧光斑点不消失或时间延长说明 PK 活性缺乏，中度缺乏（杂合子）时，荧光 25 ～ 60 min 消失，严重缺乏（纯合子）时，荧光 60 min 不消失。

6．丙酮酸激酶活性测定

【原理】 通过检测 NADH 转变为 NAD 的速率从而反映 PK 的活性。NADH 在 340 nm 波长下有一特定吸收峰，而 NAD 没有此吸收峰，在此波长下，检测 NADH 减少的速率，可推算 PK 活性。

【方法】

（1）试剂

1）1 mol/L Tris-HCl 缓冲液（含 5 mmol/L EDTA，pH 8.0）。

2）1 mol/L 氯化钾溶液。

3）0.1 mol/L 氯化镁溶液。

4）2 mmol/L NADH 液：称取 NADH 1.4 mg 溶于 1 ml 蒸馏水中。

5）30 mmol/L ADP 液：取 ADP 二钠盐 150 mg 溶于 5 ml 蒸馏水中。

6）60 U/ml 乳酸脱氢酶（LDH）液：取 LDH 液活性单位调至 60 U/ml。

7）50 mmol/L PEP 溶液：取 24.05 mg 磷酸烯醇丙酮酸三环己基铵盐溶于 1 ml 蒸馏水，4 ℃冷藏备用。

（2）操作

1）取肝素抗凝血 3.5 ml，加右旋糖酐 1 ml，静置后弃去血浆。再加右旋糖酐 1 ml、生理盐水补足至 4.5 ml 洗涤红细胞，反复洗涤 4 ～ 6 次，再将无白细胞的红细胞液用生理盐水洗 2 次。

2）将洗涤后红细胞悬液加入冰浴的蒸馏水，制成 1∶20 的溶血液，测定血红蛋白。冰浴备用。

3）在 1 ml 反应系统中按表 7-7 加入试剂及标本。

4）在 37 ℃恒温条件下，测定吸光度的变化，波长 340 nm，蒸馏水调零，每分钟测定 1 次，连续测定 10 min。

表7-7 PK活性测定的操作

试剂	对照	高PEP 浓度	低 PEP浓度
1 mol/L Tris-HCl 缓冲液（μl）	100	100	100
1 mol/L 氯化钾溶液（μl）	100	100	100
0.1 mol/L 氯化镁溶液（μl）	100	100	100
2 mmol/L NADH 液（μl）	100	100	100
30 mmol/L ADP 溶液（μl）	0	50	20
60 U/ml LDH 液（μl）	100	100	100
1∶20 溶血液（μl）	20	20	20
蒸馏水（μl）	380	330	455
	混匀，37 ℃水浴 10 min		
50 mmol/L PEP 溶液（μl）	100	100	5

（3）计算

$$\text{PK 活性（U/g Hb）} = \frac{100 \times \Delta A \times V_c}{\text{Hb} \times 6.22 \times V_H}$$

式中，ΔA ：为每分钟的吸光度变化；

V_c：测定体系的总体积，本试验为 1 ml；

Hb：溶血液的血红蛋白浓度；

6.22：1 mmol/L 的 NADPH 在 340 nm 的吸光度值；

V_H：加入溶血液的量，本试验为 20 μl。

【注意事项】

（1）血液标本要新鲜。试剂、pH 值和试验温度要准确。

（2）白细胞、血小板等含的 PK 酶活性相当高，必须尽可能洗除。

【参考区间】 成人酶活性为（15.0±1.99）U/gHb。

【临床意义】

（1）先天性 PK 缺乏，PK 活性率降低或消失，纯合子的 PK 值在正常活性的 25% 以下，杂合子为正常的 25% ～ 50%。

（2）继发性 PK 缺乏，如白血病、AA、MDS，PK 活性可减低。

知识链接

蚕豆病的临床表现

蚕豆病属于遗传性疾病，约有 40% 的患者都有家族史，表现为进食蚕豆后，引起溶血性贫血。此病多发生于夏季，蚕豆成熟的季节，绝大多数病例是因为进食新鲜蚕豆而发病。蚕豆病起病比较急骤，大多在进食新鲜蚕豆后 24 ～ 48 h 发生溶血，最短者只有 2 h，最长者可相隔 9 天，症状可以在数分钟内出现。此病的贫血程度和症状都很严重，患者会出现全身不适、疲倦、乏力、畏寒、发热、头晕、头痛、厌食、恶心、呕吐等症状，有的患者还会出现血红蛋白尿。一般症状会持续 2 ～ 6 天，最重的患者会出现面色极度苍白，血压下降，少尿或无尿等循环衰竭和急性肾衰竭的表现。如果不及时纠正贫血、缺氧和电解质平衡失调，可以导致死亡。

（三）血红蛋白异常检验

血红蛋白是一种由血红素和肽链结合而成的结合蛋白，分子量约为 64458，正常血红蛋白由 2 对珠蛋白肽链和 4 个亚铁血红素构成，是由 4 个亚基组成的四聚体，其形状近似球形。血红素由铁原子和原卟啉组成，人类 Hb 的珠蛋白肽链有 6 种，分别命名为 α、β、γ、δ、ε、ζ。出生后，人类的 Hb 主要有 α、β、γ、δ 4 种珠蛋白肽链，血红蛋白的合成受铁的供应、原卟啉和珠蛋白合成的影响。胎儿期血红蛋白主要是 HbF（$α_2γ_2$），又称胎儿血红蛋白，占胎儿血红蛋白总量的 80% 以上。出生后迅速下降，2 岁时接近成人水平。正常成人主要有 3 种类型血红蛋白：HbA（$α_2β_2$）、HbA_2（$α_2δ_2$）、HbF（$α_2γ_2$），其中 HbA 占血红蛋白总量的 96% ~ 98%，HbA_2 占 2% ~ 3%，HbF 约占 1%。

1. 血红蛋白电泳

【原理】根据不同的血红蛋白带有不同的电荷，等电点不同，在一定的 pH 缓冲液中，缓冲液的 pH 值大于 Hb 的等电点时其带负电荷，电泳时在电场中向阳极泳动，反之，Hb 带正电荷向阴极泳动。经一定电压和时间的电泳，不同的血红蛋白所带电荷不同、分子量不同，其泳动方向和速度不同，可分离出各自的区带，同时对电泳出的各区带进行电泳扫描，可进行各种血红蛋白的定量分析。

【方法】

（1）试剂

1）pH 8.5 TEB 缓冲液：取 Tris 10.2 g，EDTA-Na_2 0.6 g 及硼酸 3.2 g，加蒸馏水至 1000 ml。

2）硼酸盐缓冲液：取硼砂 6.87 g，硼酸 5.56 g，加蒸馏水至 1000 ml。

3）醋纤膜：剪成 6 cm × 4 cm 大小，或根据检测标本的数量剪成 6 cm 长、不同宽度的膜。

3）染液及漂洗液：可选用以下任一染液进行血红蛋白带的着色。①丽春红 S 染色液：丽春红 S0.1 g，二氯醋酸 1.4 g，加蒸馏水至 100 ml。其漂洗液为 3% 醋酸溶液；②氨基黑染色液：氨基黑 10B1 g、磺基水杨酸 10 g、冰醋酸 20 ml，加蒸馏水至 400 ml。其漂洗液为乙醇 45 ml、冰醋酸 5 ml 加蒸馏水至 100 ml；③联苯胺染色液：联苯胺 0.1 g，溶于 10 ml 的甲醇中，加入 500 ml 缓冲液（冰醋酸 1.2 ml，结晶醋酸钠 0.8 g，加蒸馏水至 500 ml），混匀于 4 ℃保存。临用时，取上述液 30 ml 再加入 1 滴 30% 过氧化氢溶液和 1 滴 5% 亚硝基铁氰化钠。其固定液为 10% 磺基水杨酸溶液。漂洗液为蒸馏水。

（2）操作

1）血红蛋白液的制备：取肝素抗凝血 3 ml，以 1500 r/min 的速度离心 10 min，弃去血浆，用生理盐水洗涤红细胞 3 次（以 1000 r/min 的速度离心 10min），以 3000 r/min 的速度离心 10 min 得压积红细胞。在压积红细胞内加入等量的蒸馏水充分振摇，加入 0.5 倍体积的四氯化碳，用力振摇，得上清液为溶血液。

2）标记：在醋纤膜的无光泽面的一端用铅笔画一横线作为点样线（做异常 Hb 检查时可在距阴极端 1.5 cm 处画线）。

3）浸膜：将醋纤膜剪成 3 cm × 8 cm 的条，浸入 pH 8.5 TEB 缓冲液，浸透后取出，用滤纸吸去多余的水分。

4）点样：用加样器蘸取血红蛋白液约 20 μl，然后垂直点加于醋纤膜（无光泽面）距一端 1.5 cm 处。

5）电泳：将硼酸盐缓冲液作为电泳缓冲液倒入电泳槽内，将点样后的醋纤膜放于电泳槽架上，点样在阴极端，无光泽面向下。端电压设为 200 ~ 250 V、电泳 20 ~ 30 min。

6）染色：可选用丽春红染色液、联苯胺染色液或氨基黑染色液进行染色。丽春红染色利于观察，为证实电泳出的带是否是血红蛋白带，可用联苯胺染色，HbA_2 的定量检测多选用氨基黑染色。①丽春红染色：将薄膜浸入丽春红染色液中浸泡 10 min，移入 3% 醋酸液中漂洗至背景为无色，贴于玻片上干燥后肉眼观察；②联苯胺染色：将电泳后膜条用 10% 磺基水杨酸溶液固定 3 min，充分水洗后，浸入联苯胺染色液中，至蓝色区带清晰显现取出水洗，观察电泳结果；③氨基黑染色：将电泳好的薄膜浸入氨基黑染色液中，染色约 30 min，移入漂洗液中浸泡漂洗，更换染色液数次，至背景干净为止。

7）HbA_2 及其他异常血红蛋白的定量测定：

Ⅰ．电泳　方法同上。

Ⅱ．染色　方法同上，多用氨基黑染色。

Ⅲ．洗脱　分别剪下 HbA、HbA_2 和与 HbA_2 大小相当的空白带，如有异常血红蛋白带（如 HbH）也应剪下，将各带放入试管内，再分别加入 10 ml 和 2 ml 的 0.4 mol/L 的 NaOH 溶液浸泡，不时轻轻震摇，待血红蛋白完全洗脱下后，混匀。

Ⅳ．比色　将以上各管洗脱液用空白带管调零，在波长 600 nm 测定吸光度。

电泳后为避免染色不透的影响，也可不进行染色，而直接剪下各血红蛋白区带，用蒸馏水洗脱，于 415 nm 波长比色。

Ⅴ．计算

$$HbA_2(\%) = \frac{HbA_2\text{管吸光度}}{HbA\text{管吸光度} + HbA_2\text{管吸光度}} \times 100\%$$

$$\text{异常血红蛋白}(\%) = \frac{\text{异常血红蛋白管吸光度}}{HbA\text{管吸光度} + HbA_2\text{管吸光度} + \text{异常血红蛋白管吸光度}} \times 100\%$$

【注意事项】

（1）点样量不能太多，若太多，色带易染色不透或脱落，会出现 HbA_2 相对增高的假阳性结果。

（2）电泳时间不能太长，观察到 HbA 和 HbA_2 清晰分开即停止电泳，否则区带会出现扩散反而模糊。

（3）每次试验应同时做正常标本和异常标本进行阴性对照和阳性对照。

（4）染色和漂洗时间与气温有关，温度低时染色时间应延长，温度高时洗脱后要尽快比色，超过半小时可能因逐渐褪色而影响结果。

【参考区间】

pH 8.5 TEB 缓冲液醋酸纤维膜电泳：正常 Hb 电泳区带 HbA ＞ 95%，HbF ＜ 3.1%，HbA_2 为 1.0% ～ 3.1%。此缓冲液适合检出 HbA、HbA_2、HbS、HbC，但 HbF 不易与 HbA 分开，HbH 与 Hb Barts 不能分开和显示，需再选择其他缓冲液进行电泳分离。

【临床意义】

（1）通过与正常人的血红蛋白电泳图谱进行比较，可发现异常血红蛋白区带，如 HbH、HbE、Hb Barts、HbS、HbD 和 HbC 等异常血红蛋白，应进一步定量检测。

（2）HbA_2 升高，是 β- 珠蛋白生成障碍性贫血基因携带者的特征性标志，为杂合子的重要实验室诊断指标。HbA_2 增高至 4% ～ 8%，多数为轻型 β- 珠蛋白生成障碍性贫血，若增高至 10% 以上提示为 HbE。HbA_2 轻度增加亦可见于肝病、肿瘤和某些血液病。

2．抗碱血红蛋白检测

【原理】 抗碱血红蛋白检测又称碱变性试验。胎儿血红蛋白（HbF）具有抗碱和抗酸作用。其抗碱作用比 HbA 更强。将待检的溶血液与一定量的 NaOH 溶液混合，作用 1 min 后加入半饱和硫酸铵中止碱变性反应。HbF 抗碱变性作用强，没有变性存在于上清液中，HbA 变性沉淀，取上清液于 540 nm 处测定吸光度，检测出 HbF 的浓度。此试验也称为碱变性试验，其检测的是抗碱血红蛋白，除 HbF 外，HbBarts 和部分 HbH 也具有抗碱能力，需通过电泳鉴别。

【方法】

（1）试剂

1）0.083 mol/L 氢氧化钾（pH 12.7）：置于塑料瓶中，4 ℃保存，若有沉淀或混浊，应弃去不用。用前宜进行滴定校正。

2）半饱和硫酸铵：取硫酸铵 390 g，溶于 500 ml 蒸馏水中，加热溶解，冷却后置于室温。饱和硫酸铵溶液中必须有少量硫酸铵结晶在容器底部，才能表示已达饱和。临用前，取饱和硫酸铵 4 ml，加蒸馏水 4 ml 及 10 mol/L 盐酸 0.02 ml。

（2）操作

1）血红蛋白液的制备：与血红蛋白电泳检测相同，用四氯化碳法制备。

2）取大试管 1 支，加 0.083 mol/L 氢氧化钾溶液 3.2 ml、血红蛋白液 0.2 ml，立即混匀，准确碱化 1 min，届时立即加入半饱和硫酸铵 6.8 ml，混匀后用优质滤纸过滤，所得滤液为甲液。

3）另取试管 1 支，加蒸馏水 5 ml 及血红蛋白液 0.02 ml，混匀后为乙液。

4）甲液和乙液均用蒸馏水作为空白管，用分光光度计在 540 nm 波长分别测定吸光度。

（3）结果计算

$$\text{抗碱血红蛋白（\%）} = \frac{\text{甲液吸光度}}{\text{乙液吸光度}} \times \frac{51}{251} \times 100$$

式中 51 和 251 分别为甲、乙血红蛋白液的稀释倍数。

【参考区间】 成人 1.0% ～ 3.1%。新生儿 55% ～ 85%，2 ～ 4 个月后逐渐下降，1 岁左右接近成人水平。

【注意事项】

（1）滤液须清澈透明，呈淡黄或淡红色可能为 Hb 含量高。

（2）试验所用试管、吸管等仪器不可被酸碱溶液污染。碱液浓度必须准确，其 pH ＞ 12，校准后最好分装密闭保存，使用量和作用时间都必须十分准确。

（3）酸性半饱和硫酸铵必须准确配制，其 pH 值应为 3.0，且应小批量分装。

（4）每次试验用正常人血和脐带血（HbF 含量高）作为对照试验。

【临床意义】

（1）HbF 绝对增加：珠蛋白生成障碍性贫血时 HbF 增加，重型者达 30% ～ 90%，中间型常为 5% ～ 30%，轻型＜ 5%。遗传性胎儿血红蛋白持续综合征患者，HbF 可高达 100%。

（2）HbF 相对增加：见于骨髓纤维化、白血病、浆细胞瘤、再生障碍性贫血、PNH、卟啉病等。

（3）HbF 生理性增加：多见于孕妇及新生儿。

3．血红蛋白 F（HbF）酸洗脱试验

【原理】 HbF 具有抗碱和抗酸作用，其抗酸能力比 HbA 强。将血涂片于酸性缓冲液中孵育，含 HbF 的红细胞不被酸洗脱，可被伊红染成红色，而含 HbA 的红细胞均被酸洗脱，不能被伊红着色。

【方法】

（1）试剂

1）80% 乙醇。

2）0.1 mol/L 枸橼酸：取无水枸橼酸（MW 192.1）9.6 g，溶解于适量蒸馏水中，待完全溶解后，加蒸馏水至 500 ml。

3）0.2 mol/L 磷酸氢二钠：取 $Na_2HPO_4 \cdot 12H_2O$（MW 358.07）35.81 g 溶于少量蒸馏水中，

待完全溶解后，加水至 500 ml。

4）酸性缓冲液（pH 3.3±0.2）：取 0.2 mol/L 磷酸氢二钠 12.3 ml、0.1 mol/L 枸橼酸 37.7 ml。

5）苏木素染色液：取 1 g 苏木素溶于 10 ml 无水乙醇中，取 2 g 明矾溶于 200 ml 蒸馏水中。混合上述二液，煮沸后即加氧化汞 0.5 g，再加热至染液变成深紫色，随即放入冷水中，使之变凉，次日过滤。

6）伊色红染液：10 g/L 伊红 Y 溶液 200 ml 中加 1 滴冰醋酸。

（2）操作：

1）制备良好血涂片，自然干燥 1 h，再用 80% 乙醇固定 5 min（枸橼酸盐抗凝血在 4 ℃冰箱内保存 3 日内可以使用），水洗待干。

2）将固定后血膜放入 37 ℃、pH 3.3 的酸性缓冲液中，准确保温 5 min。

3）冲洗干燥后，在苏木素染色液中染白细胞 1 min，以免误认为阳性红细胞。

4）水洗后，用伊红染色液染 1 min，再水洗，干后镜检。

（3）结果判定：在油镜下，含有 HbF 的红细胞被伊红染色液染成鲜红色为阳性红细胞；仅留下淡影的细胞膜为阴性红细胞。按照网织红细胞计数法，计数 1 000 个红细胞中阳性红细胞所占比例。

【注意事项】

（1）血涂片中红细胞应平铺分散。制成后，在 2 h 内染色，否则可出现假阳性反应。

（2）缓冲液的 pH 值、温度、洗脱时间应严格控制，否则影响测定结果。

【参考区间】 脐带血中几乎所有的红细胞均呈阳性，新生儿的阳性率为 55% ～ 85%，1 个月后的婴儿为 67%，4 ～ 6 个月后偶见，成人＜ 1%。

【临床意义】 β- 珠蛋白生成障碍性贫血患者：轻型者（杂合子）仅少数红细胞呈阳性，重型者（纯合子）阳性红细胞明显增多。再生障碍性贫血和其他溶血性贫血也可出现数量较少的阳性红细胞。β- 珠蛋白生成障碍性贫血和遗传性 HbF 持续综合征患者抗碱血红蛋白均增高，但酸洗脱试验显示前者红细胞染色为红白相间异质性，后者为均匀淡红色，有鉴别诊断意义。

4．异丙醇沉淀试验

【原理】 不稳定血红蛋白较正常 Hb 更容易裂解，在异丙醇的非极性溶剂中，不稳定血红蛋白可更快地裂解沉淀。通过观察血红蛋白液在异丙醇中的沉淀现象，对不稳定血红蛋白进行筛检。

【方法】

（1）试剂

1）17%（V/V）异丙醇溶液：在 100 ml 容量瓶中加 17 ml 异丙醇，然后加 0.1 mol/L Tris 缓冲液（pH7.4）至刻度，需加盖密封保存。

2）Hb 溶液：见血红蛋白电泳，用四氯化碳法制备。

（2）操作：取 2ml 的 17% 异丙醇溶液，置入有塞的试管中，37 ℃水浴预热数分钟后，加入 0.2 ml Hb 溶液，加塞混匀，计时观察，同时作为正常对照组。

（3）结果判定：在 5 min、20 min 和 40 min 分别观察试管中溶液的混浊或沉淀现象。5 min 清澈、40 min 略有混浊为阴性；5 min 出现混浊，40 min 之内出现沉淀为阳性；20 min 观察时即有絮状沉淀则为强阳性。

【注意事项】

（1）异丙醇溶液浓度（17%）及温度（37 ℃）要严格控制。pH 值不得低于 7.2。

（2）Hb 液浓度为 100 g/L（70 ～ 130 g/L），抗凝剂无影响。

（3）Hb 液需新鲜配制，久置可转变为高铁 Hb，造成假阳性。

【参考区间】 正常人血红蛋白液为阴性（30 min 内不沉淀）。

【临床意义】 不稳定血红蛋白存在时，常于 5 min 内出现沉淀，20 min 开始出现绒毛状沉淀。血液中含有较多 HbF、HbH、HbE 时也可出现阳性结果。

5．热变性试验

【原理】 热变性试验（heat instability test）是根据不稳定血红蛋白比正常血红蛋白更容易遇热变性的原理，观察血红蛋白液在 50 ℃时是否出现沉淀，对不稳定血红蛋白进行筛检。

【方法】

（1）试剂

1）0.1 mol/L Tris 缓冲液（pH7.4）：称取 Tris 1.21 g，加 0.1 mol/L HCl 40 ml，加蒸馏水至 100 ml。

2）氰化高铁 Hb 稀释液：$NaHCO_3$ 1 g，KCN 50 mg，高铁氰化钾 200 mg，加蒸馏水至 1000 ml。

（2）操作

1）在试管中将 0.5 ml 待检 Hb 液和 5 ml Tris 缓冲液混匀。

2）另取 2 支试管，各加上述混合液 2 ml。第 1 管（对照管）置于 4 ℃冰箱；第 2 管（测定管）在 50 ℃水浴 2h 后以 3 000 r/min 的速度离心 20 min。

3）各管取 0.1 ml 上清液，各加 5 ml 氰化高铁 Hb 稀释液，混合，用分光光度计于 540 nm 波长处，用空白管（0.1 ml Tris 溶液，加 5 ml 氰化高铁 Hb 稀释液）调零，读取各管吸光度。

（3）结果计算

$$\text{不稳定血红蛋白（\%）} = \frac{\text{对照管吸光度} - \text{测定管吸光度}}{\text{对照管吸光度}} \times 100$$

【注意事项】

（1）以四氯化碳法新鲜制备 Hb 液。

（2）水浴温度恒定，离心时速度准确。

【参考区间】 正常人热沉淀的血红蛋白≤ 5%。

【临床意义】 阳性结果提示不稳定血红蛋白的存在。

6．红细胞包涵体试验

【原理】 红细胞包涵体试验（Heinz-body forming test）是将煌焦油蓝液与新鲜血液一起孵育，不稳定血红蛋白易变性沉淀形成包涵体。

【方法】

（1）试剂：10 g/L 煌焦油蓝溶液——煌焦油蓝 1 g、枸橼酸钠 0.4 g 溶于 100 ml 生理盐水中，贮存于棕色瓶中，临用前过滤。

（2）操作：取 10 g/L 煌焦油蓝溶液 0.5 ml，置于小试管中，加新鲜血 3 ～ 4 滴，混匀，加上活塞，置于 37 ℃水浴中。在 10 min 及 1 h 用毛细滴管各取 1 滴血推成薄片，待干后置于油镜下观察。

（3）结果判定：HbH 包涵体染色阳性时，在红细胞内出现大小不等、数目不一的墨绿蓝色圆形小体，分布不规则，散在于整个红细胞内。观察孵育 1 h 后血涂片中的 1 000 个红细胞，报告含有 HbH 包涵体阳性细胞的百分率。

【注意事项】

（1）观察结果时，须注意与网织红细胞鉴别，后者一般呈网状或细小点粒状，与煌焦油蓝混合后在 10 min 内即显现出来。必要时以孵育 10 min 时的血涂片进行比较分析。

（2）HbH 一般要在 10 min 后至 1 h 内产生包涵体。有些不稳定 Hb 用本法染色也可产生珠蛋白变性沉淀，形成 Heinz 小体，但需孵育更长时间（3 h 或更长）。

【参考区间】 0 ～ 5%。

【临床意义】

（1）不稳定血红蛋白病：孵育 1 ～ 3 h，多数红细胞内出现变性珠蛋白肽链沉淀形成的包涵体。常见于 G-6-PD 缺乏或细胞还原酶缺乏及化学物质中毒等，红细胞中也可出现包涵体。

（2）HbH 病：孵育 1 h 就可出现包涵体，也叫 HbH 包涵体。

知识链接

世界地贫日

地中海贫血（地贫）又称海洋性贫血、珠蛋白生成障碍性贫血，因最早发现于地中海沿岸国家而得名。

国际地贫联盟于 1994 年 5 月 8 日发起设立“世界地贫日”，旨在纪念已故的地中海贫血及其他血红蛋白病患者，鼓励地中海贫血患者及其家属与该疾病积极斗争，提高公众对地中海贫血的广泛关注和普遍认知，消除对地中海贫血及其他遗传性疾病的歧视。

2022 年是 5 月 8 日是第 29 个“世界地贫日”，活动的主题是“防治地贫，健康孕育”。旨在倡导全社会行动起来，坚持预防为主、防治结合的原则，广泛开展宣传教育，有效落实防治服务，引导公众强化个人健康意识和责任，从认知开始，从你我做起，全面加强地中海贫血的防治，让每个新生命健康孕育，每个儿童健康成长。

（四）免疫性溶血性贫血检验

免疫性溶血性贫血是由于机体免疫功能紊乱产生某种抗体，能与自身红细胞表面的抗原结合或激活补体，引起红细胞过早破坏而导致的一组获得性溶血性贫血，统称免疫性溶血性贫血。依据病因的不同，可分为 AIHA、同种免疫性溶血性贫血和药物免疫性溶血性贫血。不同的免疫性溶血性贫血，实验室检查方法各有不同，常用的试验方法有抗人球蛋白试验、冷凝集素试验、冷热溶血试验等。

1．抗球蛋白试验（Coombs test）

【原理】

人体内产生的不完全抗体，是一种分子量很小的球蛋白（IgG），可作为抗原，经免疫动物产生抗体，此抗体即为抗球蛋白抗体。以此抗体检测红细胞表面和血清中有无不完全抗体的试验，称抗球蛋白试验（Coombs test）。检测红细胞表面有无不完全抗体的试验为直接抗人球蛋白试验（DAGT），检测血清中有无不完全抗体的试验为间接抗球蛋白试验（IAGT），以前者最常用（图 7-5）。

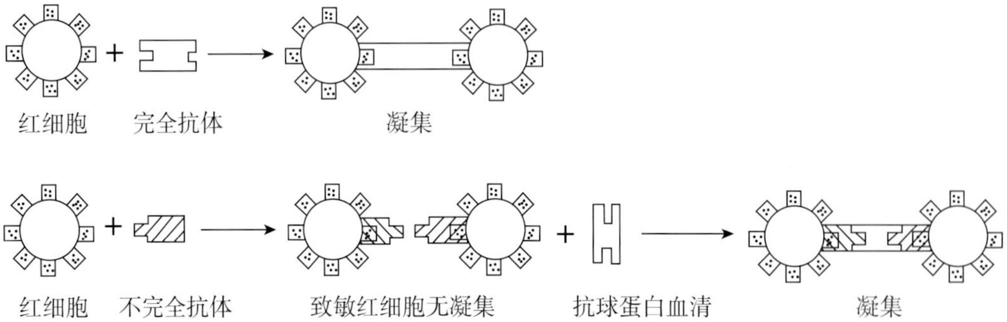

图 7-5 抗球蛋白试验原理示意图

（1）直接抗球蛋白试验：DATG 主要是检测患者红细胞表面上是否结合了不完全抗体，如新生儿溶血病患儿的红细胞被母体不完全抗体致敏。溶血性输血反应时，献血者红细胞被受血者体内不完全抗体致敏，以及 AIHA 患者的红细胞被自身抗体致敏等。本试验是测定不完全抗体较为敏感的一种方法。

AIHA 的自身抗体（IgG）是不完全抗体，结合在红细胞表面，使其致敏。此种致敏的红细胞在生理盐水中不发生肉眼可见的凝集现象。DAGT 是应用抗球蛋白试剂抗 IgG 和（或）抗 C_{3d} 与红细胞表面的 IgG 分子结合，并出现凝集反应。如果红细胞表面不存在自身抗体，则凝集反应呈阴性。

（2）间接抗人球蛋白试验：IAGT 是检测血清中游离的不完全抗体的试验。本试验是用已知红细胞与抗球蛋白血清，检测患者血清中是否含有相应的不完全抗体，如果血清中存在不完全抗体，可使已知红细胞致敏，再加入抗球蛋白血清，可出现凝集。本法是测定不完全抗体重要的血清学方法。

【方法】

（1）试剂

1）抗 IgG：与 IgG（抗 D）致敏细胞凝集效价≥ 1：4。

2）抗 C_{3d}：与 C_3 致敏细胞凝集效价≥ 1：4。

3）抗 IgG+C_{3d}：凝集效价≥ 1：4。

（2）操作

● 直接法

1）抽取静脉血，以枸橼酸钠抗凝为宜。

2）用生理盐水洗涤待测红细胞 3 次，配成 5% 的红细胞悬液。

3）取 3 支小试管，分别加入 50 μl 受检红细胞悬液。标明抗 IgG、抗 C_{3d}，以及抗 IgG+C_{3d}。

4）每管中分别加入相应的 3 种抗血清 50 μl，以 1 000 r/min 的速度离心 5 min，观察凝集结果。

● 间接法

1）及时分离受检血清。

2）将正常 O 型（RhD^+）红细胞洗涤 3 次，配成 5% 的 O 型红细胞悬液。

3）取 1 支小试管，加入受检血清 500 μl 和 O 型红细胞悬液 500 μl，混匀后，加上活塞，置于 37 ℃水浴箱温浴 1 h。

4）取出，以 2 000 r/min 的速度离心 5 min，弃去上清液，将红细胞轻轻混匀（可能被致敏），以生理盐水洗涤 3 次后，尽量弃去上清液。

5）以生理盐水重悬为 5% 的红细胞悬液，分别取 50 μl 加入 3 支小试管中。标明抗 IgG、抗 C_3，以及抗 IgG+C_{3d}。

6）每管中分别加入相应的 3 种抗血清 50 μl。

7）以 1 000 r/min 的速度离心 5 min，轻轻摇动，观察凝集现象。

（3）结果判定

1）阳性：见红细胞凝集，几乎没有或有少量散在红细胞。

2）弱阳性：见少量红细胞凝集，大部分为散在红细胞。

3）阴性：未见凝集，全为散在红细胞。

【注意事项】

（1）每批新的试剂要进行性能验证。试剂开启后需在规定条件下保存和使用。每次试验需用正常 O 型红细胞作为阴性对照、阳性血清致敏 O 型红细胞作为阳性对照。

（2）标本采集要顺利，不能出现凝集现象；应尽快送检，放置过程中可使抗体从细胞表面丢失或结合上非特异性补体，造成假阴性或假阳性结果。当体内有冷凝集抗体时，会影响DATG的结果判读。

（3）观察红细胞凝集时，动作应轻柔，切忌用力过猛。红细胞凝集程度很弱时，应在显微镜下观察。

【参考区间】 直接法和间接法均为阴性。

【临床意义】

（1）AIHA患者直接法阳性，间接法少数阳性。阳性还见于同种免疫性溶血性贫血、药物诱导的溶血性贫血和其他疾病，如SLE、类风湿关节炎、多发性骨髓瘤、镰状细胞病、器官移植、淋巴细胞增殖病、恶性肿瘤。

（2）应注意混合型AIHA，可能是温抗体（IgG）和冷抗体（IgM）同时存在，可应用冷凝集素和冷热溶血试验协助诊断。

（3）间接法主要用于Rh或ABO妊娠免疫性新生儿溶血病母体血清中不完全抗体的检测。当间接法阳性、直接法阴性时，应结合病史，考虑同种免疫性溶血性贫血。

2．冷凝集素试验（CAggT）

【原理】 冷凝集素为IgM类完全抗体，在低温时可使自身红细胞、O型红细胞或与受检者血型相同的红细胞发生凝集，凝集反应的最适温度为0～4 ℃，当温度回升到37 ℃时凝集消失。

【方法】

（1）试剂：生理盐水。

（2）操作：

1）取患者静脉血2 ml，置于37 ℃温箱中，凝固后分离血清。

2）取患者（或同型、O型正常人）抗凝血1～2 ml，以温生理盐水洗涤红细胞3次，最后配成2%的红细胞悬液。

3）取10支小试管，每管加生理盐水0.2 ml，第1管加血清0.2 ml，逐管倍比稀释至第9管，混匀后弃去0.2 ml。第10管作为对照管。

4）每管加2%红细胞悬液0.2 ml（由此形成1∶4～1∶1 024系列血清滴度），摇匀，置于4 ℃的冰箱中2～4h。

（3）结果判定：观察各管凝集现象，记录有明显凝集的最后1管的滴度。如第9管仍凝集，宜继续稀释观察其最高滴度。

【注意事项】 观察结果时，除凝集外，应同时注意溶血现象，若有溶血，应同时报告。

【参考区间】 冷凝集素滴度＜1∶16。

【临床意义】 CAggT阳性见于冷凝集素综合征（＞1∶1 000）。支原体肺炎、传染性单核细胞增多症、肝硬化、淋巴瘤及多发性骨髓瘤者亦可增高，但多数患者不超过1∶1 000。抗体几乎均为IgM，但也有报告IgG或IgA增高，故广谱抗球蛋白直接反应可呈阳性。某些AIHA患者冷凝集素效价很高，有的可达1∶64 000以上。

3．冷热溶血试验（Donath-Landsteiner test，D-LT）

【原理】 冷热溶血试验又称D-L试验（Donath-Landsteiner test）。PCH患者血清中有一种特殊的冷-热反应抗体（Donath-Landsteiner抗体），在20 ℃以下（常为0～4 ℃）时与红细胞结合，同时吸附补体，但不溶血。当温度升至37 ℃时，补体激活，使红细胞膜破坏而发生急性血管内溶血，以此与PNH鉴别。

【方法】

（1）操作：

1）取血约3 ml，加到3支已预温至37 ℃的小试管中，每管约1 ml，分别标记为A、B、C。

2）A 管凝固后静置于 37 ℃ 1 h，B 管凝固后置于 4 ℃ 1 h，C 管则先置于 4 ℃中 30 min，再置于 37 ℃ 1 h，各管均不可搅动。

（2）结果判定：如仅 C 管溶血，A、B 管不溶血，结果为阳性，表明患者可能有冷 - 热反应抗体。

【注意事项】

（1）如患者近期正处于溶血发作期，由于补体被消耗，可得出假阴性结果。

（2）此种冷抗体应与由 IgM 引起的冷凝集素区别。后者在体外 pH 6.9 ～ 7.0 时亦可缓慢地溶血，患者血清中冷溶血抗体滴度一般不高，血清中的补体由于消耗而降低。

（3）在急性发作期，患者红细胞用抗补体直接抗球蛋白试验，常呈阳性。

【参考区间】 阴性。

【临床意义】

（1）阳性对 PCH 的诊断有一定价值，D-L 抗体效价可高于 1∶40。但 PCH 是有明确诱因的一种罕见病，所以有血红蛋白尿的患者，首先应除外其他疾病，再考虑 PCH。

（2）某些病毒感染如麻疹、流行性腮腺炎、水痘、传染性单核细胞增多症也可见阳性反应。

第三节　诊断与鉴别诊断

临床上对于溶血性贫血的诊断比较容易，但查找病因相对比较困难。目前已将生物化学、免疫学、分子生物学、遗传工程学等检测手段，应用于溶血性贫血的病因诊断。

诊断溶血性贫血，分 3 步进行：

（1）确定是否存在溶血，如有贫血、黄疸、网织红细胞增高，外周血涂片可见有核红细胞，骨髓检查呈增生性贫血。依据病史、临床表现、实验室检查，考虑是否有溶血性贫血的可能。

（2）确定溶血的部位主要是血管内还是血管外。血管内溶血常为急性发作，多为获得性溶血性贫血；血管外溶血多为慢性经过，常伴脾肿大。

（3）确定溶血原因，了解患者详细情况，结合病史和临床资料分析溶血的病因，正确选择筛选试验和确诊试验。

一、确定溶血性贫血的存在

确定机体是否存在溶血，溶血表现为红细胞破坏增加、寿命缩短及骨髓红细胞造血代偿性增加同时并存。主要证据有：

1．红细胞破坏过多的表现　血中游离血红蛋白浓度增加、血清结合珠蛋白下降，血红蛋白浓度降低、红细胞形态异常，血清乳酸脱氢酶活性增高、非结合胆红素增加，尿胆原阳性、尿含铁血黄素试验阳性等。

2．红细胞代偿性增生的表现　外周血网织红细胞明显增多，出现有核红细胞、嗜多色性红细胞、点彩红细胞和红细胞碎片，可见 Cabot 环和 Howell-Jolly 小体，骨髓红系增生明显活跃，粒红比值降低或倒置等。

二、确定主要的溶血部位

明确存在溶血后，需下一步确定主要的溶血部位。血管内溶血多为急性溶血，红细胞破坏速度快、数量多，以获得性溶血性贫血多见；血管外溶血多为慢性溶血，红细胞在单核 - 吞噬细胞系统中被吞噬破坏，红细胞破坏速度慢、数量少，常伴黄疸、脾肿大。临床常通过溶血的筛查试验，结合临床特征加以确定。血管内溶血和血管外溶血的鉴别见表 7-8。

表7-8 血管内溶血和血管外溶血的鉴别

特征	血管内溶血	血管外溶血
病因	获得性多见	遗传性多见
红细胞主要破坏场所	血管内	单核 - 吞噬细胞系统
黄疸、贫血	常见	常见
肝脾大	少见	常见
红细胞脆性	改变小	多有改变
红细胞形态	正常或轻度异常	明显异常
血红蛋白尿	常见	无或偶见
尿含铁血黄素	慢性可见	严重溶血时可见
血浆游离血红蛋白	增高	正常或轻度增高
骨髓再障危象	少见	严重溶血时可见
LDH	增高	轻度增高

三、确定溶血病因以明确诊断

引起溶血的原因很多，临床表现无特异性，治疗和预后各不相同，因此，要依据患者的年龄、种族、家族遗传史、婚姻史、生育史、职业、病史、饮食、药物史等找线索，要密切结合本地常见病、多发病和临床资料，进行综合分析，有的放矢地选择筛选试验和确诊试验，对不同类型的溶血性贫血进行确诊。如遗传性溶血性贫血选择红细胞形态检查、渗透脆性试验、酸化甘油溶血试验、自身溶血试验、高铁血红蛋白还原试验、Hb 电泳、G-6-PD 荧光斑点试验等。获得性溶血性贫血选择红细胞形态检查、抗球蛋白试验、Ret 计数、胆红素代谢检查、血型鉴定、CAggT 等。

先天性溶血性贫血可有膜结构异常、酶异常和 Hb 异常的表现，可通过红细胞渗透脆性试验过筛。

1．红细胞渗透脆性增高，提示红细胞膜异常，观察红细胞的形态学变化进行筛查。

（1）球形红细胞＞ 10%，自身溶血试验阳性，见于遗传性球形红细胞增多症。

（2）椭圆形红细胞＞ 15% 见于遗传性椭圆形红细胞增多症。

（3）口形红细胞增多见于遗传性口形红细胞增多症。

2．红细胞渗透脆性正常，提示红细胞酶异常，对红细胞酶类的活性进行筛查。

（1）G-6-PD 酶活性降低见于 G-6-PD 缺乏症。

（2）PK 酶活性降低见于 PK 缺乏症。

3．红细胞渗透脆性降低，提示 Hb 异常，做如下试验进行筛查。

（1）Hb Barts 增高或 HbH 增高见于 α- 珠蛋白生成障碍性贫血。

（2）HbA_2 增高、HbF 增高见于 β- 珠蛋白生成障碍性贫血。

（3）红细胞镰变试验阳性、HbS 增加见于镰形红细胞贫血。

（4）异丙醇试验阳性，变性珠蛋白小体＞ 30%，见于不稳定血红蛋白病。

知识拓展

慢性系统性贫血

继发性贫血是指非造血组织和脏器的原发病直接或间接地影响造血组织而引起的贫血。

1．慢性肝病所致贫血 主要原因：①摄入和储存不足，导致造血原料叶酸、维生素 B_{12}、铁蛋白缺乏。②慢性肝病患者常伴脾功能亢进和脂肪代谢障碍，使红细胞破坏过多。③凝血因子合成减少所致的出血过多。④促红细胞生成素减少，使骨髓红细胞系统增生障碍。

2．慢性肾病所致贫血 主要原因：① EPO 减少；②肾功能不全引起的代谢毒物潴留，影响骨髓造血微环境而导致红细胞生成减少；③营养缺乏、肾功能不全引起消化系统症状，影响铁、叶酸和维生素 B_{12} 等吸收而导致营养不良性贫血。

3．内分泌疾病所致贫血 主要见于垂体疾病、甲状腺疾病、肾上腺和性腺疾病等。产生贫血的原因：①雄激素可刺激肾产生 EPO，也可直接刺激骨髓产生红细胞，当雄激素降低时，红细胞生成减少；②甲状腺激素和肾上腺皮质激素可改变组织对氧的需求而间接影响红系生成；③雌激素可降低红系祖细胞对 EPO 的反应，抑制红细胞的生成；④垂体功能减退所致贫血是继发于其所致的甲状腺、肾上腺皮质功能减退。

案例 7-2

患儿，男，2 岁 4 个月，苗族。因进行性面色苍白 1 年半，全身水肿 16 天，伴发热、咳嗽，气促 5 天，于门诊就诊。患儿系第 1 胎，足月顺产，出生体重 4.0 kg，出生后 5 个月发现面色苍白，逐渐加重。1 岁时因面色苍白去某医院检查，血红蛋白 50 g/L。1 岁半时贫血显著，实验室检查：血红蛋白 25 g/L，血小板 133×10^9/L，红细胞脆性明显减低，尿胆原阳性。入院前 2 个月，曾先后两次患感冒，发热，体温升至 39 ℃以上。1 个月前出现下肢水肿，尿呈淡茶色。半个月来水肿加重，遍及全身。曾两次住院，诊断为“溶血性贫血”，经多次输血等治疗无效。父母均为苗族，非近亲结婚，母亲有轻度贫血史，经遗传学检查发现患儿父母均为 β- 珠蛋白生成障碍性贫血杂合子。

思考题：

1．本病最可能的诊断是什么？

2．本病的诊断依据是什么？

3．本病还需要做哪些实验室检查项目？其意义如何？

4．如要确诊本病，需要做哪项实验室检查？

【思维导图】

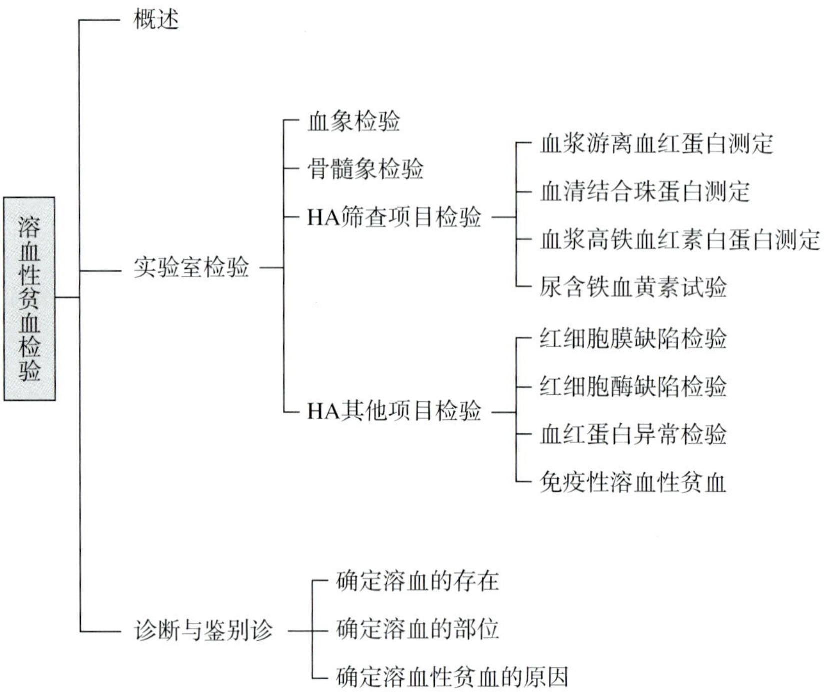

自测题

一、选择题

1．下列叙述符合溶血性贫血的是

A．骨髓造血功能障碍引起　　B．缺乏促红细胞生成素

C．缺乏集落刺激因子　　D．血红蛋白合成障碍

E．红细胞存活期缩短，破坏增加

2．下列叙述符合 PNH 特点的是

A．是一种遗传性血细胞膜缺陷性疾病，主要受累的是红细胞

B．为大细胞正色素性贫血或低色素性贫血，网织红细胞多数降低

C．常以酸化血清溶血试验作为其筛选试验，而确诊主要靠蔗糖溶血试验

D．NAP 阳性积分值常增高

E．常于清晨发现酱油色尿

3．珠蛋白生成障碍性贫血最常见于哪种异常形态红细胞增多

A．球形红细胞　　B．破碎红细胞　　C．靶形红细胞

D．泪滴形红细胞　　E．镰形红细胞

4．下列叙述不是溶血的实验诊断依据的是

A．网织红细胞计数增多　　B．骨髓红系增生明显活跃

C．周围血中可出现有核红细胞　　D．尿胆原增高

E．血清游离血红蛋白＜ 40 mg/L

5．不属于遗传性红细胞内在缺陷的是
A．PNH　　B．G-6-PD 缺乏症　　C．异常血红蛋白病
D．遗传性球形红细胞增多症　　E．PK 缺乏症

二、问答题

1．说出珠蛋白生成障碍性贫血的诊断依据。
2．试述红细胞渗透脆性试验的原理及临床意义。

（魏桂芬）

第三篇

白细胞疾病检验

第八章数字资源

第八章

白血病检验

学习目标

通过本章内容的学习，学生应能够：

识记：

1．说出白血病定义、急性白血病和慢性白血病区分的主要依据。

2．列举白血病的类型、实验室检查特点及诊断标准。

理解：

1．解释白血病的发病机制、MICM 分型的意义。

2．分析常见白血病的鉴别诊断。

运用：

能运用血象、骨髓象及其他实验室检查对常见白血病进行诊断。

案例 8-1

患者，男，8 岁。因低热、乏力、关节疼痛，鼻出血 1 周入院。查体：两侧颈部腋下淋巴结肿大，肝脾肋下 1.5 cm，胸骨轻压痛；血常规：Hb 72 g/L，WBC 29×10^9/L，分类示中性粒细胞占 31%，淋巴细胞占 18%，原始、幼稚细胞占 51%，PLT 43×10^9/L。

思考题：

1．根据以上资料，该患者初步诊断是什么？

2．如需确诊，还需要做哪些实验室检查？

第一节 概 述

白血病是造血干 / 祖细胞克隆性疾病，是一组高度异质性的恶性血液病，其特点为白血病细胞异常增生、分化成熟障碍，并伴有凋亡减少，细胞发育可停滞在不同阶段，若细胞发育停滞在较早阶段称为急性白血病，细胞发育停滞在较晚阶段称为慢性白血病。

一、白血病的发病情况

白血病是我国常见的恶性肿瘤之一，约占癌症总发病率的 5%，我国各类白血病的发病率为2.71/10万人，急性白血病（acute leukemia，AL）的发病率高于慢性白血病（chronic leukemia，CL）（约为5.5∶1），在全国各年龄恶性肿瘤死亡率中，白血病居第6位（男性）和第8位（女性），在儿童和35岁以下的人群中居第1位。男性发病率略高于女性。成人以急性粒细胞白血病多见，儿童以急性淋巴细胞白血病为主，慢性粒细胞白血病的发病率随年龄增长呈逐渐升高的趋势，慢性淋巴细胞白血病多见于50岁以上的老年人。关于白血病的发病机制尚不完全清楚，可能与放射线、化学因素、病毒、遗传因素等有关。

二、白血病的临床表现

各型白血病起病急缓不一，临床症状由骨髓衰竭程度或白血病细胞浸润所致。

1. 贫血　可为首发症状，表现为皮肤黏膜苍白、乏力、虚弱、心悸和劳力性呼吸困难。

2. 出血　主要表现为皮肤瘀点、瘀斑、鼻出血、牙龈出血，严重时可表现为消化道、泌尿道和呼吸系统甚至颅内出血。

3. 发热　为急性白血病最常见的症状，由各种病原体感染引起。

4. 浸润　由于过量的白血病细胞使骨髓腔内压力增高，窦样隙屏障结构被破坏，不成熟的血细胞进入外周血液，并可离开血管侵袭其他器官和组织，造成髓外白血病细胞浸润，临床出现不同程度的胸骨压痛、肝脾大和淋巴结肿大、皮肤和黏膜病变、中枢神经系统白血病、睾丸白血病、绿色瘤等。

知识链接

中枢神经系统白血病

中枢神经系统白血病（central nervous system leukemia，CNSL），系由于白血病细胞浸润至脑膜或脑实质，使患者表现出相应的神经系统和（或）精神症状，可见于白血病病程的任何阶段。

白血病细胞侵犯蛛网膜或蛛网膜邻近神经组织而产生的临床症状和体征称为中枢神经系统白血病。1978年10月在广西南宁召开的全国白血病防治研究协作工作会议中有关中枢神经系统白血病（CNSL）的诊断标准规定如下：

（1）有中枢神经系统症状和体征（尤其是颅内压增高的症状和体征）。

（2）有脑脊液的改变：①压力增高（>0.02 kPa），或>60滴/分。②白细胞计数$>0.01\times10^9$/L。③涂片见到白血病细胞。④蛋白质>450 mg/L，或潘氏试验阳性。

（3）排除其他原因造成的中枢神经系统或脑脊液的相似改变。

三、白血病的分型

白血病的分类方法有多种，如按白血病细胞的分化程度、自然病程和细胞类型分为以下类型。

（一）急性白血病

急性白血病（acute leukemia，AL）是白血病细胞分化停滞在较早阶段，以原始细胞或早期幼稚细胞增殖为主，一般自然病程短于6个月，主要分为急性髓系白血病（acute myeloid leukemia，AML）和急性淋巴细胞白血病（acute lymphocytic leukemia，ALL）。

AML主要分为AML伴重现性遗传学异常、AML伴骨髓增生异常改变、治疗相关的

AML、非特殊类型 AML、髓细胞肉瘤、唐氏综合征相关髓系白血病等类型；ALL 分为 B 淋巴母细胞白血病 / 淋巴瘤和 T 淋巴母细胞白血病 / 淋巴瘤，前者又分为伴重现性遗传学异常和非特殊类型。

（二）慢性白血病

慢性白血病（chronic leukemia，CL）是指骨髓中某一系白血病细胞增多，白血病细胞分化停滞在较晚阶段，以接近成熟的细胞增殖为主，自然病程多数大于 1 年。主要包括慢性粒细胞白血病、慢性淋巴细胞白血病、慢性中性粒细胞白血病、慢性单核细胞白血病和慢性粒 - 单细胞白血病等。

四、急性白血病的分型

急性白血病的诊断和分型方案经历了从以形态学为主线的 FAB 分型到 MICM 分型的演变，急性白血病诊断应是多指标、多参数综合诊断的结果，主要包括细胞形态学（morphology，M）、免疫学（immunology，I）、细胞遗传学（cytogenetics，C）、分子生物学（molecular biology，M）特征和临床指征。急性白血病正确的分型，对疾病的治疗、疗效观察、判断预后等非常重要。

（一）急性白血病 FAB 分型

1976 年由法国（France，F）、美国（American，A）、英国（Britain，B）的血液学专家组成 FAB 协作组对白血病进行分型，根据白血病细胞的形态学特征和相应病变细胞的数量（百分比）将急性白血病（AL）分为急性髓系白血病（AML）（表 8-1）和急性淋巴细胞白血病（ALL）（表 8-2）两大类及若干亚型，以后又进行了多次修改和补充。FAB 分型定义急性白血病的诊断标准为原始细胞≥ 30%（NEC）。

表8-1 急性髓系白血病FAB分型

分型	分型标准
M_0	急性髓系白血病微分化型，原始细胞≥ 30%（NEC），无 T、B 淋巴系标记，至少表达一种髓系抗原，免疫细胞化学或电镜 MPO 阳性
M_1	急性髓系白血病未成熟型，骨髓中原始粒细胞≥ 90%（NEC）
M_2	急性髓系白血病部分成熟型
M_{2a}	骨髓中原始粒细胞占 30% ~ 89%(NEC)，早幼粒细胞及以下阶段粒细胞＞ 10%，单核细胞＜ 20%
M_{2b}	骨髓中原始粒细胞及早幼粒细胞增多，以异常的中性中幼粒细胞增生为主，该细胞有明显的胞质与胞核发育不平衡，核染色质细致疏松，核仁明显，胞质丰富，含大量细小粉红色中性颗粒
M_3	急性早幼粒细胞白血病，骨髓中异常早幼粒细胞≥ 30%（NEC），胞质内有大小不同、多少不等的嗜天青颗粒，常有成束的棒状小体，分为 3 型：
M_{3a}	粗颗粒型，嗜天青颗粒粗大而密集
M_{3b}	细颗粒型，嗜天青颗粒密集而细小
M_{3v}	变异型，胞质内颗粒较小或无
M_4	急性粒 - 单核细胞白血病，骨髓及周围血中有粒系及单核细胞同时增生，分为 4 型：
M_{4a}	原粒和早幼粒细胞增生为主，原、幼单核和单核细胞≥ 20%（NEC）
M_{4b}	原、幼单核细胞增生为主，原粒和早幼粒细胞≥ 20%（NEC）

续表

分型	分型标准
M_{4c}	原始细胞既具有粒系也具有单核系形态特征者≥ 30%（NEC）
M_{4EO}	伴嗜酸性粒细胞增多的急性粒 - 单核细胞白血病，除 M_4 特征外，骨髓中异常嗜酸性粒细胞增多，常≥ 5%（NEC），此类细胞除有典型的嗜酸性颗粒外，还有大的嗜碱性（不成熟，暗褐色）颗粒，还可有不分叶的核
M_5	急性单核细胞白血病，依据分化成熟程度分为两型：
M_{5a}	原始单核细胞型，骨髓原始单核细胞≥ 80%（NEC）
M_{5b}	单核细胞型，骨髓原始及幼稚单核细胞≥ 30%，原始单核细胞＜ 80%（NEC）
M_6	急性红白血病，骨髓有核红细胞≥ 50%（ANC）且有形态异常，骨髓原始细胞≥ 30%（NEC）或周围血原始细胞≥ 20%
M_7	急性巨核细胞白血病，骨髓原始巨核细胞≥ 30%，电镜细胞化学血小板过氧化酶（PPO）阳性，血小板膜蛋白Ⅰb、Ⅱb/Ⅲa、Ⅲa（CD41、CD42b、CD61）或凝血因子Ⅷ相关抗原（vWF）阳性

表 8-1 说明，原始细胞（blast）指原始粒细胞、原始单核细胞、原始巨核细胞（不包括小巨核细胞）。疾病情况下 APL 时的异常早幼粒细胞、急性单核细胞白血病时的幼稚单核细胞被认为是“原始细胞等同细胞”。在纯红白血病中，原始红细胞也被记作原始细胞。髓系原始细胞（myeloblast）包括Ⅰ型和Ⅱ型，Ⅰ型为典型原始细胞，Ⅱ型胞质可出现少许细小嗜天青颗粒，胞核和胞质的比例稍低，其他同Ⅰ型原始细胞。

NEC：指非红系细胞计数，是指不包括浆细胞、淋巴细胞、肥大细胞、巨噬细胞及所有有核红细胞的骨髓有核细胞计数。

ANC：指所有有核细胞计数。

表8-2　急性淋巴细胞白血病FAB分型

分型	分型标准
L_1	以小细胞为主（直径≤ 12μm），大小较一致，核染色质较粗，核仁小，不清
L_2	以大细胞为主（直径＞ 12μm），大小不一，核染色质较疏松，核仁较大，1 至多个
L_3	以大细胞为主，大小一致，核染色质细点状均匀，核仁 1 个或多个且明显。胞质呈嗜碱性，深蓝色，胞质或核上有较多空泡，呈穿透性

（二）免疫学分型

白血病免疫表型分析是白血病诊断和分型的重要指标，用于白血病免疫分型的 CD 抗体可分为一线 CD 抗体和二线 CD 抗体，前者具有较高的特异性，可以对急性白血病的系列来源进行分析；后者具有较高的灵敏性，可以进一步确定系内亚型。血细胞分化成熟为不同谱系、不同阶段细胞的过程中，在细胞质或细胞膜表面会出现不同的白细胞分化抗原，利用单克隆抗体通过流式细胞术进行测定，可帮助识别细胞类别，提高急性白血病诊断的准确性，是细胞形态学分型的极好补充。常用于急性白血病分型的单克隆抗体见表 8-3。

表8-3 各系血细胞常表达的单克隆抗体

细胞类型	一线单克隆抗体	二线单克隆抗体
髓细胞系	CD117、CD13、CD33 Anti-MPO	CD14、CD15、CD11、CD61、CD41、CD42、 CD71、CD36、CD235a（血型糖蛋白 A）
B 淋巴细胞系	cCD22、CD22、CD19、CD10、CD79a	CD20、Cyμ、SmIg
T 淋巴细胞系	cCD3、CD3、CD7、CD2	CD1a、CD4、CD5、CD8
非系列特异性	TdT（胞核）、HLA-DR、CD34	

（三）细胞遗传学分型

急性白血病在亚细胞水平常表现为染色体异常，其中部分染色体异常具有特异性和重现性，这些染色体异常更能代表疾病的根源和本质，可作为诊断和治疗的依据，其消失或重新出现也作为病情缓解和复发的观察指标。另一部分染色体异常则表现为随机性，往往缺乏特异性。

急性白血病的染色体异常分为平衡性畸变和非平衡性畸变。平衡性畸变多表现为易位或倒位，产生特异性染色体结构重排，染色体非平衡畸变表现为随机性和非特异性，多数为染色体数目异常，如 +8、+21、−5/5q−、−7/7q−，与 AML 亚型不相关，不同于重现性染色体异常。

在 AML 中具有病理意义的染色体异常检出率在 60% 左右，其中重现性染色体异常的约占所有 AML 的 30%。这些异常染色体发生相互易位或倒位的平衡型畸变，引起染色体结构重排，形成融合基因和融合蛋白，部分融合蛋白具有转录因子或酪氨酸激酶，可造成骨髓细胞分化阻滞或恶性增殖，AML 中的平衡型畸变往往与 AML 亚型有一定相关性。

在 ALL 中 90% 以上患者可检出染色体异常，其中 66% 为染色体平衡型畸变，这些异常主要累及 *Ig* 基因（B 细胞）或 *TCR* 基因（T 细胞）。B-ALL 染色体异常部分具有重现性，可用于 B-ALL 亚型诊断，如 t(12；21)(p13；q22)、t(1；19)(q23；q13.3) 和 t(9；22)(q34；q11)。T-ALL 常见染色体异常有 t（8；14）（q24；q11）、t（11；14）（p15；q11）和 t（10；14）（q24；q11）等，多数累及 *TCR* 位点 14q11（*TCRα*，*δ*）、7q34-36（*TCRβ*）和 7q15（*TCRγ*）。

（四）分子生物学分型

染色体平衡性畸变后产生基因重排，形成各种融合基因，成为白血病的重现性分子标志，这些标志是白血病诊断、微量残留白血病诊断和治疗的重要指标。如 APL 伴 PML-RARα 患者出现 t（15；17）（q22；q12）形成 *PML-RARα* 融合基因，是诊断和治疗急性早幼粒细胞白血病的重要依据；t（8；21）（q22；q22）形成 *AML1/MTG8* 融合基因，在 AML-M_{2b} 型中其检出率高达 90%，可作为分子标志物。B-ALL 的特异性克隆标志是特异性免疫球蛋白重链和轻链基因重排；T 细胞受体 *δ* 基因和 *γ* 基因重排见于所有 T-ALL 及半数 B-ALL。

（五）急性白血病 WHO 分型

WHO 在 2016 年修订了急性白血病的诊断标准，将造血和淋巴组织肿瘤分为髓系细胞肿瘤、淋巴系细胞肿瘤、系列模糊的急性白血病、组织细胞和树突状细胞肿瘤四大类。与 FAB 分型区别主要表现为原始细胞比例下降，具体为：①骨髓中原始、幼稚淋巴细胞≥ 20% 即可诊断 ALL；②外周血或骨髓中原始粒细胞（原始、幼稚单核细胞）≥ 20% 即可诊断 AML；③当骨髓原始细胞＜ 20%，但伴有重现性遗传性异常也可诊断 AML；其次，由于诊断急性白血病的原始细胞比例下降，AML-M_6 型被删除。目前该标准已经被临床广泛接受和应用，见表 8-4。

表8-4　急性髓系细胞白血病及相关前驱髓细胞肿瘤分型（WHO，2016）

1. AML 伴重现性遗传学异常	（1）AML 伴（8；21）（q22；q22）；*RUNX1-RUNX1T1*
	（2）AML 伴 inv（16）（p13.1；q22）或 t（16；16）（p13.1；q22）；*CBFβ-MYH11*
	（3）APL 伴 t（15；17）（q22；q12）；伴 *PML-RARα*
	（4）AMLt（9；11）（p22；q23）；*MLLT3-MLL*
	（5）AML 伴 t（6；9）（p23；q34）；*DEK-NUP214*
	（6）AML 伴 inv（3）（q21；q26.2）或 t（3；3）（q21；q26.2）；*RPN1-EVI1*
	（7）AML（原始巨核细胞性）伴 t（1；22）（p13；q13）；*RBM15-MKL1*
	（8）AML 伴 *NPM1* 突变
	（9）AML 伴 *CEBPA* 双突变
	（10）暂定类型：AML 伴 *BCR-ABL1*
	（11）暂定类型：AML 伴 *RUNX1*
2. AML 伴骨髓增生异常（病态造血）相关改变	
3. 治疗相关的骨髓肿瘤	
4. AML，非特指型	（1）AML 微分化型
	（2）AML 无成熟型
	（3）AML 伴成熟型
	（4）急性粒 - 单核细胞白血病
	（5）急性原始单核 / 急性单核细胞白血病
	（6）纯红系白血病（或纯红白血病）
	（7）急性巨核细胞白血病
	（8）急性嗜碱性粒细胞白血病
	（9）急性全髓增殖症伴骨髓纤维化
5. 髓系肉瘤	
6. 唐氏综合征相关髓系增殖症	（1）短暂性异常骨髓增殖
	（2）唐氏综合征相关的髓系白血病
7. 系列不明的急性白血病	

1. 急性髓系白血病 WHO 分型

（1）AML 伴骨髓增生异常相关改变（AML-MRC）：是指外周血或骨髓中原始细胞 ≥ 20%，伴有多系（至少 2 系）病态造血，病态造血细胞 ≥ 50%，或伴有 MDS 或 MDS/MPN 病史，或合并存在 MDS 相关细胞遗传学异常，同时不存在 AML 伴重现性细胞遗传学异常的特异性遗传学异常，以及不具有无关疾病的细胞毒性治疗或放射治疗史的急性髓系白血病。

（2）治疗相关的髓系肿瘤：WHO（2016）仍保留了治疗相关的 MDS 或治疗相关的 AML

（t-MDS 或 t-AML）和 MDS/MPN（t-MDS/MPN），由于相关的细胞遗传学异常对治疗决策和预后至关重要，所以应该在最终的诊断中被识别出来。研究证实多数治疗相关的髓系肿瘤患者的胚系细胞存在易感癌基因的突变；为发现癌基因的易感性，应详细询问患者家族史。

（3）髓系肉瘤：仍作为 AML 中一种独特的临床亚型。髓系肉瘤可能是初发的，也可能伴外周血和骨髓的浸润，还可能是 AML 复发或 MDS、骨髓增生性肿瘤（MPN）或 MDS、MPN 前期的一个进展。虽然在分类中单独列出了髓系肉瘤，但是为了更加明确 AML 的亚型，对于没有骨髓浸润证据的髓系肉瘤应进行全面检查后才能诊断。

（4）唐氏综合征相关髓系增殖：包括短暂性异常骨髓增殖（TAM）和唐氏综合征相关的髓系白血病。两者通常都是巨核细胞增生，在出生时或出生后数天内发生 TAM，多在 1 ～ 2 个月确诊，其后（通常在 3 岁内）出现髓系白血病，伴或不伴有前期的 TAM 和未经治疗持续存在的 TAM。唐氏综合征相关的髓系肿瘤具有相似的特点，即不依赖原始细胞计数且不再细分为 MDS 或 AML。TAM 和唐氏综合征相关的髓系白血病均以 *GATA1* 突变和 JAK-STAT 通路突变及髓系白血病中额外基因突变为特征。

2．急性淋巴细胞白血病 WHO 分型 FAB 分型方案存在一定的主观性和证据学的局限性，限于当时的条件，FAB 主要对急性淋巴细胞白血病提出以形态学为主的 FAB 分型，但由于其与临床治疗和预后关联性不大，目前已基本不再使用。2012 年我国第 1 版《成人 ALL 诊断与治疗的专家共识》发表，并于 2016 年更新。该指南推荐 ALL 的诊断应该采用 MICM（形态学、免疫学、细胞遗传学和分子生物学）的诊断模式，诊断分型采用 WHO 2016 版标准。骨髓中原始 / 幼稚淋巴细胞比例≥ 20% 可以诊断 ALL；免疫分型采用多参数流式细胞术，最低诊断分型可以参考 EGIL 1995 标准（表 8-5），疾病分型可参照 WHO 2016 版分类标准（见表 8-6），同时应除外混合表型急性白血病。

表8-5 ALL的免疫学分型（EGIL，1995）

1．B- 淋巴细胞系 ALL［$CD19^+$ 和（或）$CD79a^+$ 和（或）$CD22^+$，至少两个阳性］	
早期前 B-ALL（B-Ⅰ）	无其他 B 细胞分化抗原表达
普通型 ALL（B-Ⅱ）	$CD10^+$
前 B-ALL（B-Ⅲ）	胞质 IgM^+
成熟 B-ALL（B-Ⅳ）	胞质或膜 κ 或 $λ^+$
2．T- 淋巴细胞系 ALL（胞质 / 膜 $CD3^+$）	
早期前 T-ALL（T-Ⅰ）	$CD7^+$
前 T-ALL（T-Ⅱ）	$CD2^+$ 和（或）$CD5^+$ 和（或）$CD8^+$
皮质 T-ALL（T-Ⅲ）	$CD1a^+$
成熟 T-ALL（T-Ⅳ）	膜 $CD3^+$，$CD1a^-$
$α/β^+$T-ALL（A 组）	抗 $TCRα/β^+$
$γ/δ^+$T-ALL（B 组）	抗 $TCRγ/δ^+$
（$α/β^+$T-ALL、$γ/δ^+$T-ALL：是 T-ALL 中根据膜表面 T 细胞受体 -TCR 的表达情况进行的分组）	
3．伴髓系抗原表达的 ALL（My+ALL） 表达 1 或 2 个髓系标志，但又不满足杂合性急性白血病的诊断标准	

表8-6　前体淋巴细胞肿瘤分型（WHO 2016版）

B 淋巴母细胞白血病 / 淋巴瘤
B-ALL/LBL，NOS
B-ALL/LBL 伴重现性遗传学异常
B-ALL/LBL 伴 t（9；22）（q34.1；q11.2）；*BCR-ABL1*
B-ALL/LBL 伴（v；11q23.3）；*KMT2A* 重排
B-ALL/LBL 伴 t（12；21）（p13.2；q22.1）；*ETV6-RUNX1*
B-ALL/LBL 伴超二倍体
B-ALL/LBL 伴亚二倍体
B-ALL/LBL 伴 t（5；14）（q31.1；q32.3）；*IL3-IGH*
B-ALL/LBL 伴 t（1；19）（q23；p13.3）；*TCF3-PBX1*
暂定类型：B-ALL/LBL，*BCR-ABL1* 样
暂定类型：B-ALL/LBL 伴 *iAMP21*
T 淋巴母细胞白血病 / 淋巴瘤
暂定类型：早期前体 T 淋巴母细胞白血病
暂定类型：NK 细胞淋巴母细胞白血病 / 淋巴瘤

五、急性白血病疗效判断标准（国内疗效标准）

（一）缓解标准

1．完全缓解（complete remission，CR）

（1）临床：无白血病细胞浸润所致的症状和体征，生活正常或接近正常，称为完全缓解。

（2）血象：Hb ≥ 100g/L（男性），或≥ 90g/L（女性及儿童），中性粒细胞绝对值≥ 1.5×10^9/L，血小板≥ 100×10^9/L，外周血白细胞分类中无白血病细胞。

（3）骨髓象：原粒细胞Ⅰ型 + Ⅱ型（原单 + 幼单或原淋 + 幼淋）≤ 5%，红细胞及巨核细胞系正常。

AML 伴 t（8；21）（q22；q22.1）；*RUNX1-RUNX1T1*；原粒细胞Ⅰ型 + Ⅱ型≤ 5%，中性中幼粒细胞比例在正常范围。

APL 伴 *PML-RARα*：原粒细胞 + 早幼粒≤ 5%。

M_4 型：原粒细胞Ⅰ + Ⅱ型原始单核及幼稚单核细胞≤ 5%。

M_5 型：原单细胞Ⅰ型 + Ⅱ型及幼核≤ 5%。

M_7 型：粒细胞、红细胞二系比例正常，原巨核 + 幼巨核细胞基本消失。

急性淋巴细胞白血病：原始淋巴细胞 + 幼稚淋巴细胞≤ 5%。

2．部分缓解（partial remission，PR） 20% ≥骨髓原粒细胞Ⅰ型 + Ⅱ型（原单 + 幼单或原淋 + 幼淋）> 5%；或临床、血象中有 1 项未达完全缓解标准者。

3．未缓解（non-remission，NR） 骨髓象、血象及临床 3 项均未达到上述标准者。

（二）白血病复发

经治疗获 CR 后出现下列三者之一者，称为复发：

1．20% ≥骨髓原粒细胞Ⅰ型 + Ⅱ型（原单 + 幼单或原淋 + 幼淋）> 5%，经过有效地抗白血病治疗一个疗程仍未能达到骨髓象完全缓解标准者。

2．骨髓原粒细胞Ⅰ型 + Ⅱ型（原单 + 幼单或原淋 + 幼淋）> 20% 者。

3．骨髓外白血病细胞浸润。

（三）持续完全缓解（CCR）

CCR 指从治疗后完全缓解之日起计算，其间无白血病复发达 3 ～ 5 年或以上者。

（四）长期存活

长期存活指急性白血病自确诊之日起，存活时间（包括无病或带病生存）达 5 年或 5 年以上者。

（五）临床治愈

临床治愈指停止化疗 5 年或无病生存（disease free survival，DFS）达 10 年者。

说明：统计生存率时应包括诱导治疗不足一个疗程者；诱导治疗满一个疗程及其以上的病例应归入疗效统计范围。

六、微量残留白血病检测

微量残留白血病（minimal residual leukemia，MRL）又称微小残留病，是指急性白血病经诱导化疗或骨髓移植获得完全缓解，而体内仍残存微量白血病细胞的状态。用一般形态学的方法已难以检出，估计体内可能存在 10^6 ～ 10^8 个白血病细胞，这些微量残留白血病细胞的增殖和扩散是复发的根源。大量的研究证实，MRL 的有无及数量高低不但反映了个体对治疗的反应，而且与预后有很大关系。

MRL 常用的检测方法有以下几类：细胞遗传学方法、分子生物学方法和免疫学方法。但这些方法都有一定局限性，不能理想监测 MRL。

【课程思政】

20 世纪 80 年代，上海血液学研究所王振义院士和陈竺院士团队，开始了有关白血病癌基因的研究，用全反式维 A 酸和三氧化二砷联合治疗，诱导白血病细胞分化、凋亡，治疗急性早幼粒细胞白血病的基础和临床研究。阐明其作用的细胞和分子机制，提出肿瘤“靶向治疗”的观点，为急性早幼粒细胞白血病的选择性分化、凋亡、治疗开辟了全新的道路，做出了重大贡献，得到国际学术界的高度评价。2018 年 2 月瑞典皇家科学院宣布将 2018 年舍贝里奖授予中国上海交通大学（血液学研究所）陈竺院士，以表彰其阐明急性早幼粒细胞白血病的分子机制并发展了革命性治疗。

第二节　急性髓系白血病

一、急性髓系白血病伴重现性细胞遗传学异常

急性髓系白血病伴重现性细胞遗传学异常（AML with reappearance and abnormal genetics）是一类具有明确的染色体异常、特异性融合基因和特殊的临床表现，对化疗敏感、预后较好的急性髓系白血病。此类 AML 主要包括 9 种亚型，约占 AML 的 30%。需要注意的是，如果患者发病前确有放疗或化疗史者，即使存在 WHO 分类单列的 AML 亚型伴有的某种重现性染色体异常，也应划为“治疗相关性 AML”。本节重点介绍以下 3 种常见的急性髓系白血病伴重现性遗传学异常白血病。

（一）急性早幼粒细胞白血病伴 t（15；17）（q22；q12）；*PML-RARα*

【概述】急性早幼粒细胞白血病（acute promyelocytic leukemia，APL）伴 t(15；17)（q22；q12）；*PML-RARα* 是一种异常早幼粒细胞恶性增生，并具有重现性细胞遗传学异常 t（15；17）（q22；q12）和 *PML-RARα* 的急性髓系白血病。发病率占全部 AML 的 5% ~ 8%，其形态学特征相当于 FAB 分型方案中的 AML-M_3 型。APL 除具有一般 AML 的共同临床特征外，尚具有以下特点：①异常早幼粒细胞的颗粒含有大量促凝活性的酶类物质，常导致弥散性血管内凝血（DIC）的发生，出血以皮肤黏膜最为明显，其次为胃肠道、泌尿道、呼吸道和阴道，颅内出血最为严重，是死亡的原因之一；②对常规化疗敏感，但死亡率高，10% ~ 20% 的病例死于严重出血；③全反式维 A 酸（all trans retinoic acid，ATRA）能诱导 APL 细胞分化成熟，亚砷酸（arsenious acid，ATO）能诱导其凋亡，临床治愈率高。

90% ~ 95% 的急性早幼粒细胞白血病病例具有 t（15；17）（q22；q12）。17q11-12 上存在维 A 酸受体（retinoic acid alpha receptor，RARα）；而 15q22 上存在早幼粒细胞白血病（promyelocytic leukemia，PML）基因。t（15；17）（q22；q12）使 15 号和 17 号染色体形成一个 *PML-RARα* 融合基因和一个较短的 *RARα-PML* 融合基因，上述融合基因产生的异常融合蛋白 PML-RARα 与野生型 PML 和 RARα 的诸多配体在 DNA 上竞争性结合在转录因子位点，抑制野生型 PML 和 RARα 的正常生物学功能，导致早幼粒细胞分化阻滞、凋亡减少，进而形成急性早幼粒细胞白血病。全反式维 A 酸和亚砷酸能降解 PML-RARα 融合蛋白，促使早幼粒细胞分化成熟。

【实验室检查】

1．血象检验　红细胞和血红蛋白常明显减低。白细胞常减少，部分病例可升高。分类可见异常早幼粒细胞，胞质内易见 Auer 小体。血小板计数中度至重度减低，多数为（10 ~ 30）$\times 10^9$/L。

2．骨髓象检验　绝大部分病例有核细胞增生明显活跃或极度活跃，红系增生常受抑制，巨核细胞和血小板显著减少。异常早幼粒细胞易见，其胞质内可见长而粗大的 Auer 小体，有时呈多根堆积的柴捆样，故称之为“柴捆细胞”（faggot cell）（图 8-1）。典型的异常早幼粒细胞大小不一，核形多不规则，有时核扭曲、折叠或分叶；核染色质致密，有的可见模糊核仁；胞质丰富，有些病例的异常早幼粒细胞胞质中充满密集粗大的紫红色嗜天青颗粒（粗颗粒型），有些病例的异常早幼粒细胞则为细颗粒型或微颗粒型。以 FAB 分型方案为基础的 AML 把急性早幼粒白血病 M_3 型分为 3 种类型：M_{3a}（胞质粗颗粒型）、M_{3b}（胞质细颗粒型）、M_{3v}（胞质微颗粒型，核形扭曲、分叶）。异常早幼粒细胞常可见内外双层胞质现象，表现为细胞边缘部位的外胞质层颗粒稀少或无，并常见伪足样突起，而内胞质层（近核周）则颗粒密集。

知识链接

靶向治疗是通过阻断致瘤途径来阻止肿瘤的生长的一种肿瘤治疗方法，但恶性肿瘤有独特的激活替代途径的能力，他们往往能够逃避这些疗法。此外，恶性肿瘤中包含少量肿瘤干细胞，被认为是肿瘤起始、转移和产生耐药性的根源。下面以急性早幼粒细胞白血病（APL）的靶向治疗为例。

视黄酸（维甲酸）受体（RARα）属类固醇 / 甲状腺激素受体超家族成员之一，具有独立的配体结合和 DNA 结合区域。早幼粒细胞白血病（PML）基因具有诱导细胞分化的能力。t（15；17）易位结果产生了 *PML-RARα*（融合基因），在全反式维甲酸（ATRA）作用下，融合蛋白被降解，白血病细胞向成熟髓系细胞分化。这一治疗方案对于表达 *PML-RARα* 的 APL 是特异的。

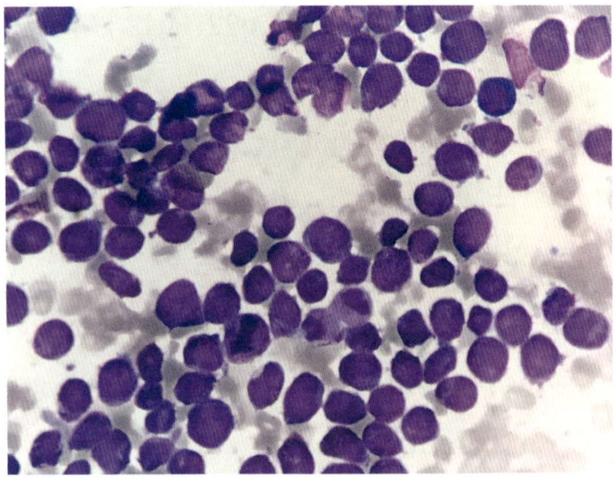

图 8-1 急性早幼粒细胞白血病骨髓象

3．细胞化学染色 APL 白血病细胞 POX 染色呈强阳性，但有极个别过氧化物酶缺乏的 APL 白血病细胞可呈弱阳性或阴性，AS-D-NAE 可呈阳性反应，但不被氟化钠抑制，α-NBE 染色阴性，依此可与急性单核细胞白血病进行鉴别。

4．免疫学检查 APL 中异常早幼粒细胞表达 CD13、CD33、CD117，低比例表达或不表达 CD34、HLA-DR、CD15、CD11b、CD11c 和 CD16。少数病例如 M3v 型可中等程度表达 CD34。

5．细胞遗传学和分子生物学检验 常规染色体检查、FISH 和 Q-PCR 技术对于该亚型中的异常染色体和融合基因检出率高。APL 遗传学异常以 t（15；17）（q22；q12）伴 *PML-RARα* 为主，占 90%，尚有少数病例为变异型遗传学异常，变异型有 t（11；17）（q23；q21）（*PLZF/RARα*） 或 t（11；17）（q13；q21）（*NuMA/RARα*） 和 t（5；17）（q23；q21）（*NPM/RARα*）。此外，部分病例尚有 +8 染色体异常和 Flt-3 突变，具有此遗传学异常者预后欠佳。

（二）AML 伴 t（8；21）（q22；q22）；*RUNX1-RUNX1T1*

【概述】 AML 伴 t（8；21）（q22；q22）；*RUNX1-RUNX1T1* 占 AML 的 5% ～ 12%，是一种粒系部分分化成熟的 AML。年轻患者居多，易合并发生髓系肉瘤。该亚型的细胞形态学特征类似于 FAB 分型方案中的 AML-M_{2b} 型及个别 M_1 和 M_{2a} 型。约 90% 以上的急性髓细胞白血病部分成熟型，伴有重现性细胞遗传学异常 t（8；21）（q22；q22）；*RUNX1-RUNX1T1*。有此遗传学特征者，即使原始细胞比值＜ 20%，也可诊断为 AML 伴 t（8；21）（q22；q22）。

【实验室检查】

1．血象检验 红细胞和血红蛋白常减低。白细胞减少，部分病例可升高。分类可见各阶段幼稚粒细胞，异常中性中幼粒细胞、嗜酸性粒细胞和嗜碱性粒细胞亦可增加。血小板计数减低。

2．骨髓象检验 绝大部分病例有核细胞增生明显活跃或极度活跃。粒系增生明显活跃或极度活跃（图 8-2）。异常中性中幼粒细胞比值可≥ 20%，异常中性中幼粒细胞形态特点是胞核与胞质发育极不平衡，核染色质细致疏松，核仁大而明显，其胞质内有丰富的粉红色颗粒，周边有少量的嗜天青颗粒，或有假性 Chediak-Higashi 颗粒，可见 Auer 小体，常见原始粒细胞和早幼粒细胞增多。红系增生常受抑制，巨核细胞和血小板常减少。

3．细胞化学染色 大部分原始细胞呈髓过氧化物酶染色（MPO）阳性至强阳性；粒细胞酯酶染色呈强阳性；单核细胞酯酶染色包括 α-NAE 染色和 α-NBE 染色呈阴性或弱阳性，而前者的阳性结果不被氟化钠抑制。

4．免疫学检查 原始细胞强表达 MPO，部分强表达 CD34、HLA-DR、CD117 和 CD13，弱表达 CD33。有时原始细胞表达成熟阶段粒细胞标志 CD15。AML 伴 t（8；21）免疫表型最

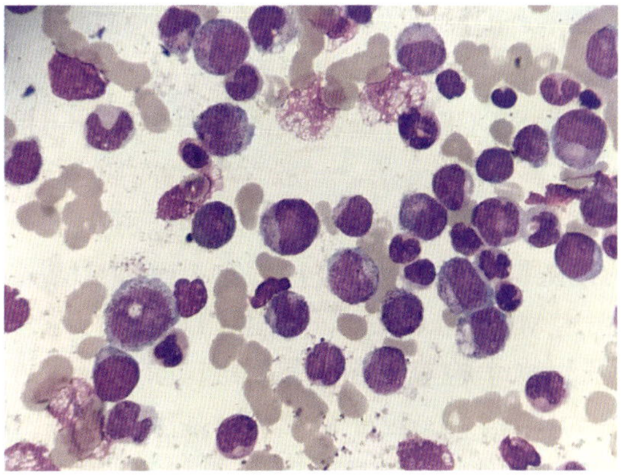

图 8-2　AML 伴 t（8；21）（q22；q22）；*RUNX1-RUNX1T1* 骨髓象

大的特点是部分粒细胞伴 CD19 和（或）CD56 的表达。少数病例弱表达末端脱氧核糖核酸转移酶（TdT）。表达 CD56 的病例预后不良。

5．细胞遗传学和分子生物学检查　该亚型特征的遗传学改变是 t（8；21）（q22；q22），该易位使染色体 8q22 上的 *RUNX1*（又称 *AML1*）与 21q22 的 *RUNX1T1*（又称为 *ETO*）交互重排形成 *RUNX1-RUNX1T1* 融合基因。具有伴随性染色体丢失（-Y）的特点。少数病例还伴有 t（9；22）（q34；q11）、$9q^-$、$9q22^-$ 等染色体改变。有 30% 的儿童患者存在 K-ras 和 N-ras 突变；20% ～ 25% 的患者可检出 *c-kit* 突变。

（三）AML 伴 inv（16）（p13.1；q22）或 t（16；16）（p13.1；q22）；*CBFβ-MYH11*

【概述】该型白血病是一种有单核细胞系和粒细胞系分化迹象的 AML，骨髓中有特征性的异常形态嗜酸性粒细胞，相当于 FAB 分型中的 AML-M_4Eo，发病率占全部 AML 的 10% ～ 12%，各年龄组均可发病，年轻人多见。髓细胞肉瘤（绿色瘤）可为首发表现，或为复发时的唯一表现。

【实验室检查】

1．血象检验　红细胞、血红蛋白和血小板常减少。白细胞常减低，部分病例可升高。可见各阶段的粒细胞和单核细胞，嗜酸性粒细胞增加。

2．骨髓象检验　绝大部分病例有核细胞增生明显活跃或极度活跃。粒、单核两系同时增生，原始粒细胞及原始、幼稚单核细胞均增高（图 8-3），胞质内可见长短不一的 Auer 小体。嗜酸性粒细胞增多，各阶段细胞均可见，常 ≥ 5%（个别病例可以不高），其胞质中充满粗大、橘黄色的嗜酸性颗粒，同时伴有深染的棕黑色异常颗粒。红系增生常受抑制，巨核细胞和血小板减少。

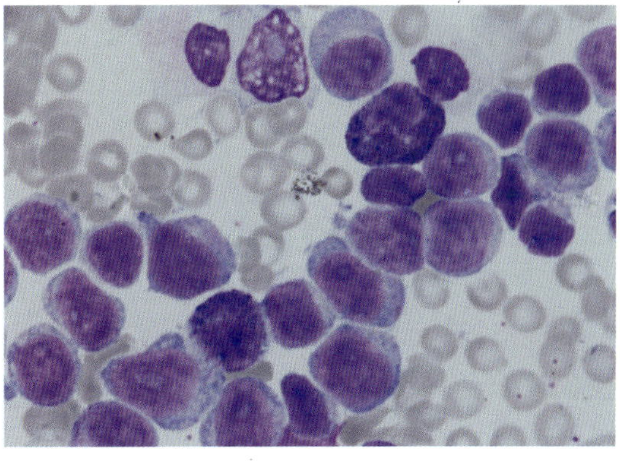

图 8-3　AML 伴 inv（16）（p13.1；q22）或 t（16；16）（p13.1；q22）；*CBFβ-MYH11* 骨髓象

3．细胞化学染色 原始粒细胞和原始、幼稚单核细胞 MPO 染色呈阳性或弱阳性，嗜酸性粒细胞呈强阳性；异常嗜酸性粒细胞特异性氯乙酸酯酶（NAS-DCE）染色呈阳性；酯酶双染色可见 a-NAE 染色阳性、NAS-DCE 阳性或双酯酶阳性，部分可被 NaF 抑制。

4．免疫学检查 该型免疫表型较复杂，一般存在 4 个细胞群。粒、单核两系原始细胞表达 CD34、CD117 和 MPO；具有粒系特征的细胞群一般表达 CD34、MPO、CD13、CD33 和 CD15；具有单核系特征的细胞群一般表达 CD4、CD14、CD11b、CD11c、CD64、CD36 及溶菌酶阳性；嗜酸性粒细胞表达 MPO 和 CD9，不表达 CD16。

5．细胞遗传学和分子生物学检查 白血病细胞具有 inv（16）（p13.1；q22）或 t（16；16）（p13.1；q22），以前者为多见。16q22 上的 *CBFβ* 基因与 16p13.1 的 *MYH11* 基因发生交互重排，形成 *CBFβ-MIH11* 融合基因。部分患者还伴有 +22、+8、del（7q）、+21 和 *c-kit* 突变，其疗效和预后常较差。+22 在具有其他遗传学异常的 AML 中罕见，对本型 AML 的诊断相对较特异。常规染色体 R 显带技术对于此种类型染色体变异的检测不太敏感，需采用 FISH 和 PCR 技术检测 *CBFβ-MYH11* 的存在。Q-PCR 能定量而稳定地检测 *CBFβ-MYH11* 融合基因的拷贝数，可用于残留白血病细胞的检测。

二、急性髓系白血病非特指型

急性髓系白血病非特指型（AML-non otherwise specified，AML-NOS）与伴有重现性遗传学异常的 AML 不同，没有特异性染色体或基因异常。这一组 AML 中各亚型的分类依据主要是白血病细胞形态学、细胞化学和免疫表型特征。骨髓或血涂片白血病原始细胞≥ 20% 是形态学诊断的主要标准。当骨髓涂片有核细胞减少时，骨髓活检切片免疫组织化学染色中髓系白血病原始细胞≥ 20%，也可作出 AML 的诊断。AML-NOS 包含一组不同类型的 AML，可以大致对照 FAB 分型，它们在形态学、细胞化学和免疫表型等方面相互联系。现将 AML-NOS 所包含的各亚型分述如下。

（一）急性髓系白血病微分化型

【概述】 急性髓系白血病微分化型（AML with minimally differentiated）是指形态学和细胞化学不能提供髓系分化的证据，但可以通过免疫学标志和（或）超微结构检查（包括超微结构细胞化学）证实原始细胞髓系特征的 AML。此型发病率较低（占 AML ＜ 5%），各年龄段均可见，但以婴幼儿和老年人居多。骨髓细胞形态学特征大致相当于 FAB 分型方案中 AML-M_0 型。

【实验室检查】

1．血象检验 红细胞和血红蛋白明显减少，白细胞常升高，部分病例可减低。血小板计数明显减低。分类可见原始细胞、少量幼稚粒细胞、幼红细胞。

2．骨髓象检验 有核细胞多为增生明显活跃或极度活跃。白血病细胞中等大小，胞质量较少、嗜碱性强、无颗粒；细胞核圆形、核染色质细致、有 1 ～ 2 个核仁。该型髓系原始细胞≥ 20% 为诊断标准，部分病例原始细胞可达 90% 以上。此类原始细胞大致相当于髓系造血干祖细胞阶段，不宜归为粒系、单核系或巨核系中的某种原始细胞。胞质内无 Auer 小体，如有 Auer 小体，应诊断为 AML 无成熟型。粒系增生减低或活跃，各阶段比值一般减少。红系、巨核系均有不同程度抑制。

超微结构显示原始细胞呈圆形，表面较平滑，微绒毛量少。细胞核较大、呈圆形，以常染色质为主，异染色质少、在核膜处有薄层聚集，含有 1 ～ 2 个核仁。胞质量少，内有较多游离核糖体和少量线粒体。电镜髓过氧化物酶（MPO）染色原始细胞可呈阳性。

3．细胞化学染色 原始细胞 POX 和 SB 染色呈阴性或阳性，阳性率常＜ 3%，PAS 和酯酶染色阴性或弱阳性。

4．免疫学检查　原始细胞通常表达早期造血细胞相关抗原（如CD34、CD38和HLA-DR），以及CD13和（或）CD117，大约60%的病例表达CD33。缺乏髓系和单核系细胞成熟相关抗原，以及T和B淋巴细胞相关的淋巴系抗原的表达，部分病例可表达CD7。流式细胞术或免疫细胞化学检查可有部分原始细胞MPO阳性。大约50%的病例TdT呈阳性。免疫表型分析对于该亚型白血病的鉴别诊断必不可少。

5．细胞遗传学和分子生物学检验　染色体核型异常的发生率高达58%～81%，复杂异常发生率可达42%。常见的异常包括-7/7q⁻和（或）-5/5q⁻，以及8、4、13号染色体三体，染色体异常提示其预后较差。部分病例可检测到Flt-3突变，提示预后欠佳。

（二）急性髓系白血病未成熟型

【概述】急性髓系白血病未成熟型（AML without maturation）是一种骨髓中向粒系方向分化的原始细胞显著增生，但缺乏粒系方向进一步发育、成熟证据的AML。原始细胞的可通过MPO或SB细胞化学染色（阳性率≥3%）来确认。该亚型约占AML的10%，多见于成年人。大部分病例起病急骤，病情凶险。表现为重度贫血、发热、明显出血，常出现中枢神经系统浸润。绿色瘤（chloroma）常见于此型，典型表现为骨膜下绿色肿瘤，多见于儿童及青年人。此型骨髓细胞形态学特征大致相当于FAB分型方案中的AML-M_1型。

【实验室检查】

1．血象检验　红细胞和血红蛋白常明显减低。白细胞常升高，部分病例可正常或减低。血小板常明显减低。易见原始粒细胞，有时高达90%以上，可见Auer小体。

2．骨髓象检验　有核细胞增生明显活跃或极度活跃。粒系增生明显活跃或极度活跃，以原始粒细胞（原始粒细胞Ⅰ型+原始粒细胞Ⅱ型）明显增多为最主要的形态学特征，比值≥90%，细胞可出现多种畸变，胞体大小不一，胞质中含有数量不等的嗜天青颗粒，偶见空泡和Auer小体；有些病例的白血病原始细胞形态类似于原始淋巴细胞：胞体小，胞核呈圆形，核染色质呈较粗颗粒状，较正常原始细胞密集，核仁1～2个，胞质量少，缺乏嗜天青颗粒（图8-4）。红系增生常受抑，巨核细胞常受抑制，血小板明显减少。

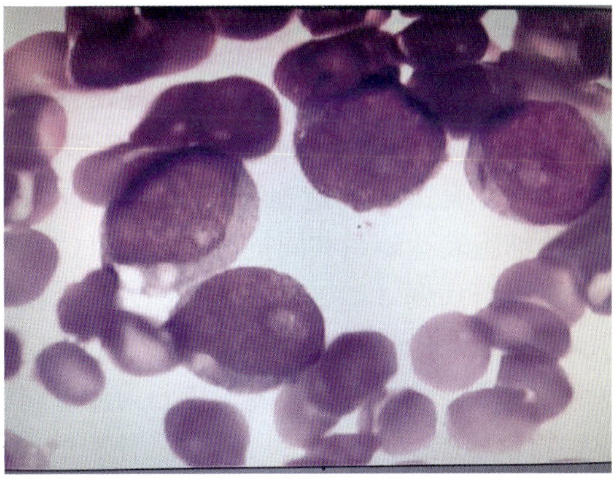

图8-4　急性髓系白血病未成熟型骨髓象

3．细胞化学染色　MPO染色呈阳性的原始细胞数量不定，常≥3%；α-NAE染色呈弱阳性反应且不被氟化钠抑制；PAS染色部分原始细胞胞质呈红色弥漫性阳性反应，大部分原始细胞呈阴性。

4．免疫学检查　原始细胞表达一个或多个髓系相关抗原如CD13、CD33、CD117、CD34和HLA-DR。部分病例可表达CD11b。部分细胞表达MPO，为本亚型最重要的标志之一。约

1/3 的病例表达 CD7，少数病例（< 10%）表达淋巴系相关标志，如 CD2、CD4、CD19 和 CD56。

5. 细胞遗传学和分子生物学检验 常可见 Ph 染色体 t（9；22）、inv（3）（q21；q26）、+8、−5、−7 等染色体异常。部分病例可检测出 *BCR-ABL* 融合基因，提示预后不良。

（三）急性髓系白血病部分成熟型

【概述】 急性髓系白血病部分成熟型（AML with maturation）是一种常见的 AML，表现为骨髓或外周血原始粒细胞增加，并伴有粒细胞成熟的证据（发育成熟过程中的中性粒细胞 ≥ 10%），但骨髓单核细胞< 20%。本病发病率约占 AML 的 10%，好发于青年和老年人。此亚型的形态学特征大致相当于 FAB 分型方案中的 AML-M_{2a} 型。

【实验室检查】

1. 血象检验 红细胞、血红蛋白和血小板常明显减少。白细胞计数常升高，部分病例可减低。可见原始粒细胞及各阶段幼稚粒细胞，有些病例可见幼红细胞。

2. 骨髓象检验 有核细胞增生明显活跃或极度活跃，少数增生活跃甚至减低。粒系增生明显活跃至极度活跃，原始粒细胞≥ 20%，但< 90%，胞质内可见 Auer 小体。早幼粒细胞及以下阶段粒细胞比值≥ 10%，单核细胞< 20%（如骨髓单核细胞≥ 20% 则归为急性粒 - 单核细胞白血病），红系增生常受抑制，巨核细胞常减少，血小板明显减少（图 8-5）。

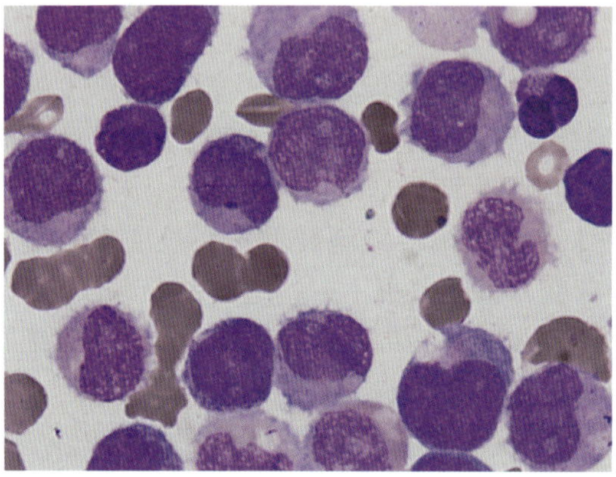

图 8-5 急性髓系白血病部分成熟型骨髓象

3. 细胞化学染色 POX 与 SBB 染色呈阳性或强阳性反应；醋酸 AS-D 萘酚酯酶染色（NAS-DCE）呈阳性反应；α-NAE 染色可呈弱阳性反应，且不被氟化钠抑制。

4. 免疫学检查 原始细胞常表达早期造血细胞相关的抗原标志物，如 CD34 和（或）CD117、HLA-DR。大多数原始细胞表达髓系共同抗原 CD13 和 CD33，以及粒系分化成熟的抗原标志物，如 CD11b 和 CD15；部分病例（< 20%）表达 CD7，少数病例（< 10%）可有 CD2、CD4、CD19 和 CD56 表达。若原始细胞表达 CD19 和（或）CD56，应注意其有无 t（8；21）（q22；q 22）和 *AML1-ETO* 融合基因，如有上述改变，应归为伴重现性遗传学异常的 AML。

5. 细胞遗传学和分子生物学检验 可检测到 AML 常伴有的染色体异常，如 +8、-5/5q^-、-7/7q^-、20q^- 及 +21、Ph^+/BCR-ABL，但无特异性重现性染色体异常。

（四）急性粒 - 单核细胞白血病

【概述】 急性粒 - 单核细胞白血病（acute myelo-monocytic leukemia，AMMoL）是一种以粒系和单核系前体细胞共同增殖为特征的 AML。本病发病率占 AML 的 15% ～ 25%，可见于各年龄段，但多见于中、老年人。患者表现为中至重度贫血，易见单核细胞浸润，如肝脾大明显、牙龈肿胀，也容易合并中枢神经系统白血病。形态学特征相当于 FAB 分型中的 AML-M_4 型。

【实验室检查】

1．血象检验 红细胞、血红蛋白和血小板常明显减少。白细胞常升高，部分病例可减低。可见原始及幼稚阶段的粒细胞和单核细胞。

2．骨髓象检验 有核细胞增生明显活跃或极度活跃。粒、单核两系同时增生。原始细胞明显增多，比值≥ 20%，且有证据表明存在粒系和单核系两个方向的分化，即中性粒细胞及其前体细胞、单核细胞及其前体细胞分别≥ 20%。原始和幼稚单核细胞胞质丰富，呈淡蓝色或灰蓝色，可见散在分布的嗜天青颗粒和空泡变性，并可出现伪足。原始单核细胞胞核通常呈圆形，染色质细致，有 1 个或多个大而明显的核仁。部分病例胞质中可见细长 Auer 小体；常见幼稚单核细胞核形不规则，呈明显扭曲、折叠。红系和巨核系增生常受抑制，血小板减少（图 8-6）。

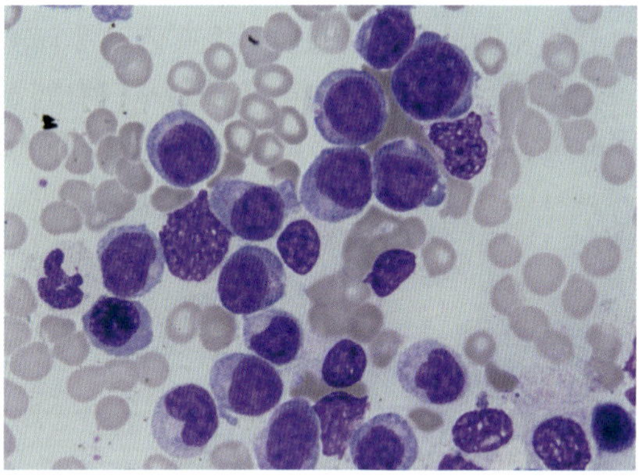

图 8-6　急性粒 - 单核细胞白血病骨髓象

3．细胞化学染色 对鉴别粒系和单核系早期细胞有重要意义。MPO 染色：原单和幼单细胞呈阴性或弱阳性反应，而原粒细胞呈弱阳性或阳性反应。NAS-DCE 染色：原始、幼稚和成熟粒细胞呈阳性（红色颗粒），单核系细胞呈阴性。α-NAE 染色：单核细胞呈阳性反应并可被 NaF 抑制。即使 α-NAE 阴性，如果细胞形态和 MPO 染色符合急性粒 - 单核细胞白血病的特点，也不能排除此型。酯酶双染色：可在同一骨髓涂片中同时显示粒系和单核系白血病细胞的两种不同颜色的阳性反应，甚至同一白血病细胞显示双阳性反应。

4．免疫表型分析 表型较为复杂，可有几个表型不同的细胞群：早期原始细胞表达 CD34 和（或）CD117，大多数情况下表达 HLA-DR，约 30% 表达 CD7；髓系细胞表达 CD13、CD33 和 CD15；单核系细胞表达 CD4、CD11b、CD11c、CD14、CD36 和 CD64，可表达巨噬细胞特异性抗原 CD68（PGM1）和 CD163，共表达 CD15 和高强度表达 CD64 是单核细胞分化的特异性免疫标志。

5．细胞遗传学和分子生物学检验 大多数病例有髓系相关的非特异性细胞遗传学异常，如 +8 等。

（五）急性原始单核细胞和单核细胞白血病

【概述】急性原始单核细胞和单核细胞白血病（acute monoblastic/monocytic leukemia，AMoL）是一种骨髓或外周血中白血病性单核细胞恶性增殖的 AML，发病率占 AML 的 8% ～ 14%。AMoL 包括急性原始单核细胞白血病（acute monoblastic leukemia）和急性单核细胞白血病（acute monocytic leukemia）两个亚型，前者常见于年轻患者，后者常见于中老年患者。本型浸润症状较为明显，其突出表现为皮肤黏膜的损害，皮肤出现弥漫性丘疹、硬性结节、肿胀、脓疮性或剥脱性皮炎；牙龈增生，肿胀，出血及溃疡、坏死等较多见；鼻黏膜被浸润而引起鼻塞、嗅觉减退，甚至咽喉水肿、窒息等。器官浸润表现为肝脾大、淋巴结肿大，肾损害也较其他类型多见，易并发中枢神经系统白血病。形态学相当于 FAB 分型方案中的 AML-M_5 型。

【实验室检查】

1．血象检验 红细胞、血红蛋白和血小板常减少。白细胞常明显升高，部分病例可减低。可见原始和幼稚单核细胞。

2．骨髓象检验 有核细胞增生明显活跃或极度活跃，少数活跃。急性原始单核细胞白血病原始单核细胞比例≥ 80%，呈圆形，染色质细致，有 1 ~ 3 个大而明显的核仁；细胞质丰富，呈浅蓝色或灰蓝色，并常有伪足形成，Auer 小体较少见。其形态学特征相当于 FAB 分型中的急性髓系白血病 M_{5a} 型。急性单核细胞白血病以幼稚单核细胞为主。胞体圆形或椭圆形；核形不规则，呈明显折叠扭曲，核染色质细致疏松，核仁 1 ~ 3 个；胞质呈灰蓝色，有时颗粒较多，部分细胞可见空泡，有明显伪足，外层胞质呈淡蓝色，常有较多细小的嗜天青颗粒。可见 Auer 小体。其形态学特征相当于 FAB 分型中的急性髓系白血病 M_{5b}。两种类型的单核细胞白血病中红系和粒系增生多受抑制，巨核细胞常减少，血小板明显减少（图 8-7）。

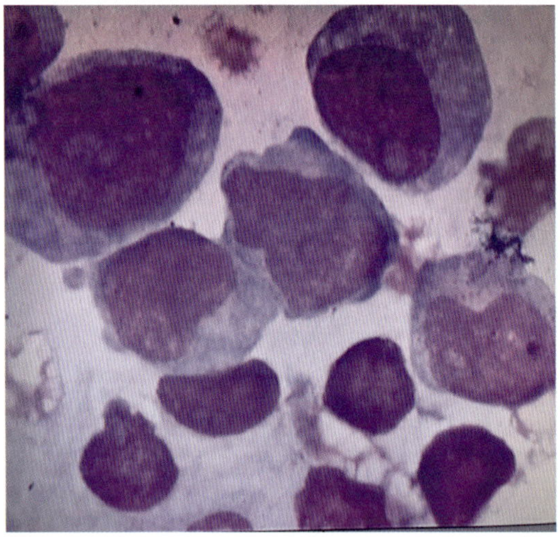

图 8-7 急性单核细胞白血病骨髓象

3．细胞化学染色 POX 染色：部分原始单核细胞呈阴性或弱阳性，部分幼稚单核细胞和单核细胞呈弱阳性或阳性反应；α-NAE 染色：原始和幼稚单核细胞呈阳性反应，可被氟化钠抑制。在大多数病例中，原始和幼稚单核细胞的 α-NAE 染色诊断价值较大，但有 10% ~ 20% 的病例非特异性酯酶呈阴性或弱阳性，此时需通过免疫分型来确定其单核细胞来源。

4．免疫表型分析 白血病细胞可表达早期造血细胞抗原标志物，其中 30% 的病例表达 CD34，多数病例表达 CD117，几乎所有病例均表达 HLA-DR；可同时表达其他髓系标志物，如 CD13 和 CD15，高强度表达 CD33；一般至少表达两种单核系分化的抗原标志物，如 CD4、CD11b、CD11c、CD14、CD36、CD64 和 CD68。通常原始单核细胞白血病很少表达 MPO，但单核细胞白血病细胞 MPO 可呈阳性。部分病例可异常表达 CD7 和（或）CD56。

5．细胞遗传学和分子生物学检验 在急性原始单核细胞白血病的原始单核细胞中，若见到吞噬红细胞现象，通常提示与 t（8；16）（p11.2；p13.3）有关，该染色体易位可形成 *MOZ/CBP* 融合基因，但这种异常也可见于 AML 伴成熟型。

（六）红血病

【概述】 红血病（pure erythroid leukemia，PEL）是以红系恶性增殖的 AML。极为罕见，

可发生于任何年龄，包括儿童在内。红血病为幼稚型红细胞系肿瘤性增生，骨髓中红系细胞占有核细胞的≥ 80%，其中原始红细胞≥ 30%，没有明显的其他髓系原始细胞增多的证据。

【实验室检查】

1. 血象检验　红细胞、血红蛋白和血小板常明显减少。白细胞常升高，部分病例可减低。可见各阶段的幼红细胞，以中、晚幼红细胞为主，有时可见原始和早幼红细胞。

2. 骨髓象检验　有核细胞增生明显活跃或极度活跃，少数增生活跃。有核红细胞病态造血特征突出。原红和早幼红细胞多见，红系早期细胞呈肿瘤性增生，比值≥ 80%。原红和早幼红细胞胞体变大，胞核圆形，可见双核或多核，染色质细致，有 1 个或多个核仁，胞质呈深蓝色，常含有分界不清的空泡，边缘可见伪足。中、晚幼红细胞常有形态异常，如类巨幼样变、核碎裂、双核或多核和畸形核（图 8-8）。粒系、单核系和巨核系增生常受抑制。血小板明显减少。

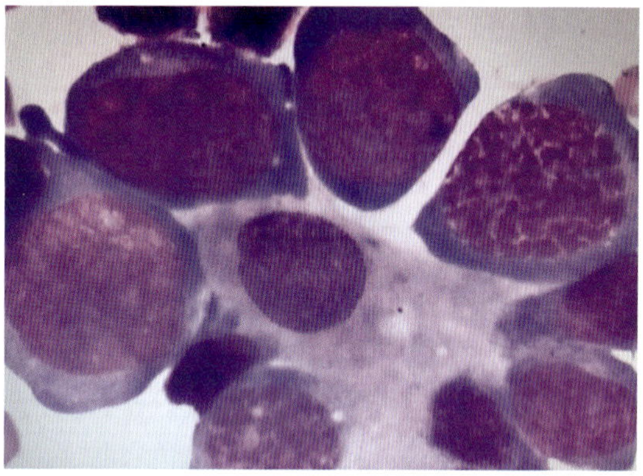

图 8-8　红血病骨髓象

3. 细胞化学染色　幼红细胞 PAS 染色常呈强阳性，多呈粗颗粒、块状或弥散状分布。铁染色可见环形铁粒幼红细胞。

4. 免疫表型分析　有核红细胞通常缺乏髓系相关标志物，不表达 MPO；偏成熟的有核红细胞表达血型糖蛋白 A（Gly-A）。原始红细胞常不表达 CD34、HLA-DR 和 MPO，可表达 CD117，低强度表达 CD71。红系早期细胞可表达 CD36，但非特异性，该抗原也可在单核系和巨核系中表达。

5. 细胞遗传学和分子生物学检验　无特殊的细胞遗传学异常，可有复杂染色体异常，如 -5/5q-、-7/7q-、+8。

（七）急性巨核细胞白血病

【概述】 急性巨核细胞白血病（acute megakaryoblastic leukemia，AMKL）是巨核细胞恶性增生的一种少见类型白血病。骨髓中原始细胞≥ 20%，而且至少 50% 为巨核系原始细胞。儿童和成人均可发病，发病率在所有 AML 中不足 5%，FAB 协作组将此型命名为 M_7 型。其主要临床表现类似于其他 AML，常伴有肝脾大，易伴发骨髓纤维化，因此骨髓穿刺可出现干抽现象。常规细胞形态学和细胞化学染色难以确诊，借助免疫学检查（检测 CD41、CD42、CD61 和 PPO）技术常可明确诊断。

【实验室检查】

1. 血象检验　红细胞、血红蛋白和血小板常明显减少。白细胞常减低，部分病例可升高。可见原始巨核细胞。血涂片中可见到类似淋巴细胞的小巨核细胞，易见畸形血小板和巨大血小板。

2．骨髓象检验 有核细胞增生活跃或明显活跃。巨核系细胞异常增生，骨髓原始细胞 ≥ 20%，其中巨核系细胞 ≥ 50%。可见小原始巨核细胞，多数直径为 12 ～ 18 μm，少数达 20 μm，胞体呈圆形或椭圆形，边缘不整齐，呈云雾状或毛刺状，胞质呈蓝色或灰蓝色不透明，常着色不均，周围可有伪足样突起，染色质较粗而浓集，多数核仁不明显，偶见蓝染小核仁。幼稚巨核细胞也增多，体积较原始巨核细胞略大，胞质易脱落成大小不一的碎片（图 8-9）。血小板易见形态明显异常，常可见巨大血小板和畸形血小板。红系增生常受抑制。

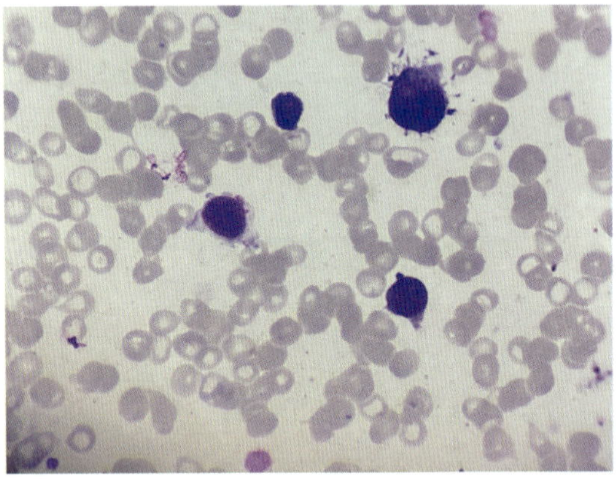

图 8-9 急性巨核细胞白血病

3．细胞化学染色 POX 染色：原始巨核细胞呈阴性。α-NAE 染色：原始巨核细胞和血小板胞质中出现点状或块状阳性，不被 NaF 抑制。PAS 染色：原始巨核细胞胞质中出现大小不一、粗细不等的紫红色阳性颗粒。超微结构检查对识别巨核细胞有重要意义，原始和幼稚巨核细胞的血小板髓过氧化物酶（platelet-peroxidase，PPO）呈阳性反应。

4．免疫表型分析 是急性巨核细胞白血病的必检项目。巨核细胞表达一种或多种血小板糖蛋白，包括 CD41 和（或）CD61、CD36 和 vWF。检测胞质 CD41 或 CD61 比检测膜表面 CD41 或 CD61 更加特异和敏感，较少表达更成熟的血小板相关抗原 CD42，不表达 MPO，可表达髓系相关抗原 CD13 和 CD33。原始细胞通常不表达 CD34、CD45 和 HLA-DR，尤其在儿童病例，亦不表达淋巴系标志物，如 TdT，但可异常表达 CD7。对于发生骨髓纤维化病例，骨髓活检切片中原始细胞的免疫表型对诊断尤为重要。

5．细胞遗传学和分子生物学检验 可有 inv（3）或 del（3）；+8、+21 染色体异常。如检测到 t（1；22）（p13；q13）；*RBM15-MKL1*，则归为 AML 伴细胞遗传学异常。

第三节 淋巴细胞系白血病

前驱型淋巴细胞肿瘤（淋巴母细胞白血病 / 淋巴瘤） WHO 2008 年发布的《造血与淋巴组织肿瘤分型》（第 4 版）对急性淋巴细胞白血病（ALL）和淋巴母细胞（lymphoblast）淋巴瘤（LBL）的关系做了进一步说明，细胞仅浸润淋巴结或结外组织，或仅有轻微骨髓和外周血受累时，骨髓中原始淋巴细胞＜ 20%，应诊断为淋巴母细胞淋巴瘤（LBL）。有明显肿块，又有明显骨髓浸润，难以确定发生的先后次序的病例，则统称为 ALL/LBL；ALL 是儿童时期最常见的白血病类型，80% ～ 85% 属于 B 淋巴母细胞白血病（B-ALL）。LBL 中 T 淋巴细胞白血病（T-LBL）约占 90%，B-LBL 则占 10% 左右。

2016 年修订的原始淋巴细胞白血病 / 淋巴瘤类型，即前驱型淋巴细胞肿瘤，包括 B 淋巴母细胞白血病 / 淋巴瘤，B 淋巴母细胞白血病 / 淋巴瘤伴重现性遗传学异常、非特指型，T 淋巴母细胞白血病/淋巴瘤和自然杀伤细胞（NK）-淋巴细胞白血病/淋巴瘤4大类。

一、B淋巴母细胞白血病伴重现性遗传学异常

【概述】B淋巴母细胞白血病伴重现性遗传学异常（B lymphoblastic leukemia with recurrent genetic abnormalities）是指B细胞淋巴母细胞肿瘤伴有特征性的细胞遗传学和分子生物学改变，本病可见于各年龄，是儿童和青壮年好发的恶性肿瘤。临床上可出现中至重度贫血、发热、轻至中度肝脾大。超过50%的患者诊断时伴有无痛性淋巴结肿大、关节疼痛和胸骨压痛。依据细胞遗传学和分子生物学的改变，伴重现性遗传学异常的B-ALL/LBL分为9个亚型。

【实验室检查】

1. 血象检验 红细胞及血红蛋白低于正常，一般为正细胞正色素性贫血；个别病例早期可能只有轻度减少。白细胞计数常增高，少数可高达100×10^9/L，1/3的成人ALL细胞数可正常或减少。可见原始及幼稚淋巴细胞增多。篮细胞（涂抹细胞）易见为ALL特征之一。若首发为B-LBL浸润到外周血中，形态同B-ALL，数量不一。血小板计数常低于正常，晚期明显减少，可低于30×10^9/L。

2. 骨髓象检验 有核细胞增生明显活跃或极度活跃，少数病例呈增生活跃或低下。分类以原始和幼稚淋巴细胞为主，比例≥20%，可高达90%以上，淋巴母细胞大小不一。小原始细胞胞质少，核染色质致密，核仁不明显；大原始细胞胞质中等，呈浅蓝色至蓝灰色，偶有空泡，核染色质弥散，可有多个明显核仁。有的细胞伴有形态异常，如胞核形态不规则，可有凹陷、折叠、切迹及裂痕，核染色质呈泥浆状或咖啡色颗粒状，核仁大，胞质内有空泡，这类细胞称为副原始淋巴细胞或Rieder细胞。10%的患者部分淋巴母细胞胞质内含有粗大嗜天青颗粒，认为ALL与LBL的病理形态、免疫学表型和细胞遗传学特征一致，其病理本质相同，是同一疾病的两种不同表现形式。前驱型肿瘤细胞在骨髓中称为原始淋巴细胞，在淋巴组织中称为淋巴母细胞。当肿瘤细胞广泛浸润骨髓和外周血，骨髓中原始细胞≥20%时，诊断为淋巴母细胞白血病即急性淋巴细胞白血病（ALL），胞质可有伪足（手镜细胞）。退化细胞明显增多，篮细胞（涂抹细胞）多见。粒细胞系统增生受抑制，各阶段粒细胞均减少，甚至少见。红细胞系统增生也受抑制，幼红细胞少见或不见。巨核细胞系多数显著减少或不见，血小板减少。传统的FAB形态学分型，按照ALL白血病细胞大小核质比例、核仁清楚与否，及胞质嗜碱程度将急性淋巴细胞白血病分为L_1、L_2、L_3 3种亚型，但由于和临床关联不强，意义不大，现在已很少使用（图8-10）。

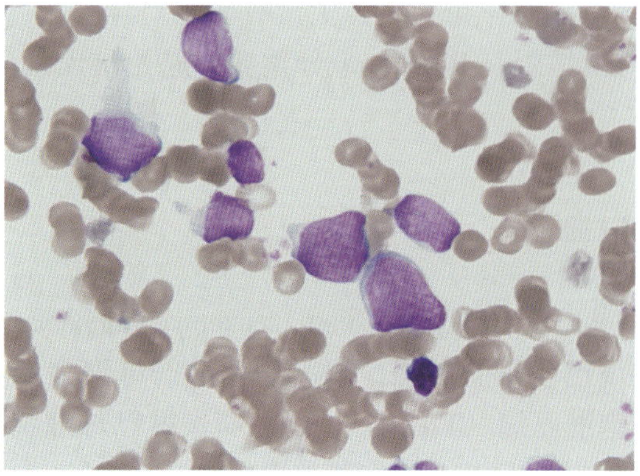

图8-10　B淋巴母细胞白血病伴重现性遗传学异常骨髓象

3．细胞化学染色 MPO 在各阶段淋巴细胞均为阴性，原始细胞的 MPO 阳性率＜ 3%，阳性细胞可能是残存的正常原始粒细胞。少量淋巴细胞 SBB 染色呈阳性。糖原（PAS）染色，原始、幼稚淋巴细胞可呈阳性反应，为红色颗粒状、块状排列，其胞质背景清晰无红色。中性粒细胞碱性磷酸酶活性增高。

4．细胞免疫学表型分析 白血病细胞几乎全部表达 CD19、cCD79a 和 cCD22 等 B 细胞标志，大多数患者的原始、幼稚淋巴细胞表达 CD10、膜 CD22、CD24 和 TdT。10% ～ 15% 的儿童 ALL 和 25% ～ 30% 的成人 ALL，其白血病细胞可同时交叉表达髓系抗原，常见 CD13 或 CD33。原始淋巴细胞不表达表面免疫球蛋白 slg，是 B-ALL/LBL 的重要特征。

5．遗传学及分子生物学检验 几乎所有 B-ALL/LBL 患者均有 IgH 基因的单克隆性 DJ 重排。此外，70% 的 B-ALL/LBL 患者 TCR 基因亦可发生单克隆性重排，因此这些重排对于区分 B 系或 T 系分化并无帮助。大部分的 B-ALL/LBL 有染色体异常，特异的染色体异常具有独特的表型和预后，构成独立的病种，归入伴重现性遗传学异常的 B-ALL/LBL。

二、B 淋巴母细胞白血病 / 淋巴瘤非特指型

【概述】 B 淋巴母细胞白血病 / 淋巴瘤非特指型（B-ALL/LBL，NOS）是一类原始淋巴细胞具有 B 淋巴细胞免疫表型特征，但不具有重现性遗传学和分子生物学异常的淋巴母细胞白血病。

当 B 细胞系的肿瘤性淋巴母细胞广泛浸润骨髓和外周血，骨髓中原始淋巴细胞≥ 20% 时，诊断为 ALL，即 FAB 分型的急性淋巴细胞白血病。本病可发生于任何年龄，但多见于儿童及青壮年，是儿童常见的恶性肿瘤，在成人白血病中，ALL 明显低于 AML，男性多于女性。临床上起病急骤，发热、中度至重度贫血，皮肤黏膜及内脏出血，轻、中度肝脾大等临床表现较其他白血病为多见，半数以上病例诊断时伴有无痛性淋巴结肿大，骨关节疼痛及胸骨压痛较明显，并发中枢神经系统白血病（central nervous systematic leukemia，CNSL）的机会较高，初诊时伴 CNSL 的患者预后较差。睾丸浸润多见于 ALL 化疗缓解后的男性幼儿或青年。

B-LBL 不伴白血病时常无症状，大多表现为局部症状，如头颈部病灶，尤其是儿童患者易见。其他易浸润的部位有皮肤、软组织、骨和淋巴结，纵隔受累少见。可有骨髓和外周血浸润，但骨髓原始淋巴细胞比例不会太高。也有病例始终无肿瘤细胞进入骨髓或外周血。B-LBL 的预后相对较好，儿童预后要好于成人。

B-ALL/LBL，NOS 与 B-ALL/LBL 伴重现性遗传学异常型相比，临床表现没有明显差异。

【实验室检查】

1．血象、骨髓象检验及细胞化学染色 B-ALL/LBL，NOS 与 B-ALL/LBL 伴重现性遗传学异常型相比，形态特征、细胞化学染色特点上没有明显差异。

2．免疫学表型 对判断是否是 B-ALL 十分重要。原始淋巴细胞抗原表达情况与 B-ALL 伴重现性遗传学异常相同。

三、T 淋巴母细胞白血病

T 淋巴母细胞白血病 / 淋巴瘤（T-lymphoblastic leukemia/lymphoblastic lymphoma，T-ALL/LBL）是一种定向于 T 细胞系的淋巴母细胞肿瘤。当肿瘤性淋巴母细胞累及胸腺、淋巴结或结外部位的称为急性 T 淋巴母细胞淋巴瘤（T-LBL）。而肿瘤性淋巴母细胞在骨髓和外周血且原始和幼稚淋巴细胞≥ 20% 时，称为急性 T 淋巴细胞白血病（T-ALL）。

【概述】 T-ALL 占儿童 ALL 的 15%，易见于男性青少年，约占成人 ALL 的 25%。T-LBL

占 LBL 的 80% ~ 85%，其他年龄组均可发病。T-ALL 的典型表现为白细胞计数较高，常伴有肝脾大和淋巴结肿大、纵隔包块或其他组织包块。T-LBL 也常累及纵隔、皮肤、淋巴结、扁桃体、肝、脾、睾丸等，易并发中枢神经系统白血病。化疗后，微小残留白血病持续存在，强烈预示预后不良。成人 T-ALL 的预后则要好于 B-ALL，可能与不良遗传学改变较少有关。而 T-LBL 的预后则取决于年龄、疾病分期和 LDH 水平。

【实验室检查】

1. 血象检验 红细胞和血红蛋白常减低，白细胞常增高，部分病例可减低。可见原始和幼稚淋巴细胞，易见涂抹细胞。血小板计数常明显减低。

2. 骨髓象检验 有核细胞增生明显活跃或极度活跃。分类以原始和幼稚淋巴细胞为主，比例≥ 20%。常伴有形态异常；淋巴母细胞呈圆形、椭圆形或有尾状突起；胞核多呈圆形，核大，核染色质粗细不均、核形不规则，可见核凹陷、折叠、切迹和裂痕；胞质量少，胞核与胞质比大（图 8-11）。胞核形状明显不规则是部分 T-ALL/LBL 的形态学特点之一，粒系、红系、巨核系增生常受抑制。

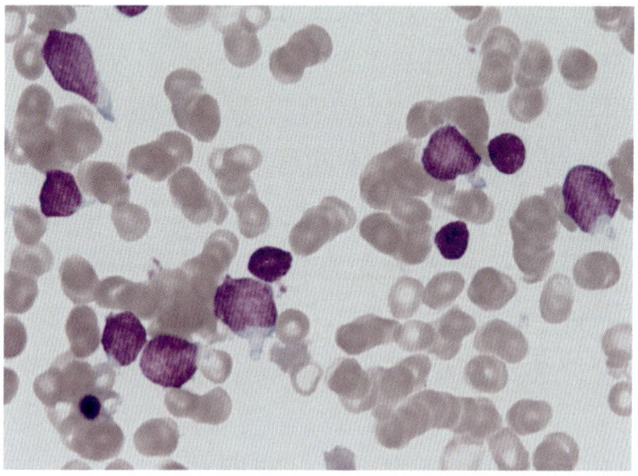

图 8-11　T 淋巴母细胞白血病骨髓象

3. 细胞化学染色 髓过氧化物酶（POX）染色呈阴性；20% ~ 80% 的原始、幼稚淋巴细胞 PAS 染色可为阳性，反应产物呈红色粗颗粒状或块状；α- 萘酚酯酶（α-NAE）染色呈阴性，或为点状弱阳性，且不被氟化钠抑制。

4. 细胞免疫学表型分析 T-ALL/LBL 淋巴母细胞的 TdT 常为阳性，不同程度表达 CD1a、CD2、CD3、CD8、CD4、CD5 和 CD7，其中 CD7 和胞质 CD3 阳性率最高，但只有 CD3 和 cCD3 具有 T 细胞系列特异性。CD4 和 CD8 常共同表达，CD10 可阳性，但对于 T-ALL 并不特异，只能反映肿瘤细胞处于分化发育的早期阶段。除 TdT 外，早期 T 淋巴细胞的特异性标志物（CD99 和 CD1a）常在原始和幼稚淋巴细胞高表达，其中 CD99 价值较大。其他早期阶段的标志物 CD34 和 CD38 也可表达。前驱型 T 淋巴细胞肿瘤常交叉表达髓系抗原标志 CD117、CD13 和 CD33。

5. 细胞遗传学和分子生物学检验 所有 T-ALL/LBL 均有 TCR 基因克隆性重排，同时有 20% 的病例存在 IgH 重排。T-ALL/LBL 病例还可检测到 14q11 易位，如 t（11；14）（p13；q11）、t（10；14）（q24；q11）、t（1；14）（p32；q11）、t（8；14）（q24；q11）和 t（11；14）（p15；q11）。某些染色体易位常规方法难以检出，如 t（1；14）（p32；q11），检出率只有 3%。但通过 FISH 和 PCR 技术，发现 20% ~ 30% 的 T-ALL/LBL 存在 t（1；14）（p32；q11）导致的 TAL（SCL）基因易位。

四、慢性淋巴细胞白血病/小淋巴细胞淋巴瘤（CLL/SLL）

【概述】慢性淋巴细胞白血病（chronic lymphocytic leukemia，CLL）简称慢淋，是一种淋巴细胞克隆性增殖的肿瘤性疾病，以小淋巴细胞在外周血、骨髓、脾和淋巴结聚集为特征。小淋巴细胞淋巴瘤（small lymphocytic lymphoma，SLL）是指该类肿瘤性淋巴细胞主要在淋巴结、脾等淋巴组织浸润而没有明显累及外周血和骨髓。SLL 指非白血病患者，具有 CLL 的组织形态与免疫表型特征，主要累及淋巴结和（或）肝、脾及骨髓，但外周血 B 淋巴细胞 $< 5 \times 10^9/L$。SLL 的诊断应经淋巴结活检组织病理学检查证实。CLL 和 SLL 被认为是同一生物学实体的不同表现形式，无本质区别。WHO 分类明确慢性淋巴细胞白血病和 SLL 专指慢性 B 淋巴细胞白血病，命名为“成熟 B 细胞肿瘤，CLL/SLL”。2016 年 WHO 把曾经具有 CLL 特征表型符合以前的诊断标准，但外周血中单克隆 B 淋巴细胞绝对值 $< 5 \times 10^9/L$ 的，现在归为单克隆 B 细胞增生（MBL）的诊断标准；既往认为少见的慢性 T 淋巴细胞白血病归为大颗粒 T 淋巴细胞白血病、幼 T 淋巴细胞白血病和 T 淋巴细胞反应性增生等。CLL 在欧美等西方国家发病率高，约占白血病的 25%，在我国较少见，仅占白血病的 3% 左右。本病主要发生于 60 岁以上老年人，男、女性别比约为 2：1。

本病临床起病缓慢，早期可无症状，以后有乏力、疲倦、消瘦、盗汗、食欲下降等表现。较为突出的体征是全身淋巴结进行性肿大，不同程度的肝脾大，约半数患者有皮肤病变，晚期有贫血和出血表现。CLL/SLL 与自身免疫病关系密切，可合并自身免疫性溶贫（AIHA）、免疫性血小板减少症（ITP）等疾病。患者因正常免疫球蛋白的产生减少，易并发各种感染，是常见的死亡原因。该病异质性强，预后差别大，病程长短悬殊，多见惰性发展，有些病例可长至 5 ~ 10 年都很稳定，甚至终生无需治疗而不影响生存。

【实验室检查】

1. 血象检验 红细胞和血小板早期多正常，晚期减少。10% ~ 20% 的患者可并发自身免疫性溶血，此时贫血加重，可有网织红细胞及碎片红细胞增多。白细胞增高，常大于 $10 \times 10^9/L$，可达 $(30 \sim 100) \times 10^9/L$，少数 $> 100 \times 10^9/L$，淋巴细胞比例 ≥ 60%，晚期可达 90% 以上。无骨髓外组织累及时，外周血中单克隆 B 淋巴细胞绝对值必需 $> 5 \times 10^9/L$，慢性淋巴细胞白血病国际工作组认为淋巴细胞增高至少 3 个月以上。其形态与成熟小淋巴细胞常难以区别，以典型的类似成熟小淋巴细胞增生为主，细胞体积小，染色质浓集，无核仁，胞质量少，胞核与胞质比大。不典型细胞包括形态幼稚、细胞核有切迹的细胞和胞体较大、胞质较丰富的成熟淋巴细胞。淋巴细胞退化形成的涂抹细胞（或篮细胞）易见（图 8-12）。外周血淋巴细胞中不典型淋巴细胞及幼稚淋巴细胞 < 55%。

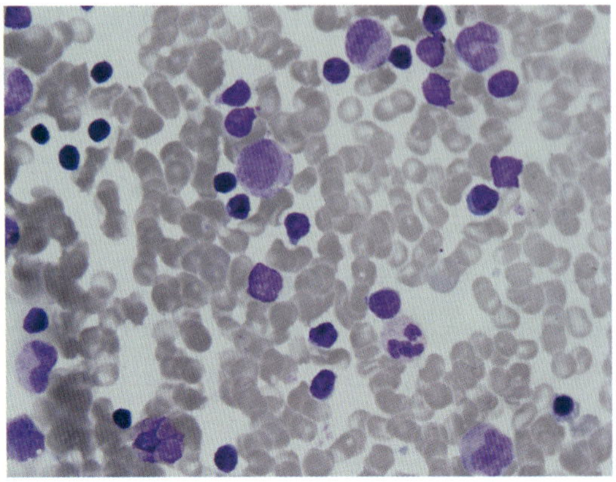

图 8-12 慢性淋巴细胞白血病血象

2．骨髓象检验　有核细胞增生明显活跃或极度活跃。肿瘤性淋巴细胞显著增多，占40%以上，甚至高达90%。细胞大小和形态基本上与外周血一致，原始淋巴细胞和幼稚淋巴细胞较少见，通常＜5%。粒系、红系和巨核细胞都受到抑制，成熟红细胞形态大致正常，当发生溶血时，幼红细胞可显著增生，可见嗜多色性红细胞增多。SLL的肿瘤细胞在淋巴瘤未浸润骨髓时不会在骨髓及外周血中出现。

3．细胞化学染色　PAS染色淋巴细胞多呈红色粗颗粒状阳性反应；酸性磷酸酶（ACP）可呈阴性或阳性反应，阳性反应可被酒石酸抑制；NAP积分往往增高。

4．免疫表型分析　CLL细胞共表达B细胞抗原CD19、CD20、CD23和T细胞抗原CD5、CD25。经典的CLL肿瘤细胞表面免疫球蛋白（sIg）、CD20、CD79b较正常B淋巴细胞表达较弱，一般不表达CD10，若CD38阳性提示预后不良，免疫分型可证明CLL淋巴细胞的单克隆性，B-CLL呈κ或λ单克隆轻链型。

5．细胞遗传学和分子生物学检验　由于慢性淋巴细胞白血病细胞增殖缓慢，常规染色体核型分析很难得到核分裂象，采用间期FISH的方法可以检出80%以上的B-CLL有克隆性核型异常，常见的染色体异常包括13ql4、1lq22～q23、17pl3缺失及+12。50%～60%的患者有免疫球蛋白可变区（IgVH）突变，而无IgVH突变者多数高表达CD38和ZAP70，无IgVH突变者与不良预后有关。10%～15%的患者有*p53*基因突变，与病情进展有关，对治疗有抵抗，生存期短。正常核型提示预后较好，其中$17p^-$、$11q^-$和复杂核型异常均提示预后不良，单独出现13q-者预后良好，+12的预后意义尚不明确。

6．其他　合并AIHA者部分Coombs试验阳性。有风湿免疫性疾病常见症状者可进行类风湿因子（RF）、C反应蛋白（CRP）、抗核抗体（ANA）等检查。乳酸脱氢酶（LDH）、β_2-微球蛋白（β_2-MG）等可增高。

知识拓展

急性白血病的治疗

化疗是治疗绝大多数急性白血病的主要手段，化疗期间需要注意支持治疗、药物治疗，必要时可进行骨髓移植、造血干细胞移植手术。治疗原则是尽可能多地消灭白血病细胞，并最大限度地控制白血病细胞的增殖，直至疾病得到良好的控制。化疗一般分为两个阶段，第一阶段称“诱导缓解”阶段，这一阶段必须尽快将患者体内的白血病细胞杀灭，达到“完全缓解”后患者体内还有一定量的白血病细胞，因此需要第二阶段“巩固维持”治疗。

这一阶段的化疗药，给药间隔可以拉长，如第一年的白血病患者，每隔1个月给1个疗程药，第2年可两个月1次，第3～5年可间隔再延长，如患者能坚持下去，中间不复发，5年后一般就不要再给药了，但是在这长长的5年里，不仅需要医生付出辛勤的劳动，更为重要的是需要病人的积极配合。

【思维导图】

- 白血病检验
  - 概述
    - 发病情况
    - 临床表现
    - 分类与分型
  - 急性髓系白血病
    - 急性髓系白血病伴重现性细胞遗传学异常
      - APL伴伴t（15；17）（q22；q12）；*PML-RARc*
      - AML伴t（8；21）q22：*q225RUNX1-RUNX1T1*
      - AML伴inv（16）p13.1；q22）或t（16；16）（p13.1；q22）；*CBFB-MIYH11*
    - 急性髓系白血病非特指型
      - 急性髓系白血病微分化型
      - 急性髓系白血病未成熟型
      - 急性髓系白血病伴成熟型
      - 急性粒-单核细胞白血病
      - 急性原始单核细胞和单核细胞白血病
      - 纯红白血病
      - 急性巨核细胞白血病
  - 淋巴细胞系白血病
    - B淋巴母细跑白血病伴重现性遗传学异常
    - B淋巴母细胞白血病非特指型
    - T淋巴母细胞白血病
    - 慢性淋巴细胞白血病/小淋巴细胞淋巴瘤（CLL/SLL）

案例 8-2

患者，男，35 岁。因“四肢乏力半年余，右侧颈部淋巴结肿大 4 月余，伴发热咳嗽 1 月余”就诊入院。现病史：半年前无明显诱因出现四肢乏力，未治疗，4 月前出现右侧颈部淋巴结肿大，无压痛、粘连，咳嗽，一周前出现四肢多发散在瘀斑。

查体：体温 37.5 ℃，脉搏 110 次 / 分，血压 110/80 mmHg。

血常规：白细胞 89.3×10^9/L，红细胞 3.35×10^{12}/L，血红蛋白 86 g/L，血小板 13×10^9/L，显微镜检查原幼细胞占 56%。

思考题：

1．本病最可能的诊断是什么？

2．如何进行鉴别诊断？

自测题

一、选择题

1．下列指标对确诊急性白血病最有价值的是

A．外周血白细胞计数　　B．外周血分类有无幼稚细胞

C．肝脾大和淋巴结肿大　　D．骨髓增生明显活跃，原始细胞比例增高

E. 有发热及出血征象

2. 对急性单核细胞白血病的诊断较有价值的细胞化学染色是
   A. 糖原染色　　B. 中性粒细胞碱性磷酸酶染色
   C. 过氧化物酶染色　　D. 非特异性酯酶染色和 NaF 抑制试验
   E. 氯醋酸 AS-D 萘酚酯酶染色

3. 鉴别急性淋巴细胞白血病和急性粒细胞白血病，首选的细胞化学染色为
   A. 铁染色　　B. 酯酶染色　　C. 瑞氏染色
   D. 过氧化物酶染色　　E. 酸性磷酸酶染色

4. 柴捆细胞见于
   A. ALL　　B. AML-M_7　　C. AML-M_6
   D. AML-M_3　　E. AML-M_0

5. 最能反映急性白血病特点的描述是
   A. 一种造血干细胞克隆性疾病
   B. 临床上可因贫血、感染、出血引起的并发症而死亡
   C. 异常增生的细胞因分化成熟障碍而阻滞于较早阶段
   D. 外周血出现大量幼稚细胞
   E. 其病因目前尚不完全清楚

二、问答题

1. 简述急性白血病骨髓象的共同特点。
2. 简述慢性淋巴细胞白血病的骨髓象特征。

（闫晓华）

第九章数字资源

第九章

淋巴瘤检验

学习目标

通过本章内容的学习，学生应能够：

识记：

1．熟记淋巴瘤的WHO分型。

2．掌握淋巴瘤的实验室检查、组织病理学检验。

理解：

分析淋巴瘤的分型和临床分期。

运用：

1．掌握正确识别淋巴瘤血象及骨髓象的能力。

2．掌握根据患者状况正确选择检验项目分析患者血象及骨髓象特点的能力。

案例 9-1

患者，男，60岁，消瘦半年，高热10天，体检：颈部淋巴结肿大，肝脾大，CT显示腹腔淋巴结肿大，肺等部位无明显异常，患者无骨痛。骨髓中未见到明显异常细胞。

思考题：

1．根据以上资料，该患者初步诊断是什么？

2．如需确诊，还需要做哪些实验室检查？

第一节　霍奇金淋巴瘤

一、概述

1832年Thomas Hodgkin首次报道了一种累及淋巴结和脾的尸解研究结果，该病于1865年被命名为霍奇金病（Hodgkin disease，HD），明确其为一种淋巴造血组织的恶性肿瘤后，又称为霍奇金淋巴瘤（Hodgkin lymphoma，HL），目前这两种命名可以通用。我国HL的发病率约为0.4/10万，约占淋巴瘤的15%，而在欧美国家HL的发病率相对较高，约为25%。

HL 主要原发于淋巴结，特点是淋巴结进行性肿大，典型的病理特征是 R-S 细胞存在于不同类型反应性炎症细胞的背景中，并伴有不同程度纤维化。

1. 病因与发病机制 HL 的病因与发病机制尚不明确，现有的研究结果显示，主要发病因素仍为 EB 病毒感染，但未有肯定的证据。某些细菌感染、免疫缺陷、遗传因素也可能与其发病有关。

2. 临床特征 HL 多发生于青年，儿童少见，男性多于女性。临床特征主要有：①进行性、无痛性淋巴结肿大，此为本病的首发临床表现，以颈部或锁骨上淋巴结肿大最为常见，其次是腋下，仅有深部淋巴结肿大者少见，且往往由颈部或锁骨上淋巴结病变播散引起，如纵隔淋巴结肿大。②淋巴结肿大引起相应或邻近器官的压迫症状。③可出现不明原因的持续性或周期性发热，常与病情进展所致腹膜后淋巴结群受累有关。④可伴乏力、盗汗、消瘦、皮肤瘙痒等全身症状，后者是 HL 的重要表现，多见于年轻女性患者。⑤淋巴结外病变常见于脾、肝、肺、骨骼和骨髓，各占 5% ~ 10% 的病例，常有肝脾大。⑥其他，5% ~ 16% 的 HL 患者发生带状疱疹。饮酒后引起的淋巴结疼痛是 HL 患者所特有，但并非所有 HL 患者都是如此。

3. 病理分型 淋巴瘤的分类较为复杂，主要根据病理组织学分型。霍奇金淋巴瘤的分类曾经普遍采用 1965 年 Rye 会议的分类方法（表 9-1）。此分型曾在国际上被广泛应用。

表9-1 霍奇金病组织学分型（Rye会议，1965）

类型	病理组织学特点	临床特点
淋巴细胞为主型	结节性浸润，主要为中小淋巴细胞，R-S 细胞少见	病变局限，预后较好
结节硬化型	交织的胶原纤维将浸润细胞分隔成明显结节，R-S 细胞较大，呈腔隙型。淋巴细胞、浆细胞、中性及嗜酸性粒细胞多见	年轻发病，诊断时多为Ⅰ、Ⅱ期，预后相对较好
混合细胞型	纤维化伴局限性坏死，浸润细胞明显多形性，伴血管增生和纤维化。淋巴细胞、浆细胞、中性及嗜酸性粒细胞与较多的 R-S 细胞混同存在	有播散倾向，预后相对较差
淋巴细胞消减型	主要为组织细胞浸润，弥漫性纤维化及坏死，R-S 细胞数量不等，多形性	多为老年，诊断时已达Ⅲ、Ⅳ期，预后极差

2016 年 WHO 修订淋巴造血系统肿瘤分类时保留了 2008 年 WHO 修订的 HL 分型，目前该分型已被广泛认同（表 9-2）。

表9-2 霍奇金淋巴瘤分型（WHO，2016）

1. 结节性淋巴细胞为主型霍奇金淋巴瘤（nodular lymphocyte predominance Hodgkin lymphoma，NLPHL），占 HL 的 5% 左右
2. 经典型霍奇金淋巴瘤（classical Hodgkin lymphoma，CHL），占 HL 的 95% 左右 结节硬化型经典霍奇金淋巴瘤（nodular sclerosis CHL，NSCHL） 混合细胞型经典霍奇金淋巴瘤（mixed cellularity CHL，MCCHL） 淋巴细胞消减型经典霍奇金淋巴瘤（lymphocyte-depleted CHL，LDCHL） 淋巴细胞为主型经典霍奇金淋巴瘤（lymphocytic-rich CHL，LRCHL）

目前采用的 2016 年 WHO 的淋巴造血系统肿瘤分类中，霍奇金淋巴瘤分为结节性淋巴细胞为主型 HL 和经典 HL 两大类，其特点是在炎症细胞背景下有散在肿瘤细胞，即 Reed-Sternberg（R-S）细胞及其变异型细胞，可伴毛细血管增生和不同程度的纤维化。在我国，经

典 HL 中混合细胞型（MCCHL）最为常见，其次为结节硬化型（NSCHL）。几乎所有的 HL 细胞均来源于 B 细胞，仅少数来源于 T 细胞。

4．临床分期　目前淋巴瘤的临床分期，仍采用 1971 年 Ann Arbor 会议制定的分期法，此种方法主要运用于 HL。Ann Arbor 分期系统经过 Cotswolds 修订（1989）后将 HL 分为Ⅰ～Ⅳ期。其中Ⅰ～Ⅳ期按淋巴结病变范围区分，脾和韦氏环淋巴组织分别记为一个淋巴结区域。结外病变定为Ⅳ期，包括骨髓、肺、骨或肝受侵犯。此分期方案非霍奇金淋巴瘤（NHL）也参照使用（表 9-3）。

表9-3　淋巴瘤的分期（Cotswolds会议，1989）

分期	侵犯范围
Ⅰ期	病变侵犯一个淋巴结区（Ⅰ）或一个淋巴组织（如脾、胸腺、咽淋巴环或一个淋巴结外部位ⅠE）
Ⅱ期	病变侵犯横膈同侧的 2 个或更多的淋巴结区（Ⅱ）。纵隔是一个部位；肺门淋巴结双侧受侵是 2 个部位，侵犯的解剖部位数目应标明（如$Ⅱ_2$）
Ⅲ期	病变侵犯横膈两侧的淋巴结区，$Ⅲ_1$：伴有或不伴有脾门、腹腔或门脉区淋巴结受侵；$Ⅲ_2$：伴有主动脉旁、髂窝、肠系膜淋巴结受侵
Ⅳ期	侵犯淋巴结（脾）以外的器官 A：无 B 症状 B：发热、盗汗、体重减轻（6 个月内下降 10% 以上） X：巨大瘤块，纵隔肿物最大横径＞胸廓内径 1/3，淋巴结肿块最大直径＞ 10cm CS：临床分期　PS：病理分型 E：局限性孤立的淋巴结外病变，不包括肝和骨髓只有一个部位的病变（ⅠE），侵犯邻近的淋巴结（ⅡE 或ⅢE）

二、实验室检查

1．血象检验　多数患者早期无贫血，少部分有轻度到中度贫血，一般为正细胞正色素性。白细胞正常或轻度增高，伴中性粒细胞、单核细胞增高，晚期淋巴细胞减少，尤其是病变浸润骨髓后或脾亢时，可发生全血细胞减少；嗜酸性粒细胞可增多，多见于有皮肤特异性损害的患者。血小板正常或增高，晚期可减少。

2．骨髓象检验　骨髓未浸润时可见正常，有时可见嗜酸性粒细胞、单核细胞及浆细胞增多。部分患者骨髓涂片可找到 R-S 细胞（图 9-1），骨髓穿刺涂片 R-S 阳性率仅 3%，找到 R-S 细胞为骨髓浸润的依据，有助于诊断。骨髓浸润多见于淋巴细胞消减型，其次为混合细胞型，其他型少见。

3．组织病理学　淋巴结活检应选取完整、较大、质韧的淋巴结，取材困难时可行细针穿刺涂片检查。淋巴结活检或穿刺取材制片后，经 HE 或瑞氏染色，于显微镜下观察细胞形态，其形态学表现为可见少量单核、双核或多核的巨大瘤细胞及其周围的大量非肿瘤性的小淋巴细胞、浆细胞、组织细胞等反应性细胞。骨髓活检发现 R-S 细胞阳性率可达 9% ～ 22%。检查发现 R-S 细胞及变异型细胞是诊断 HL 的主要依据。

典型的 R-S 细胞为巨大的双核细胞，胞体大，直径为 30 ～ 50 μm，最大可达 100 μm，细胞呈圆形、椭圆形、肾形或不规则形。胞核较大，直径 15 ～ 18 μm，呈圆形，分叶状或扭曲状，多为 2 个，呈对称性双核者，称为“镜影核”，核膜清晰，核仁一至多个，嗜酸性，大而明显（可达 5 ～ 10 μm），染色质呈颗粒状或网状，胞质较为丰富，染蓝色或淡紫红色，有不规则的胞质突起，无或有少数嗜天青颗粒。R-S 细胞的变异型主要有：①霍奇金细胞为单个核的巨大瘤细胞，形态似典型的 R-S 细胞。② LP 细胞（lymphocyte predominant cell，LP cell），又称“爆米花”细胞，该瘤细胞体积巨大，胞质少，淡染；胞核较大，呈多分叶状，可有多个小而明显的核仁，位于核外周。③陷窝细胞（lacunar cell），瘤细胞体积大，染色质疏松，有1个或多个较小的嗜碱性核仁，更多的分叶核，分叶较小，核仁小。经甲醛固定后，该细胞因胞质浓缩收缩至核膜附近，与周围细胞形成透明的空隙似处在一个陷窝中，故称为“陷窝细胞”。

结节性淋巴细胞为主型霍奇金淋巴瘤（NLPHL），以单克隆B细胞呈结节性或结节性和弥漫性增生为特征，95%以上为结节性，镜下以单一小淋巴细胞增生为主，其内散在大瘤细胞（呈爆米花样）。

经典型霍奇金淋巴瘤（CHL）起源于B细胞，瘤细胞包括单个核的H细胞和多核的R-S细胞。

CHL的几种亚型有各自的病理组织学特点。非经典型霍奇金淋巴瘤的特点是至少有一个结节被胶原及陷窝细胞所围绕；MCCHL的特点是以在弥漫性或模糊的结节状混杂的炎性背景下见经典的R-S细胞散在分布；LRCHL的特点是H细胞和R-S细胞散在分布，具有由小淋巴细胞构成的结节性或较之少见的弥漫性的细胞背景，缺乏中性粒细胞和嗜酸性粒细胞；LDCHL的特点是富含H细胞和R-S细胞，少见非肿瘤性的淋巴细胞。

4．免疫学检查　免疫标记分析有助于HL亚型的鉴别。如结节性淋巴细胞为主型霍奇金淋巴瘤（NLPHL）的免疫表型呈$CD15^-$、$CD30^-$、$CD20^+$、$CD45^+$、$CD79a^+$、L/H细胞OCT_2和BoB.1共表达。而经典型HL的特殊免疫表型为$CD15^+$、$CD30^+$ $CD45^-$，T和B细胞相关抗原通常呈阴性。OCT_2和BoB.1仅有一种表达或均不表达。免疫表型分析有利于区分NLPHL和CHL（表9-4）。

表9-4　霍奇金淋巴瘤细胞的免疫表型分析

细胞表型	CD30	CD15	CD45	CD20	CD79a	CD75	J链	sIg	PAX5	OCT2	BOB.1
NLPHL	–	–	+	+	+	+/–	+/–	+/–	+	+	+
CHL	+	+/–	–	–/+	+	–	–	–	+	–/+	–

5．细胞遗传学检查　多数霍奇金淋巴瘤（HL）有常见染色体的异倍体和多倍体，此与R-S细胞的多核特性相一致，但未发现特异性染色体异常。此外，LP细胞和$CD30^+$的R-S细胞多数存在克隆性*Ig*基因重排，提示R-S细胞主要来源于B细胞。多数经典型霍奇金淋巴瘤（CHL）还存在癌基因和抑癌基因表达异常。极少数CHL患者可检测到克隆性T细胞受体基因重排。NF-kB功能上调是R-S细胞的常见表现。

知识链接

CR-T免疫细胞疗法，适用于一部分复发型淋巴瘤或对于传统疗法不敏感的淋巴瘤。通过提取患者体内T细胞，并改造T细胞，在这个过程中产生嵌合抗体抗原受体CAR，可使T细胞免疫功能增强并且能够识别并攻击肿瘤细胞。

6．其他检查　疾病活动期红细胞沉降率（血沉）增快、血清铁蛋白升高，缓解期正常，可作为病情活动、早期复发和预后不良指标。血清碱性磷酸酶和血清钙升高，提示骨骼浸润或破坏；结核菌素试验，淋巴细胞转化或玫瑰花瓣形成试验均可呈阴性，提示患者免疫功能低下，病情进展或复发；少数患者可并发Coombs试验阳性或阴性溶血性贫血。部分患者EBV抗体阳性。可有血清β_2-微球蛋白、结合珠蛋白及血清铜浓度增高，晚期有低丙种球蛋白血症和C_3增高。

三、诊断

对具有淋巴瘤临床征象的疑似病例，尤其是无明显感染因素的进行性、无痛性浅表淋巴结肿大者，应尽早进行相应检查，包括淋巴结病理印片、切片、针吸活检，骨髓穿刺涂片、骨髓活检、免疫学、影像学、血象等其他检查。疑皮肤淋巴瘤时可做皮肤活检及印片。伴有血细胞数量异常、血清碱性磷酸酶增高或有骨骼病变时，可做骨髓活检和涂片寻找 R-S 细胞，了解骨髓受累的情况。

本病的确诊主要根据病理组织学特点，结合免疫学分析、细胞遗传学和分子生物学技术，按 WHO（2016）的淋巴组织肿瘤分型标准做出淋巴瘤的诊断和分类分型诊断。并根据淋巴瘤的侵犯范围等进行临床分期。

四、鉴别诊断

R-S 细胞并非 HL 所特有，某些疾病如传染性单核细胞增多症、EB 病毒感染等亦可能出现 R-S 细胞；其他淋巴结肿大疾病，如炎性淋巴结炎、恶性肿瘤转移等亦有淋巴结肿大，应结合临床特点和实验室检查结果进行全面分析做出诊断和鉴别诊断。

1．与其他淋巴结肿大疾病鉴别 局部淋巴结肿大需排除淋巴结炎和恶性肿瘤转移。

2．以发热为主要表现的淋巴瘤 与结缔组织病、败血症、结核病、坏死性淋巴结炎和噬血细胞性淋巴组织细胞增多症等鉴别。

3．结外淋巴瘤 与相应器官的其他恶性肿瘤鉴别。

4．R-S 细胞 R-S 细胞对 HL 的病理组织学诊断有重要价值，但近年报道 R-S 细胞可见于传染性单核细胞增多症、结缔组织病及其他恶性肿瘤。因此在缺乏 HL 的其他组织学改变时，单独见到 R-S 细胞不能确诊 HL。

第二节 非霍奇金淋巴瘤

一、概述

非霍奇金淋巴瘤（non-Hodgkin lymphoma，NHL）是淋巴瘤的一种类型，约占 85%，是较霍奇金淋巴瘤常见的一组具有高度异质性的疾病，其异质性体现在临床表现、瘤细胞形态、免疫学表型、细胞遗传学、细胞增殖速度、临床表现、治疗反应和预后等多个方面。

1．病因与发病机制 NHL 的病因与发病机制仍不清楚，有研究表明，人类 T 细胞白血病/淋巴瘤病毒（HTLV Ⅰ）是成人 T 细胞白血病/淋巴瘤的病因；逆转录病毒 HTLVⅡ与 T 细胞皮肤淋巴瘤（蕈样肉芽肿）的发病有关。此外，有毒物质、使用免疫抑制剂、射线和 HIV 感染等可能是部分原因。

2．临床特征 NHL 是一组具有不同组织学特点和起病部位的淋巴瘤，早期易发生远处扩散。任何年龄均可发病，以老年人多见。临床特征主要有：①原发病灶可在淋巴结，也可在淋巴结外的淋巴组织，结外淋巴组织原发病变较霍奇金淋巴瘤（Hodgkin lymphoma，HL）多见，还可以多中心起源。②以进行性、无痛性颈部或锁骨上淋巴结肿大为首发表现，较霍奇金淋巴瘤（Hodgkin lymphoma，HL）少见，也可以发热为首发表现，并且侵犯较广、扩散部位无规律，结外病变多见，一般以各系统症状发病，常见部位为扁桃体、鼻咽部、胃肠道、脾、骨髓等。③临床表现具有多样性，依据疾病类型、分期及病变的部位而定，如累及胃肠道，可有腹痛、腹泻、腹部肿块等临床表现，如累及口、鼻咽部，可出现吞咽困难、鼻塞、鼻出血等，全身症状见于部分恶性程度高的患者和晚期患者，全身皮肤瘙痒者少见。④瘤组织成分单一，以一种细胞类型为主，为 NHL 分型基础。

3．分型　NHL 分类甚为复杂，国际上先后提出多个分类方案。病理分类以 1982 年美国国立癌症研究所制定的“国际工作分型”（IWF）为基础，再加以免疫分型。我国采用的是 1985 年成都会议上拟定的 NHL 工作分类（表 9-5）。WHO 在 1994 年提出的“修订的欧美淋巴系肿瘤分类方案”（REAL 分类法）的基础上进行修订，并在 2001 年、2008 年和 2016 年公布了造血系统肿瘤的世界卫生组织分类法（WHO 法），该分类法也是目前较为公认的分类方法（表 9-6）。

NHL 以成熟 B 细胞肿瘤占绝大多数，T 细胞和 NK 细胞肿瘤仅占约 12%。淋巴瘤和淋巴细胞白血病常同时存在，WHO 的分类方案将淋巴细胞白血病纳入淋巴瘤分类，例如淋巴母细胞性淋巴瘤与急性淋巴细胞性白血病、小淋巴细胞性淋巴瘤与慢性淋巴细胞性白血病均是同一肿瘤的不同临床表现，但在诊断时仍需区别。

表9-5　我国NHL工作分类方案（成都，1985）

低度恶性	中度恶性	高度恶性
1．小淋巴细胞性		
2．淋巴浆细胞性		
3．裂细胞性（滤泡型）	4．裂细胞性（弥漫型）	
5．裂 - 无裂细胞性（滤泡型）	6．裂 - 无裂细胞性（弥漫型）	
	7．无裂细胞性（滤泡型）	
		8．无裂细胞性（弥漫型）
		9．Burkilt 淋巴瘤
		10．免疫母细胞性
11．髓外浆细胞瘤（分化好）	12．髓外浆细胞瘤（分化差）	
13．蕈样肉芽肿 -Sezary 综合征		14．透明细胞性
		15．多形细胞性
		16．淋巴母细胞性
		17．组织细胞性
		18．不能分类

4．临床分期　非霍奇金淋巴瘤的分期同霍奇金淋巴瘤，参考表 9-3。

二、实验室检查

1．血象检验　早期血象正常。血象未受累时，白细胞可无明显异常，可见嗜酸性粒细胞增多。血象受累时，白细胞可明显增加，可见形态各异的淋巴瘤细胞，类似白血病。退化细胞较易见。骨髓浸润或脾功能亢进时，可引发全血细胞减少。

2．骨髓象检验　增生活跃或明显活跃，淋巴瘤侵犯骨髓者较多见。淋巴瘤细胞比例低或未浸润骨髓时，骨髓象可无明显异常。瘤细胞侵犯骨髓时，绝大多数患者淋巴瘤细胞明显增多，可表现为白血病样骨髓象和相应血象，细胞形态类似于正常的成熟小淋巴细胞、幼稚淋巴细胞、恶性组织细胞等，很难与淋巴细胞白血病区分，此时的细胞称为淋巴瘤白血病细胞。骨髓浸润或伴脾功能亢进时，三系细胞常减少。

3. 组织病理学检验 病理组织活检，尤其是淋巴结活检，是诊断NHL及分型的关键性依据。组织病理学特点为淋巴结正常结构消失，被肿瘤组织取代，瘤细胞生长方式呈现异型性，淋巴结包膜被侵犯，一般无R-S细胞。根据瘤细胞的生长方式和形态特点等可进行组织学分型，瘤细胞分为以下4种类型，①淋巴细胞型：肿瘤性淋巴细胞分化良好，与成熟的小淋巴细胞相似，胞体小，多呈圆形或卵圆形。胞质量少，胞核圆形，或有凹陷、切迹、不规则。核染色质呈粗颗粒状，分布不均，多无核仁；分化不良者，瘤细胞似原淋巴细胞及幼稚淋巴细胞，胞体较大，呈圆形或椭圆形，常有凹陷、切迹、分叶、折叠、结节及花瓣状等畸形；核仁1～2个，核染色质常凝集，呈粗颗粒状，分布较均匀，胞质呈深蓝色或浅蓝色，胞质量增多。②组织细胞型：即所谓的“网状细胞肉瘤”，以肿瘤性组织细胞为主，其特征是胞体大小不等，直径为15～25 μm，呈多形性如圆形、椭圆形、锤形及不规则形；核型多样化，胞核有凹陷、切迹、扭曲、折叠、多叶或双核等；核染色质疏松呈网状分布均匀或不均，核仁一至多个，亦可隐约不显，核分裂象易见，胞质较丰富，呈浅蓝或灰蓝色，常不均匀，可有小空泡或紫红色颗粒。③混合细胞型：兼有淋巴细胞型及组织细胞型特征。④未分化型：瘤细胞形态较为特殊。常见NHL亚型的组织学、免疫学和细胞遗传学特点见下表（表9-6）。

表9-6 常见NHL亚型组织学、免疫学和细胞遗传学特点

NHL常见亚型	组织学特点	免疫学特点	细胞与分子遗传学特点
1. 慢性淋巴细胞白血病/小淋巴细胞淋巴瘤（SLL/CLL）	淋巴结和骨髓中形态均一的小圆淋巴细胞，可见幼稚淋巴细胞形成的假滤泡	$CD19^+/CD5^+$双阳性、$CD23^+$、$CD20^+$（dim）、$CD22^+$（dim）、sIg^+（dim）、$CD10^-$、FMC7-、cyclin Dl-	+12，13q-
2. 淋巴浆细胞淋巴瘤（LPL）	淋巴结、骨髓和脾中有小淋巴细胞、浆细胞和淋-浆细胞；无边缘带或单核样淋巴细胞，无假滤泡形成	$CD19^+$、$CD20^+$、$CD22^+$、$CD79a^+$、$CD5^-$、$CD23^-$、$CD10^-$、$CD103^-$、胞质IgM或IgG阳性	t（9；14），*PAX*-5基因重排
3. 脾边缘区淋巴瘤（SMZL）	小B淋巴细胞包绕或取代脾白髓生发中心，越过外套区与边缘区大细胞融合，红髓细胞浸润；外周血可见有绒毛的淋巴细胞	$CCD20^+$、$CD79a^+$、$CD11C^+$、IgM^+、$CD23^-$、$CD5^-$、$CD10^-$、$CD43^-$、$CD103^-$、cyclin Dl-	*IgH*基因重排
4. 黏膜相关淋巴组织淋巴瘤（MALT Toma）	异形性小B淋巴细胞，包括边缘区细胞、单核样细胞、小淋巴细胞和散在的免疫母细胞。瘤细胞包绕反应性滤泡，可呈星空状；瘤细胞侵犯上皮组织形成淋巴上皮样病变	$CD20^+$、$CD79^+$、$CD5^-$、$CD1O^-$、$CD23^-$、$CD43^{+/-}$、$CD1lc^{+/-}$	t（11；18）
5. 滤泡型淋巴瘤（FL）	有滤泡；外套区消失；细胞形态包括小至中等大小的生发中心细胞和大的无核裂中心母细胞	$CD10^+$，$CD19^+$，$CD20^+$，$CD79a^+$，$CD5^-$，$CD23^-$，bcl^-2^+	t（14；18）；*BCL-2*重排
6. 套细胞淋巴瘤（MCL）	正常结构破坏；瘤细胞为小或中等大的淋巴样细胞，形态一致，核不规则，类似有核裂滤泡中心细胞，但无中心母细胞	$CD19^+/CD5^+$双阳性、CD23-或dim、$CD20^+$、$CD43^+$、$CD10^-$、$SmIgM^+$、$bcl\text{-}2^+$、$cyclinD1^+$、$FMC7^+$	t（11；14）

续表

NHL常见亚型	组织学特点	免疫学特点	细胞与分子遗传学特点
7．弥漫大B细胞淋巴瘤（DLBCL）	大B淋巴细胞弥漫性浸润，胞核约正常淋巴细胞的2倍，形态变异较大，可分为中心母细胞型、免疫母细胞型、富含T细胞（组织细胞）型、间变细胞型（与T-间变大细胞淋巴瘤无关）	$SmIg^+$、$CD19^+$、$CD20^+$、$CD22^+$、$CD79^+$、$CD5^{-/+}$、$CD3^-$、bcl-$2^{+/-}$、Ki-67^+、cyclin D1-	20%～30%有t（14；18）
8．纵隔（胸腺）大B细胞淋巴瘤	胸腺B细胞来源，类似DLBL组织学特点	$Smlg^{-/+}$、$CD19^+$、$CD20^+$、$CD45^+$、$CD5^-$、$CD10^-$	*IgH*重排，9q+
9．血管内大B细胞淋巴瘤	为结外DLBCL的少见类型，瘤细胞仅分布于小血管内	$CD19^+$、$CD20^+$、$CD22^+$、$CD79^+$、F Ⅷ $^{+/-}$	
10．原发性渗出型淋巴瘤（PEL）	离心后的样本可见免疫母细胞或原浆细胞及退化细胞，呈多形性。多与HIV感染相关	$CD45^+$、$CD38^+$、$CD138^+$、$CD19^-$、$CD20^-$、$CD79^-$、$SmIg^-$	*IgH*基因重排；可查知*HHV-8/KSHV*基因组
11．Burkitt淋巴瘤（BL）	形态一致的，中等大小的B淋巴细胞，胞质嗜碱性，有空泡，易见核分裂象	$SmIgM^+$、$CD10^+$、$CD19^+$、$CD20^+$、Ki-67^+、$CD5^-$、$CD23^-$、TdT^-、bcl-2^-、bcl-6^+	t（8；14）；t（2；8）
12．成人T细胞淋巴瘤（ATLL）	瘤细胞为多形性淋巴样细胞，核染色质浓聚，核仁清晰	$CD2^+$、$CD3^+$、$CD4^+$、$CD25^+$、$CD8^-$、GmB^-	*TCR*基因重排，*HTLV-1*基因阳性
13．结外NK/T细胞淋巴瘤，鼻型	鼻黏膜明显溃疡和坏死，瘤细胞大小不等，浸润呈血管中心性，可见凝固性坏死和凋亡	$CD2^+$、$CD56^+$、$CD43^+$、$CD45RO^+$、$CD95^+$、$CD3^-$、$CD4^-$、GmB^+、EBV^+	未发现特殊染色体易位
14．蕈样肉芽肿和Sezary综合征	表皮和皮肤浸润；小或中等大小的T淋巴细胞，胞核分叶呈脑回状	$CD2^+$、$CD3^+$、$CD5^+$、$CD4^+$、$CD7^-$、$CD8^-$	*TCR*基因重排
15．血管免疫母细胞性T细胞淋巴瘤（AILT）	淋巴结结构部分消失，滤泡退化。小至中等大小淋巴细胞弥漫性浸润副皮质区，混有嗜酸性粒细胞、浆细胞、树突细胞等。大量内皮静脉增生	$CD3^+$、$CD4^+$、$CD8^+$、$CD21^+$	+3或+5或+X；*TCR*基因重排
16．间变大细胞淋巴瘤（ALCL）	瘤细胞体积大，有大量胞质，胞核形态多样，典型者呈马靴状	$CD30^+$、ALK^+、$CD2^+$、$CD3^{-/+}$、$CD5^-$和CD45RO可为阳性	t（2；5）；*NPM-ALK*融合基因、*TCR*基因重排
17．NK母细胞淋巴瘤	瘤细胞中等大小，形态均一，类似淋巴母细胞	$CD56^+$、$CD4^+$、$CD43^+$、$CD3^-$、$CD68^-$、MPO^-	*TCR*基因重排

注：dim：流式细胞术术语中与bright相对，表示细胞表面的某种抗原分子数表达较少而产生的荧光强度较低。

bcl-2：一种蛋白质，bcl-2原癌基因的产物，是细胞存活促进因子，能抑制细胞凋亡。

bcl-6：一种锌指蛋白质，属转录抑制因子，阻止细胞分化、凋亡，促进细胞发育、增殖。

Ki-67：一种与细胞周期相关的蛋白质。

TdT：末端脱氧核糖核酸转移酶（terminal deoxynucleotidyl transferase）。

GzmB：颗粒酶B，一种中性丝氨酸蛋白酶，存在于特异性的细胞毒性T细胞和自然杀伤细胞中。

4．免疫学检查　常见NHL亚型的免疫学特点如表9-6所示。

5．细胞遗传学检查　部分淋巴瘤患者有染色体的改变，如染色体的畸变、易位及染色体易位导致特定的融合基因产生。克隆性的*IgH*基因重排提示B细胞单克隆性增生，*TCR*基因重排提示T细胞单克隆性增生。常见NHL亚型的细胞遗传学特点如表9-6所示。

6. 其他检查 酸性磷酸酶染色有助于T细胞淋巴瘤的诊断；疾病活动期有红细胞沉降率（血沉）增速，血清LDH升高提示预后不良。如血清碱性磷酸酶活力或血钙增加，提示累及骨骼。B细胞NHL可并发抗人球蛋白试验阳性或阴性的溶血性贫血。

三、诊断

诊断的基本方法同HL。诊断的依据包括以下方面：

1. 临床表现 以无痛性淋巴结肿大为主，结外病变时，可表现为局部肿块、压迫、浸润或出血等症状。部分患者有发热、体重减轻、盗汗等全身症状。

2. 实验室检查 骨髓受累时，可发生血细胞减少，某些类型易侵犯中枢神经系统，有脑脊液异常。血清乳酸脱氢酶水平升高可作为预后不良的指标。

3. 组织病理学检查 系确诊本病的依据。其特点为淋巴结正常结构消失，被肿瘤组织取代；恶性增生的淋巴细胞形态呈异形性，无R-S细胞；淋巴结包膜被侵犯。

4. 免疫表型、染色体异常及基因重排等检查 可判断淋巴细胞增生的单克隆性，协助确诊NHL。WHO分类将两者合在一起归为淋巴瘤（淋巴细胞）白血病。

四、鉴别诊断

鉴别诊断可参考霍奇金淋巴瘤的鉴别诊断。

【课程思政】

医护人员践行初心使命是为患者和临床服务，筑牢健康防线，推进健康中国建设。坚持以患者为中心，本着“检以求真，验以求实”的理念，完成本职工作。

【思维导图】

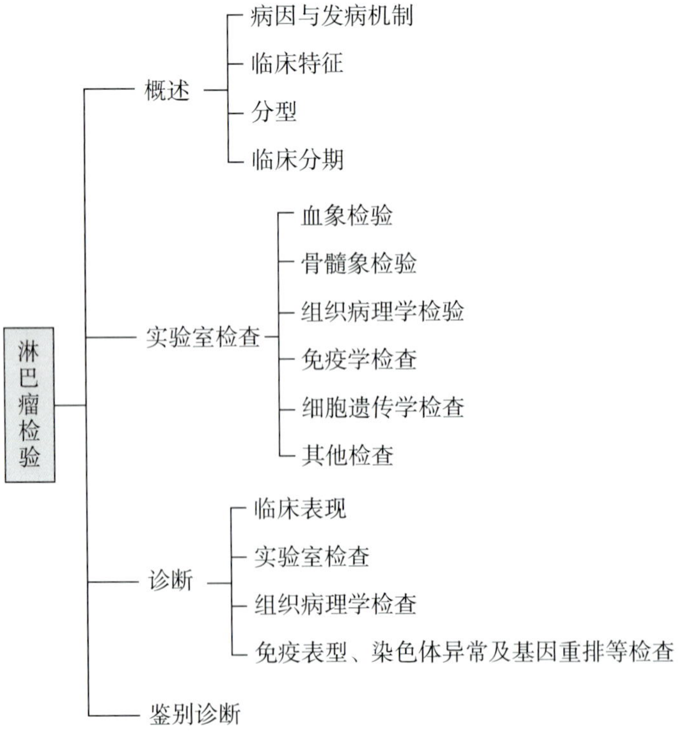

案例 9-2

患者，女，60 岁，发现颈部及腹股沟淋巴结肿大 1 月余。查体：双侧颈部、腋窝及腹股沟可触及多个肿大淋巴结，质中，部分融合，较大的如枣样大小，无压痛。实验室检查：血常规：WBC 5.30×10^9/L，LY 29.2%，HGB 130 g/L，PL202×10^9/L，LDH：228 U/L 骨髓细胞学检查：(−) 胸部 CT：纵隔淋巴结肿大。

思考题：

此患者初步诊断为什么病？

自测题

一、选择题

1．2008 年 WHO 关于霍奇金淋巴瘤（HL）分型中，不属于经典型的是

A．淋巴细胞丰富型　　B．淋巴细胞消减型

C．结节性淋巴细胞为主型　　D．混合细胞型

2．骨髓涂片中对诊断霍奇金病最有价值的特点是

A．嗜酸性粒细胞增多　　B．淋巴细胞增多

C．非造血细胞增多　　D．可见 Reed-Sternberg（R-S）细胞

3．经典霍奇金淋巴瘤起源于

A．B 细胞　　B．T 细胞　　C．NK 细胞　　D．淋巴细胞

4．临床上诊断淋巴瘤最重要、最常用的实验室检查手段是

A．骨髓检查　　B．组织活检

C．细胞免疫学分型　　D．细胞遗传学检查

5．关于非霍奇金淋巴瘤的特点，下列叙述错误的是

A．是临床最常见的一类淋巴细胞系肿瘤

B．以成熟 T 细胞肿瘤占绝大多数

C．结外病变比霍奇金淋巴瘤多见

D．预后比霍奇金淋巴瘤差

二、问答题

1．简述霍奇金淋巴瘤的组织分型。

2．简述 R-S 细胞形态特征。

（杨　茜）

第十章数字资源

第十章

骨髓增生异常综合征检验

学习目标

通过本章内容的学习，学生应能够：

识记：

简述骨髓增生异常综合征的分型。

理解：

1. 说出骨髓增生异常综合征的概念、实验室检查特点。
2. 说出骨髓增生异常综合征的临床特点。

运用：

1. 分析骨髓增生异常综合征血象、骨髓象。
2. 掌握根据形态学结果初步诊断MDS。

案例 10-1

患者，男，40岁，发现贫血半年多，经各种贫血药物治疗无效。查体：贫血貌，肝、脾及淋巴结无肿大。血常规检查：Hb 70 g/L，WBC 2.5×10^9/L，PLT 50.0×10^9/L，分类可见原始细胞2%，幼稚粒细胞8%，中性粒细胞40%，淋巴细胞45%，单核细胞5%。骨髓检查：增生明显活跃，粒红比例正常，中性粒细胞核可见Pelger-Huet畸形，红系有巨幼样变等。细胞外铁（++），环形铁粒幼细胞18%。

思考题：

1. 根据以上资料，该患者初步诊断是什么？
2. 如需确诊，还需要做哪些实验室检查？

一、概述

骨髓增生异常综合征（myelodysplastic syndrome，MDS）是一组起源于造血干细胞的克隆性疾病，其主要特征表现为无效造血和急性髓系白血病的高危演变。血象可呈全血细胞减少或任一系及两系血细胞减少，骨髓增生活跃或明显活跃，少数减低，常有一系及一系以上的形态异常。

MDS多发生于50岁以上老年人，偶见于青年和儿童，男性多于女性。多数患者为原发性，少数为继发性。MDS 的临床表现主要是不明原因的难治性贫血，可伴有感染或者出血，部分无症状。1/3 以上的 MDS 患者在数月至数年或更长时间可转化为急性白血病。

MDS 多无明确病因，发病机制还不十分清楚。通常认为 MDS 的发生和进展是一个多因素共同作用的过程，可能与以下因素有关，①干细胞基因异常：MDS 存在原癌基因突变、抑癌基因失活和继发性细胞遗传学异常等，导致造血干细胞的损伤或突变，骨髓无效造血和分化成熟障碍。②细胞周期的调控系统异常，影响细胞的增殖和发育。③造血微环境改变：某些细胞因子增加了骨髓造血细胞的过度增殖和加快凋亡。MDS 骨髓细胞增生而外周血细胞减少，这种无效造血与髓系细胞分化能力缺陷及细胞过度凋亡有关。④免疫缺陷：某些抗原刺激 T 细胞克隆扩增，导致 T 细胞介导的自身造血抑制及全血细胞减少；B 淋巴细胞异常表现为自身抗体产生，这些自身抗体的产生与多克隆浆细胞增殖有关，免疫缺陷通常在进展期 MDS 更常见。⑤理化作用：电离辐射、氯霉素、苯、化疗药物，尤其是烷化剂、拓扑酶抑制剂、乙双吗啉等。

知识链接

MDS 是 20 世纪 70 年代被正式确定的病名，普遍认为 MDS 的本质是一种造血细胞逐步由正常至间变，进而向白血病转化并同时伴有形态学改变和造血功能异常的疾病，即良性、间变和恶性造血克隆在 MDS 共存。

二、分类

FAB 分型 1982 年 FAB 协作组根据 MDS 骨髓和外周血中原始细胞的比例、环形铁粒幼细胞数、Auer 小体及外周血单核细胞数量，将 MDS 分为 5 个类型，即难治性贫血（refractory anemia，RA）、环形铁粒幼细胞难治性贫血（RA with ringed sideroblasts，RAS）、难治性贫血伴原始细胞增多（RA with excess blasts，RAEB）、难治性贫血伴原始细胞增多转化型（RAEB in transformation，RAEB-t）、慢性粒-单核细胞白血病（chronic myelomonocytic leukemia，CMML）（表 10-1）。

表10-1 MDS的FAB分型

类型	原始细胞（%）		环状铁粒幼红细胞（%）	外周血单核细胞 $>1\times10^9$/L
	外周血	骨髓		
RA	＜1	＜5	＜15	–
RAS	＜1	＜5	≥15	–
RAEB	＜5	5～20	不定	–
RAEB-t	≥5	21～29，Auer 小体可见	不定	+/–
CMML	＜5	5～20	不定	+

FAB 分型方案在临床工作中沿用多年，但形态学分型对于治疗、预后等具有局限性。WHO 对原有的 FAB 分型做了几次修订，综合了形态学、免疫学、遗传学及分子生物学等特征，使分型更有实用性。WHO 分型中，MDS 分型主要强调的是发育异常和原始细胞计数，而不是血细胞减少，2016 年 WHO 分型的基本原则不变，对于病态造血，目前认为：①任何系病态造血必须≥ 10%，②从危险程度上不同类型的病态造血无差异，③病态造血不是 MDS 所

特有。2008 年 WHO 定义的红白血病（红系 / 髓系型）骨髓中红系≥ 50%，且原始细胞≥ 20%（NEC），这类疾病基于其总原始细胞数被归入 MDS（表 10-2）。

表10-2 WHO 的MDS分型诊断标准（2016）

亚型	外周血	骨髓
MDS 伴单系发育异常（MDS-SLD）	1 系或 2 系血细胞减少	单系细胞发育异常≥ 10%，原始细胞< 5%
MDS 伴环形铁粒红细胞（MDS-RS）	贫血，无原始细胞	环形铁粒幼红细胞≥ 15%，或≥ 5% 且有 *SF3B1* 突变
MDS 伴多系发育异常（MDS-MLD）	1 ~ 3 系血细胞减少，单核细胞< 1×10^9/L	2 系或 2 系以上发育异常的细胞≥ 10%，原始细胞< 5%，环形铁粒幼红细胞< 15% 伴 *SF3B1* 突变
MDS 伴原始细胞过多 -Ⅰ（MDS-EB-Ⅰ）	1 ~ 3 系血细胞减少，单核细胞< 1×10^9/L，原始细胞为 2% ~ 4%	单系或多系发育异常，原始细胞为 5% ~ 9%，无 Auer 小体
MDS 伴原始细胞过多 -Ⅱ（MDS-EB-Ⅱ）	1 ~ 3 系血细胞减少，单核细胞< 1×10^9/L，原始细胞为 5% ~ 19%	单系或多系发育异常，原始细胞为 10% ~ 19%，可有 Auer 小体
MDS，不能分类（MDS-U）	1 ~ 3 系血细胞减少，至少 2 次不同时间检测到原始细胞为 1%	单系发育异常或无发育异常，但有 MDS 特征性染色体异常，原始细胞< 5%
MDS 伴有单纯 5q-	贫血，血小板正常或增高	红系单系发育异常，单纯 5q- 或加上除 -7/7q- 的任一异常核型，原始细胞< 5%
儿童难治性血细胞减少（WHO 暂定种类）	血细胞减少，原始细胞< 2%	1 ~ 3 系血细胞发育异常，原始细胞< 5%

注：血细胞减少定义为 Hb < 100g/L，PLT < 100×10^9/L，中性粒细胞计数< 1.8×10^9/L；单核细胞< 1.0×10^9/L。

三、实验室检查

血象、骨髓象检验是 MDS 诊断的细胞学基础。病态造血是 MDS 的核心变化，在血象和骨髓象均有表现。

1. 血象检验 表现为全血细胞减少，其程度依 MDS 的分型不同而异，可为明显的全血细胞减少，也可为一系或两系血细胞减少，可见病态造血。

（1）红细胞：不同程度的正细胞性或大细胞性贫血，红细胞呈双形性。成熟红细胞大小不均，形态不一，可见巨大红细胞、异形红细胞、嗜多色性及嗜碱性点彩红细胞，亦可出现有核红细胞。网织红细胞正常、减少或增高。

（2）白细胞：白细胞减少、正常或增多，有少量幼稚粒细胞，中性粒细胞胞质内颗粒缺如或稀少，核分叶过多或过少（Pelger-huët）。可见不典型单核细胞。

（3）血小板：多数减少，少数增多。有大呈畸形火焰状血小板或巨大血小板，偶见淋巴样小巨核细胞、单圆核小巨核细胞。

2. 骨髓象检验 增生明显活跃，少数增生活跃或减低，伴有病态造血（图 10-1）。

（1）红细胞系统：多数增高，少数减低，原始红和早幼红细胞增多，有类巨幼样改变，可见双核、多核，出现核不规则、核分叶、核碎裂等，可见胞核和胞质发育不平衡；质嗜碱、着色不均、空泡，可见 Howell-Jolly 小体、Cabot 环。

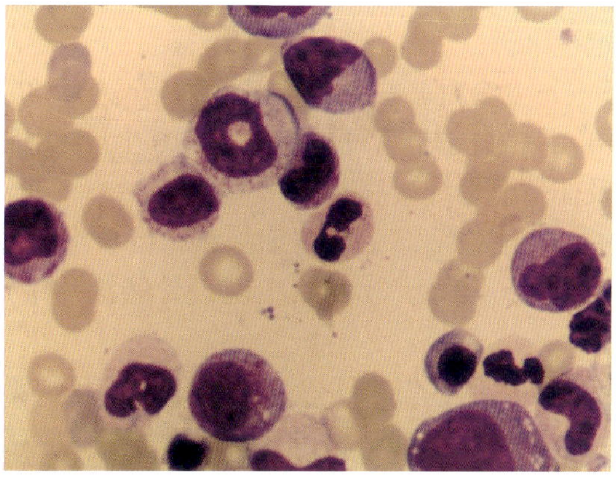

图 10-1　MDS 骨髓象

（2）粒细胞系统：增生活跃或减低，原粒和早幼粒细胞可增高，伴成熟障碍，有的早幼粒细胞颗粒粗大，核仁明显，有的类似单核细胞，核折叠或凹陷，双核或畸形核。也可见巨晚幼粒、巨杆状核及分叶过多或过少的中性粒细胞，可见颗粒稀少或缺如。

（3）巨核细胞系统：巨核细胞正常、增多或减少，多数为小巨核细胞、单个圆形大核或多个小核的巨核细胞。巨核细胞常有低分叶、双核或多核。小巨核细胞有助于 MDS 的早期诊断，其特征为体积近似或小于早幼粒细胞，甚至如淋巴细胞大小，不分叶或分两叶，胞核和胞质的比例大，核圆形或稍凹陷，核染色质致密结构不清，偶见 1 ～ 2 个不清晰小核仁，胞质极少、嗜碱、呈不透明的云雾状，周边不清楚，可见血小板形成。

3．骨髓活检　多数骨髓造血组织过度增生，各系病态造血明显，不成熟粒细胞增多并伴有未成熟前体细胞异常定位（abnormal localization of immature precursor，ALIP），指原始粒细胞和早幼粒细胞的异常定位。正常人原始粒细胞与早幼粒细胞常单个散在定位于骨小梁旁区（骨内膜表面），而 MDS 患者移位至骨小梁间的中央髓区，并集丛（3 ～ 5 个细胞）或集簇（> 5 个）。ALIP 是 MDS 骨髓组织的病理学特征，ALIP 阳性者转化为急性白血病的可能性较大，早期病死率高；反之则预后较好。亦可见巨核系病态造血、网状纤维增生等改变。

4．细胞化学染色　骨髓铁染色显示细胞外铁增多，铁粒幼红细胞增多，多在 50% 以上，有的可见环形铁粒幼红细胞。幼红细胞 PAS 阳性。

5．细胞遗传学　35% ～ 70% 的 MDS 有染色体异常，常见核型改变为 $-5/5q^-$、$-7/7q^-$、+8、$20q^-$、-Y 等，此外有 $11q^-$、$13q^-$、$17q^-$ 等，其中在 $-7/7\ q^-$ 和复合缺陷 MDS 的患者中，约 72% 转化为急性白血病，中数生存期短，预后差，而核型正常及单纯的 $-5/5q^-$、$20\ q^-$ 则预后较好。

6．体外骨髓培养　集落细胞成熟障碍，多数患者细胞集落的形成能力减低，集落不生长或明显减少。能形成集落和小簇者预后较好，无集落或大簇者预后差。

【课程思政】

骨髓增生异常综合征在中国的发病率较高，亚太地区占有全球一半以上的患病人口。通过临床案例讲解，进行医务人员的职业道德教育。

四、诊断与鉴别诊断

（一）维也纳诊断标准

2006 年底，专家在维也纳提出了 MDS 诊断标准的新建议。此标准提出 MDS 诊断需要满足 2 个必要条件和 1 个确定标准。

1．必要条件 ①持续（≥ 6 个月）一系或多系血细胞减少；红细胞（Hb < 110g/L）、中性粒细胞（ANC < 1.5×10^9/L）、血小板（PLT < 100×10^9/L）；②排除其他可以导致血细胞减少和病态造血系统的造血及非造血系统疾病。

2．确定标准 ①骨髓中红细胞系、中性粒细胞系、巨核细胞系中任一系至少 10% 有发育异常。②环形铁粒幼红细胞≥ 15%。③原始细胞：骨髓涂片中达 5% ~ 19%。④染色体异常。

3．辅助标准用于符合必要标准，但未达确定标准、临床呈典型 MDS 表现。①流式细胞术检查显示骨髓细胞表型异常，提示红细胞系和（或）髓系存在单克隆细胞群；②单克隆细胞群存在明确的分子学标志：人类雄激素受体（HUMARA）分析，基因芯片谱型或点突变（如 RAS 突变）；③骨髓和（或）循环中祖细胞的 CFU 集落（± 集簇）形成显著减少或持久减少。

当患者未达到确定标准（如不典型的染色体异常、病态造血 < 10%、原始细胞比例 < 4%），而临床表现高度疑似 MDS，应进行 MDS 辅助诊断标准的检测。符合者基本为伴有骨髓功能衰竭的克隆性髓系疾病，此类患者高度疑似 MDS。若未进行辅助检测或结果阴性，则应进行随访或暂时归为意义未明的特发性血细胞减少症（idiopathic cytopenia of undetermined significance，ICUS），定期检查以确诊。

（二）国内诊断标准

1986 年全国第一次血细胞学术交流会制定了国内 MDS 的诊断标准，1994 年的全国血细胞学术会议又对此进行了讨论修订。

1．临床表现 以贫血症状为主，可兼有发热或出血。

2．血象检验 全细胞减少，一或两系细胞减少，可有巨大红细胞，巨大血小板，有核红细胞等病态造血表现。

3．骨髓象检验 有三系或两系，或任一系血细胞的病态造血，或是淋巴样小巨核细胞。

4．除外其他伴有病态造血的疾病，如急性非淋巴细胞白血病（M_{2b} 型）、骨髓纤维化、慢性粒细胞白血病、红白血病、原发性血小板增多症、非造血组织肿瘤；除外其他红细胞系统增生性疾病，如溶血性贫血、巨幼细胞贫血；除外其他全血细胞减少的疾病，如再生障碍性贫血、PNH。

少数不典型病例或病态造血不太明显的病例，有时诊断会遇到困难，进一步追踪观察很有必要。因为 MDS 为慢性进行性，故病态造血持续存在，并逐渐恶化。此外，多种检查联合应用对诊断很有帮助。

（三）鉴别诊断

1．具有病态造血的其他疾病 轻度病态造血还可见于骨髓增生性疾病，如慢性粒细胞白血病、原发性血小板增多症、骨髓纤维化、红白血病、多发性骨髓瘤、恶性组织细胞病，以及非造血组织的肿瘤。

2．可引起血细胞减少的疾病，如再生障碍性贫血、阵发性睡眠性血红蛋白尿，可根据骨髓检验、细胞化学染色及染色体分析进行鉴别。

【思维导图】

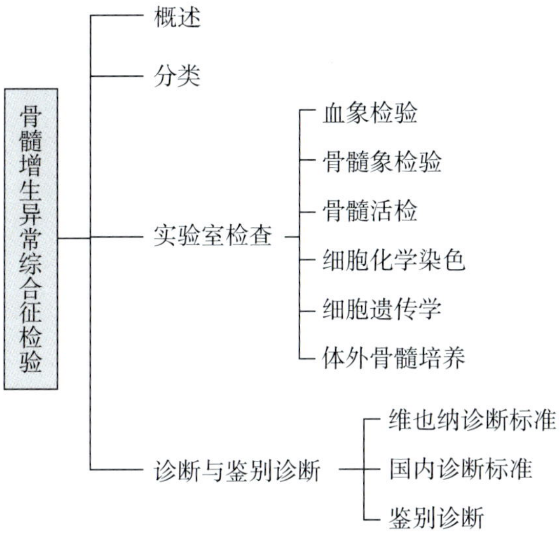

案例 10-2

患者，男，68 岁。血常规检查：Hb85 g/L，白细胞 2.6×10^9/L，血小板 80×10^9/L，脾肋下 1 cm。骨髓检查示有核细胞增生活跃，原始粒细胞 8%，早幼粒细胞 10%，环形铁粒幼细胞 5%。

思考题：

根据以上资料，该患者初步诊断是什么？

自测题

一、选择题

1．骨髓病态造血最常见于

A．骨髓增生异常综合征　　B．再生障碍性贫血

C．急性白血病　　D．慢性白血病

2．下列不属于 MDS 常见白细胞异常的是

A．出现幼稚粒细胞　　B．粒细胞颗粒过少

C．嗜酸性粒细胞增多　　D．粒细胞分叶过多

3．患者，女，38 岁，近 6 个月来出现贫血，血常规检查：Hb 62g/L，WBC 1.29×10^9/L，PLT 30.0×10^9/L，MCV113 fl，涂片中原始细胞占 3%，骨髓检查：原始细胞占 4% 并有多系病态造血，无 Auer 小体，最可能的诊断是

A．溶血性贫血　　B．再生障碍性贫血

C．慢性白血病　　D．骨髓增生异常综合征

二、问答题

MDS 的 FAB 分型是什么？

（杨 茜）

第十一章 浆细胞肿瘤检验

第十一章数字资源

学习目标

通过本章内容的学习，学生应能够：

识记：

1. 说出多发性骨髓瘤的基本概念、临床特点实验室诊断标准。
2. 说出浆细胞白血病、多发性骨髓瘤与巨球蛋白血症的主要鉴别标准。

理解：

掌握重链病的实验室检查与诊断。

运用：

1. 识别浆细胞病血象及骨髓象。
2. 掌握根据患者状况正确选择检验项目，分析患者血象及骨髓象特点。

浆细胞肿瘤（plasma cell neoplasm）系单克隆浆细胞异常增生，并分泌单克隆免疫球蛋白和（或）多肽链亚单位的一组肿瘤性疾病，包括多发性骨髓瘤、浆细胞瘤、意义未定的单克隆免疫球蛋白病、免疫球蛋白沉积病、骨硬化性骨髓瘤等，其中以多发性骨髓瘤最为常见。WHO（2016）分类未将重链病、Waldenstrom 巨球蛋白血症归入浆细胞肿瘤，这是因为其肿瘤细胞并非仅有浆细胞，而是由淋巴细胞和浆细胞共同组成。根据病理变化和临床表现分为多发性骨髓瘤、孤立性浆细胞瘤、髓外浆细胞瘤、浆细胞白血病、原发性巨球蛋白血症、重链病、轻链沉积病、原发性系统性轻链型淀粉样变性、意义未明的单克隆免疫球蛋白血症、POEMS 综合征等疾病。本章重点介绍多发性骨髓瘤、浆细胞白血病、原发性巨球蛋白血症。

知识链接

浆细胞病（plasma cell dyscrasias）是由于浆细胞或分泌免疫球蛋白的 B 淋巴细胞克隆性过度增殖所致的一组疾病，其共同特征是：①此类处于分化末端的 B 细胞克隆性异常增生；②此类克隆性增生的细胞合成并分泌结构均一的免疫球蛋白或其多肽链亚单位（单克隆免疫球蛋白或单克隆轻链或重链）；③患者血清或尿中出现过量的单克隆免疫球蛋白或其轻链或重链片段。

第一节 多发性骨髓瘤

一、概述

多发性骨髓瘤（multiple myeloma，MM）是骨髓内单一浆细胞株异常增生的一种血液系统恶性肿瘤，属于成熟 B 细胞肿瘤。其特征是恶性单克隆浆细胞过度增生并分泌产生单克隆免疫球蛋白或其多肽链亚单位，因此大多数患者的血清或尿液中可发现结构均一、在蛋白电泳时呈现基底较窄单峰的物质，称为 M 蛋白（monoclonal protein）。临床上随骨髓瘤细胞的浸润、破坏可引起肝脾大，骨痛、骨质疏松和病理性骨折，肾功能损害等。

知识链接

M 蛋白包括：①完整的免疫球蛋白分子，其分子结构均相同，其轻链也仅具有一种抗原性，或者是 κ 链或 λ 链；②游离的 κ 链或 λ 链，如从尿中排出即本周蛋白（Bence Jones protein，BJP）；③某种重链的片断。

案例 11-1

患者，男，70 岁，腰背部疼痛来就诊。体检：肝肋下 2 cm，脾肋下 3 cm。多个腰椎骨压痛明显。实验室检验：Hb85 g/L，WBC 4.6 × 10^9/L，ESR 120 mm/h，尿蛋白（−），24 h 尿蛋白定量 5 g。BUN 15 mm/L，总蛋白 90 g/L，球蛋白 75 g/L，IgG 32 g/L，IgA 3.6 g/L。

讨论：

1. 根据以上资料，该患者的初步诊断是什么？
2. 如需确诊，还需要哪些资料和实验室检查？

【课程思政】

通过案例导入，整合专业精神，提高学生的理解力和专注力，具有同理心，有职业素养，对工作有责任心和使命感。激发学生内在学习动机，增加课程学习的深度和厚度。

1. 病因与发病机制 MM 的病因迄今尚未完全明确，临床观察提示电离辐射、长期接触化学毒物、慢性炎症、自身免疫病、遗传因素、病毒感染等可能与本病的发生有关，但缺乏足够的依据。目前认为尽管 MM 细胞主要表达 B 细胞 - 浆细胞，但起源却是较前 B 细胞更早的造血前体细胞的恶变。白细胞介素 6（IL-6）是 B 细胞 - 浆细胞的生长因子和分化因子，在进展性 MM 患者骨髓中的水平异常增高，推测 IL-6 等淋巴因子分泌的调节异常可能与 MM 发病有关。有研究显示，IL-6 可通过信号转导蛋白 gp130 激活下游信号通路，上调抗凋亡蛋白的表达，使浆细胞凋亡减少，异常增生。对 MM 分子机制的研究显示 MM 是一种由复杂的基因组改变和表观遗传学异常所驱动的恶性肿瘤，遗传学的不稳定性是其主要特征，表现为明显多变的染色体异常核型，同时骨髓瘤细胞与骨髓微环境的相互作用进一步促进了骨髓瘤细胞增殖和耐药的发生。近年来的研究发现在 MM 患者中已发现有 *C-myc* 基因重排、突变及 mRNA 水平升高。

2. 临床特征 随着我国老龄人口的逐年增加，多发性骨髓瘤发病率也逐年升高，现已达到 2/10 万左右，低于西方国家（约 5/10 万）。此病发病年龄在 50 ~ 60 岁，男性多于女性，男女比例约为 3∶2。早期可无明显症状，随骨髓瘤细胞的浸润、破坏可引起骨质破坏、骨痛或骨折、贫血、感染、出血、高钙血症、高黏滞血症、肾功能不全及免疫功能异常。

MM 临床表现的多样性是由于恶变克隆性浆细胞（骨髓瘤细胞）无节制地增生、浸润，同时产生大量的单克隆免疫球蛋白或其轻链或重链片断所致。随着骨髓瘤细胞的浸润、破坏，可引起肝脾大、骨痛、骨质疏松、病理性骨折、肾功能损害等。

WHO（2008）将多发性骨髓瘤分为症状性骨髓瘤和无症状性骨髓瘤，前者最重要的标准是终末器官损害的表现。临床上还可按血清 β_2- 微球蛋白和白蛋白水平进行临床分期。

二、实验室检查

1. 血象检验　大多数患者最早的临床表现为贫血，呈现不同程度的贫血，多属于正常细胞正色素性，贫血随病情的进展而加重。血片中红细胞常呈“缗线状”排列，可伴有少数幼稚粒细胞和（或）幼稚红细胞。早期白细胞总数正常或偏低，分类中淋巴细胞相对增多，可占 40% ~ 50%。可见到少数骨髓瘤细胞，为 2% ~ 3%，随着病情进展若瘤细胞 > 20% 或绝对值 > 2×10^9/L，应诊断为浆细胞白血病。早期血小板计数多数正常，有时可减少。晚期患者三系受抑制，全血细胞减少。

2. 骨髓象检验　骨髓增生活跃或明显活跃，浆细胞异常增生，当浆细胞 > 10% 以上，并伴有形态异常，应考虑骨髓瘤可能。瘤细胞在骨髓内可呈弥漫性分布，也可呈灶性、斑片状分布，故有时需多部位穿刺才能诊断。骨髓活检可提高检出率。骨髓瘤细胞形态具有多态性，瘤细胞的大小、形态和成熟程度有明显的异常（图 11-1）。其形态特点与分型如下：

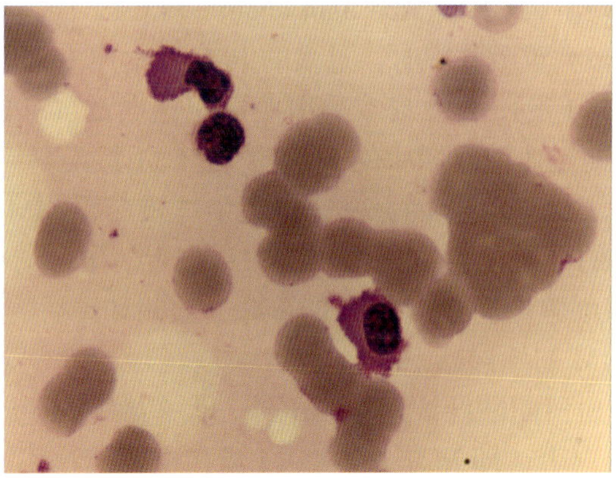

图 11-1　多发性骨髓瘤的骨髓象

（1）形态特点：瘤细胞与浆细胞极为相似，典型的骨髓瘤细胞形态特点包括，①瘤细胞大小不一，一般较成熟浆细胞大，直径为 30 ~ 50 μm，可如巨核细胞大小。细胞外形不规则，呈明显的多态性，胞体呈圆形、椭圆形或不规则形，可有伪足。多呈堆集分布；胞核长圆形，常偏于一侧，核染色质疏松，排列紊乱，可有 1 ~ 2 个大而清楚的核仁，也可见双核、多核、多分叶、多形性瘤细胞。因为核不成熟和多形核很少发生在反应性浆细胞，所以它们的出现提示可能是肿瘤性浆细胞；胞质较为丰富，呈中等量，嗜碱性呈深蓝色、灰蓝色或呈火焰状不透明，常含有少量嗜天青颗粒和空泡。有些瘤细胞含红色粗大嗜酸性棒状的包涵体（Russel 小体）、大量空泡（桑葚细胞，亦称 motto 细胞）及排列似葡萄状的浅蓝色空泡（葡萄状细胞）。骨髓瘤细胞过氧化物酶染色呈阴性反应。

（2）瘤细胞分型：1957 年欧洲血液学会议将多发性骨髓瘤的瘤细胞分为 4 型（表 11-1）。但该分型对指导临床治疗和判断预后等意义不大，MM 骨髓检查时，一般不需做出细胞形态分型结果。

表 11-1 多发性骨髓瘤的瘤细胞分型及形态特点

分型	瘤细胞形态特点
Ⅰ型（小浆细胞型）	细胞较成熟，染色质致密，核偏位，胞质较丰富，此型分化良好的形态与正常成熟浆细胞相似
Ⅱ型（幼稚浆细胞型）	胞核染色质较疏松，细胞外形尚规整，核偏位，核 / 质比例 1∶1
Ⅲ型（原始浆细胞型）	核染色质疏松，如网状细胞，核可居中，有核仁，核 / 质比例显示核占优势
Ⅳ型（网状细胞型）	细胞形态非常多样化，核仁较大，较多，细胞分化不良者，则恶性程度高

3．细胞超微结构 电子显微镜下，瘤细胞的显著特征是内质网的增多和扩大，高尔基体（Golgi apparatus）极为发达，扩大的粗面内质网内含无定形物、椭圆形小体，这些物质与血清中 M 蛋白有关。

4．血清及尿液蛋白检查 由于 MM 时恶变克隆浆细胞（骨髓瘤细胞）无节制地增生并产生大量单克隆免疫球蛋白或其轻链或重链片断，因此，患者血清总蛋白增高，可达 80 ~ 120 g/L，血清清蛋白正常或轻度下降，球蛋白明显增高。大多数患者的血清或尿液中可找到结构均一、在蛋白电泳时呈现基底较窄单峰的 M 蛋白，正常免疫球蛋白减少。血清中出现 M 蛋白是本病的主要特征之一。M 蛋白有 3 种类型：①完整的免疫球蛋白分子，其分子结构均相同，其轻链也仅具有一种抗原性，κ 链或者是 λ 链；② MM 患者肿瘤细胞分泌的轻链明显多于重链，从而在血中出现游离轻链（free light chain，FLC），当大量 FLC 从肾小球滤过进入肾小管，远远超过肾小管最大重吸收率时，过多的 FLC 就由尿中排出即称为本周蛋白（BJP）；③某种重链的片断。目前 M 蛋白的检测多采用血清蛋白电泳（SPE）、尿蛋白电泳（UPE）、免疫固定电泳法（IFE），测定血清及尿中的 FLC 在 MM 的诊断及疗效判断中具有重要的指导意义。FLC 水平异常可见于 95% 以上的分泌完整免疫球蛋白型 MM（IIMM）、82% 的不分泌型 MM（NSMM）、100% 的轻链型骨髓瘤（LCMM）患者。国际骨髓瘤工作组（IMWG）指南中已将 FLC 指标作为浆细胞疾病包括 MM 的诊断、监测和预后的重要标准。2012NCCN 指南也已将 FLC 检测列入 MM 初始诊断中。

（1）血清蛋白电泳：血清醋酸纤维素薄膜电泳，大多数 MM 患者可见特征性染色浓而密集的单峰突起的免疫球蛋白带，即 M 蛋白。各 M 蛋白电泳速率不一样，IgG 常出现在 γ 区，IgA 在 β 区，IgM、IgD 和 IgE 多在 β 与 γ 区带之间，单独出现轻链者占 11%，不足 1% 的患者血清中不能分离出 M 蛋白，称为非分泌型骨髓瘤。

（2）尿蛋白电泳：90% 的患者出现蛋白尿、血尿和管型尿，24 h 尿轻链、尿免疫固定电泳的检测发现，约 70% 的患者可检出 B-J 蛋白，为 MM 时产生过多单一轻链（为 κ 链或 λ 链），轻链分子量小可从尿中大量排出所致。尿中出现大量单一的轻链，而另一种轻链含量很低甚至检测不到，此为 MM 特征之一，对 MM 具有诊断意义。既往用酸加热法测定 B-J 蛋白，其阳性率不到 60%，且有假阳性。近年采用速率散射比浊法可进行单克隆免疫球蛋白和轻链的定量；应用免疫电泳可进行 κ 链和 λ 链的鉴别，提高了检测的灵敏度和特异性。

5．其他检查

（1）血钙、磷、碱性磷酸酶测定：高钙血症发生在有广泛骨损害及肾功能不全的患者。血磷一般正常，晚期肾功能不全时血磷可升高。本病主要为溶骨性改变，血清碱性磷酸酶正常或轻度增高。

（2）血清 β_2- 微球蛋白（β_2-MG）：β_2-MG 与全身骨髓瘤细胞总数有显著相关性，其水平的高低与肿瘤的活动程度成正比，β_2-MG 增高可作为判断预后与治疗效果的指标，肾功能不全时患者 β_2-MG 增高得更加显著。国际骨髓瘤基金会将 β_2-MG 和白蛋白作为 MM 临床分期和预后指标，于 2005 年提出最新 MM 国际分期标准（ISS），即Ⅰ期，β_2-MG ＜ 3.5 mg/L，白蛋白＞ 3.5 g/L；Ⅱ期，介于Ⅰ期和Ⅲ期之间；Ⅲ期，β_2-MG ＞ 5.5 mg/L。

（3）血清乳酸脱氢酶（LDH）活力：LDH 与肿瘤细胞活动有关，反映肿瘤负荷。LDH 增高程度亦与疾病的严重程度相关。

（4）血清总蛋白、白蛋白：约 95% 的患者血清总蛋白超过正常，球蛋白增多，白蛋白减少与预后密切相关。

（5）肾功能检查：BJP 沉淀于肾小管上皮细胞及蛋白管型阻塞导致肾功能受累，酚红排泄试验、放射性核素、肾图、血肌酐及尿素氮测定多有异常，晚期可出现肾衰竭，为致死常见原因之一。

（6）IL-6 及可溶性 IL-6 受体（SIL-6）：血清 IL-6 及 SIL-6 受体水平增高。

（7）红细胞沉降率（血沉）：红细胞沉降率加快明显是骨髓瘤患者的主要特征之一。

（8）C 反应蛋白（CRP）：CRP 可反映疾病的严重程度。

（9）凝血检查：多发性骨髓瘤患者最常见的凝血异常为骨髓瘤球蛋白的抗体片段（Fab）与纤维蛋白（Fb）结合抑制了 Fb 降解引起纤溶减低。单克隆球蛋白还可抑制蛋白 C 的活性导致高凝状态。

6. 免疫表型检查　正常浆细胞强表达 CD38 及 CD138，CD45、CD19 呈阳性，CD20、CD50 呈阴性。骨髓瘤细胞 CD45 呈弱阳性或阴性，多数病例不表达 CD19 和 CD20，CD38、CD138 常呈低水平表达。细胞内可检测到单克隆 κ 或 λ 轻链，CD56 多为阳性表达，但随病情进展至终末期或浆细胞白血病阶段，CD56 表达可为阴性。联合检测 CD38、CD138、CD45、CD19、CD56 可区分骨髓瘤细胞和其他细胞。

7. 细胞遗传学与分子生物学检查　荧光原位杂交（FISH）可发现 90% 以上 MM 患者存在细胞遗传学异常，大部分染色体异常在浆细胞的克隆增殖过程中发生得较早，为 MM 独立的预后因素。常见的结构异常有 1、4、11、14 号染色体间的易位及 $13q^-$、$17q^-$ 等。常见的易位是 t（ll；14）（ql3；q32），与 *cyclin D1* 过表达有关。常见的染色体数目异常有 –8、–13、–14、–X、+3、+5、+7、+9、+11、+15、+19。超二倍体的患者预后较好，而亚二倍体者预后较差。约 10% 的 MM 患者可发现 del（17pl3），被认为是 MM 高危因素之一。目前一般将 del（17pl3）、t（14；16）、t（14；20）定义为高危组，而 t（4；14）和 del（13q）被认为有较好的预后。球蛋白重链基因 IgH 易位可能是 MM 发病中的早期遗传学异常改变，且与疾病的进展有关。大多数 IgH 易位见于以下位点，影响定位于附近的基因表达：*llql3*（*CCND1*）、*4p16*（*FGFR3*）和 *MMSET*、*16q23*（*c-MAF*）、*6p21*（*CCND3*）、*20q11*（*MAFB*），这些基因表达的改变，对于 MM 患者的治疗及预后均有不同程度的影响。

采用 PCR 或 FISH 技术可检测出 MM 患者免疫球蛋白重链基因重排，可以作为单克隆浆细胞恶性增生的标记和微小残留病灶的检查，还可用于反应性免疫球蛋白增多的鉴别。

8. 影像学检查　X 线检查在本病诊断上具有重要意义。为避免急性肾衰竭，应禁止静脉肾盂造影。

本病的 X 线表现包括，①弥漫性骨质疏松：脊椎骨、肋骨、骨盆、颅骨常表现明显，也可见于四肢长骨；②溶骨性病变：骨质疏松病变的进一步发展即造成溶骨性病变，典型为多发性圆形或卵圆形，边缘清晰锐利如凿孔样的多个大小不等的溶骨性病变是本病的典型 X 线征象，常见于颅骨、脊椎骨、肋骨、骨盆、股骨、肢骨等处；③病理性骨折：最常见于下胸椎和上腰椎，多表现为压缩性骨折，其次见于肋骨、锁骨、骨盆，偶见于四肢骨骼；④骨质硬化：此病变少见，一般表现为局限性骨质硬化，出现在溶骨性病变周围。

有骨痛而 X 线检查未见异常的患者，应进行 MRI、PET、PET-CT 检查，以便尽早发现骨质病变。

三、诊断与鉴别诊断

（一）诊断

骨髓瘤的诊断是建立在放射影像、临床和病理 3 项检查基础上的，当有特殊的影像学改变时，提示该肿瘤的可能，但须进行骨髓检查。

（二）鉴别诊断

1. 反应性浆细胞增多症 可由慢性炎症、伤寒、系统性红斑狼疮、肝硬化、转移癌等引起。浆细胞一般不超过 15% 且无形态异常，免疫表型为 $CD38^+$、$CD56^-$ 且不伴有 M 蛋白，IgH 基因重排阴性。

2. 意义未明的单克隆免疫球蛋白病（MGUS） 血清和（或）尿液中出现 M 蛋白，骨髓中单克隆浆细胞增多但未达到 MM 诊断标准，且无组织、器官损伤的证据。

3. 华氏巨球蛋白血症（WM） 血清和（或）尿液中出现单克隆 IgM，骨髓或其他组织中有淋巴样浆细胞浸润。FISH 常无 t（11；14）等 IgH 易位，分子生物学检测常有 *MYD88 L265P* 突变。

4. AL 型淀粉样变性 又称原发性系统性轻链型淀粉样变性，是单克隆轻链变性、沉积造成的组织和器官的损伤。取活检组织进行刚果红染色呈阳性。

5. 引起骨痛和骨质破坏的疾病 如骨转移癌、老年性骨质疏松症、肾小管酸中毒及甲状旁腺功能亢进症，因成骨过程活跃，常伴血清碱性磷酸酶升高。如查到原发病变或骨髓涂片找到成堆的癌细胞将有助于鉴别。

第二节 浆细胞白血病

一、概述

浆细胞白血病（plasma cell leukemia，PCL）是浆细胞异常克隆性增殖引起的一种少见类型白血病，外周血和骨髓中出现大量异常浆细胞，并广泛浸润各组织器官，临床上呈白血病或多发性骨髓瘤的表现。当外周血中浆细胞 > 20% 或绝对值 ≥ 2×10^9/L，即可诊断为 PCL。WHO 分类将 PCL 归入成熟 B 淋巴细胞白血病范畴，认为 PCL 是浆细胞骨髓瘤的一个亚型。

本病分为原发性和继发性两型，原发性浆细胞白血病（primarily PCL，PPCL）常无明确浆细胞疾病病史，类似于急性白血病的临床表现，但外周血浆细胞 > 20%，骨髓中浆细胞明显增生，伴形态异常；继发性浆细胞白血病（secondary PCL，SPCL）可继发于 MM、淋巴瘤、CLL、巨球蛋白血症等，临床上常见的继发性浆细胞白血病（SPCL）往往从 MM 发展而来，为 MM 的终末阶段，表现为高肿瘤负荷、高浸润，骨损害重于原发性浆细胞白血病（PPCL）。PCL 病情发展迅速，常伴有感染、发热、乏力、消瘦、骨骼疼痛、贫血、出血，多数患者有肝脾大和淋巴结肿大，晚期可引起心肺功能不全、肾功能不全、黄疸等。

1．发病原因与机制 继发性浆细胞白血病（PCL）的病因未明，原发性浆细胞白血病（PPCL）多数可见克隆性染色体异常，但尚未发现其特异性异常。SPCL 多继发于 MM，与 MM 的病因可能相关。

2．临床特征 原发性浆细胞白血病（PPCL）发病年龄较 MM 轻，临床表现类似急性白血病，起病急，有贫血、高热、皮肤及黏膜出血症状，其特征为异常白细胞广泛浸润全身各组织，引起多脏器浸润，肝脾大，并常伴有出血和淀粉样变。若病变侵犯胸膜，可有胸水，胸水内可见大量浆细胞，若侵犯心脏可发生心律紊乱、心力衰竭等，预后差，中位生存期不到 1 年。SPCL 主要发生在浆细胞骨髓瘤晚期，占多发性骨髓瘤患者的 1% ~ 2%，少数继发于慢性淋巴细胞白血病、淋巴瘤、巨球蛋白血症等，其白血病病理改变和临床表现与原发性浆细胞白血病基本相似。

二、实验室检查

1．血象检验 大多数患者有中度贫血，多为正细胞正色素性贫血，少数是低色素性贫血。白细胞总数多升高，为（10 ~ 90）$\times 10^9$/L，白血病性浆细胞明显增多，分类> 20% 或绝对值> 2.0×10^9/L，包括原始和幼稚浆细胞，伴形态异常。血小板计数多减少，SPCL 比 PPCL 减少更为明显。

2．骨髓象检验 骨髓有核细胞增生极度活跃或明显活跃，表现为弥漫性浆细胞浸润，浆细胞常达 20% ~ 80%，各阶段异常浆细胞明显增生，包括原浆细胞、幼浆细胞、小型浆细胞和网状细胞样浆细胞。浆细胞成熟程度和形态极不一致，形态一般较小，呈圆形、长圆形或卵圆形，胞核较幼稚，核仁明显，核染色质稀疏，胞核和胞质发育不平衡。红系、粒系及巨核系细胞常因受抑制而减少。

3．细胞超微结构 电子显微镜下可见异常浆细胞的胞质内粗面内质网和高尔基复合体不甚发达，胞质内亦可见大量平行排列的纤维细丝。胞核和胞质比例增高，核仁明显。

4．免疫表型检查 表现为晚期 B 细胞或浆细胞的特征，胞质 Ig、浆细胞抗原 1（PC-1）、CD38、PCA-1 强阳性；SmIg 和其他早期 B 细胞抗原 HLA-DR、CD19、CD20 也可呈阳性。

5．细胞遗传学和分子生物学检验 部分 PCL 患者可出现染色体数量和结构异常的复杂核型，可见 1 号染色体异常（多倍体或缺失），t（11；14），$14q^+$。尚未发现特异性的染色体异常。

6．其他 患者血沉明显增高。血清中出现异常免疫球蛋白，以 IgG、IgA 型多见。多数患者尿 BJP 阳性。血清钙、血清 β_2- 微球蛋白及 LDH 水平明显升高。半数患者的骨髓 X 线片可见骨质脱钙及溶骨现象。

三、诊断

浆细胞骨髓瘤患者发生外周血浸润较少见（2%），而外周血浆细胞持续明显增多是诊断浆细胞白血病的主要依据之一。诊断时首先应满足浆细胞骨髓瘤的标准，并根据临床上有无浆细胞骨髓瘤的病史，再分为原发性或继发性。

浆细胞白血病的诊断标准如下：

（一）国内诊断标准

1．呈现白血病的临床表现或骨髓瘤的临床表现。

2．外周血白细胞分类中，浆细胞≥ 20%，或绝对数≥ 2×10^9/L。

3．骨髓浆细胞增生，原始和幼稚浆细胞明显增多，伴形态异常。

（二）国外诊断标准

1．Kyle 诊断标准

（1）临床上有类似多发性骨髓瘤的临床表现。

（2）外周血白细胞分类中浆细胞数＞20%，或浆细胞绝对值＞2.0×10^9/L.

（3）根据临床上有无多发性骨髓瘤病史，分为原发性浆细胞白血病与继发性浆细胞白血病两类。

2．WHO 诊断标准 WHO 分类将浆细胞肿瘤归入成熟 B 细胞肿瘤，认为浆细胞白血病（PCL）是浆细胞骨髓瘤的一个亚型，多见于轻链型、IgE 和 IgD 型骨髓瘤，而 IgG 或 IgA 型较少见。诊断标准为：

（1）临床上有类似多发性骨髓瘤的临床表现，但溶骨性破坏和骨骼疼痛较少见，而淋巴结和脏器肿大多见，肾衰竭常见。

（2）外周血白细胞分类中浆细胞＞20%，或绝对值＞2.0×10^9/L。

（3）根据临床上有无浆细胞骨髓瘤病史，分为原发性浆细胞白血病与继发性浆细胞白血病两类。①原发型浆细胞白血病（PPCL）：发生于无浆细胞骨髓瘤病史的患者。起病时外周血浆即＞20%，或外周血浆细胞绝对值＞2.0×10^9/L，且有形态学异常。临床表现与急性白血病相似。②继发性浆细胞白血病（SPCL）：大多数继发于浆细胞骨髓瘤，少数继发于巨球蛋白血症、淋巴瘤、慢性淋巴细胞白血病和淀粉样变。继发于浆细胞骨髓瘤 SPCL 为浆细胞骨髓瘤的一种终末期表现。

第三节 原发性巨球蛋白血症

一、概述

巨球蛋白血症（macroglobulinemia），是 B 淋巴细胞恶性增生性疾病，恶变细胞合成并分泌大量单克隆免疫球蛋白，血中 IgM 增高为特征的一种疾病。1944 年 Jan Waldenstrom 首先描述本病特征，故称 Waldenstrom 巨球蛋白血病（WM），其又称为原发性巨球蛋白血症（primary macroglobulinemia），是最常见的巨球蛋白血症。

1．发病原因与机制 其病因和发病机制未明，但部分患者有家族史。

2．临床特征 本病好发于老年人，病程进展缓慢，可多年无症状，呈惰性过程。大量的高分子巨球蛋白导致血浆黏滞度增高，临床表现为贫血、出血、高黏滞综合征、肾功能不全、乏力、体重减轻、神经系统症状、视力障碍、易感染、淋巴结肿大、雷诺现象、关节痛、瘙痒、肝脾大等。但很少出现 MM 患者的溶骨性病变、肾功能减退和淀粉样变性。

二、实验室检查

1．血象检验 绝大多数患者有不同程度的贫血，属正细胞正色素性贫血，白细胞计数正常或减少，中性粒细胞减低，淋巴细胞增多，血小板计数正常或减少。可见明显的红细胞呈“缗线状”排列及吞噬红细胞现象。

2．骨髓象检验 由于组织液黏稠和骨髓细胞异常增生，骨髓常干抽。骨髓活检可见细胞高度增生，常见淋巴细胞、淋巴细胞样浆细胞和浆细胞浸润，组织嗜碱性粒细胞（肥大）常增多。典型的淋巴细胞样浆细胞介于浆细胞与成熟淋巴细胞之间，胞质较浆细胞少且呈嗜碱性，

PAS 染色有球状阳性颗粒（Dutcher 小体），胞核具有 1 ～ 2 个核仁。淋巴细胞主要为小淋巴细胞。粒系和巨核细胞系无异常。

3．细胞超微结构　电子显微镜检查可见异常淋巴细胞样浆细胞具有丰富的合成和分泌免疫球蛋白质的粗面内质网和发达的高尔基体。

4．血清免疫学检查　异常球蛋白增高是本病主要特点之一。血清蛋白电泳显示 γ 区或 β 与 γ 区间出现 M 成分，免疫电泳确定为单克隆 IgM。轻链以 κ 型更常见。血清 IgM 多数 > 30 g/L，通常为 10 ～ 120 g/L，占总蛋白的 20% ～ 70%。

5．其他检查　①红细胞沉降率（血沉）明显增快，但 IgM 含量太高时，血沉反而减慢；②抗人球蛋白试验偶见阳性；③凝血酶原时间延长；④部分患者有高尿酸血症；⑤全血（浆）黏滞度普遍增高；⑥血小板功能低下。

三、诊断

1．临床表现　①老年患者有不明原因贫血及出血倾向；②有高黏滞综合征表现（视力障碍、肾功能损害、神经系统症状等）或雷诺现象；③肝脾大、淋巴结肿大。

2．实验室检验　①血清中单克隆 IgM > 10 g/L。②可有贫血、白细胞及血小板减少。③骨髓、肝、脾及淋巴结中有淋巴细胞样浆细胞浸润，免疫荧光法检查可见该细胞表面及胞质含 IgM。④血液黏滞度增高。

血清中单克隆 IgM > 10 g/L，骨髓中淋巴细胞样浆细胞浸润是诊断本病的主要依据，结合患者发病年龄大，贫血、出血、神经系统症状，以及肝脾大和淋巴结肿大较 MM 常见，一般可对本病做出诊断，但须与多发性骨髓瘤、慢性淋巴细胞白血病、良性单克隆免疫球蛋白血症等进行鉴别。

第四节　意义未明单克隆免疫球蛋白血症

一、概述

意义未明单克隆免疫球蛋白血症（monclonal gammopathy of unknown significance，MGUS），是一种原发性单克隆免疫球蛋白血症（essential monoclonal gammopathy）。其特点是患者无恶性浆细胞病或可引起免疫球蛋白增多的疾病，单克隆免疫球蛋白水平升高有限，且不引起任何临床症状，约 25% 的患者在随访 20 年后发展为多发性骨髓瘤及相关疾病，因此认为 MGUS 是多发性骨髓瘤的前驱病变。本病过去也称为良性单克隆免疫球蛋白血症（benign monoclonal gammopathy），现认为不确切。

1．发病原因与机制　发病原因与机制未明。

2．临床特征　本症在临床上较多见，其特点是多发于老年人，发病率随年龄增长而增高，50 岁以上和 70 岁以上人群分别有 1% 和 3% 可患此症。患者一般无临床症状，多因体检或患其他无关疾病进行检查时发现单克隆免疫球蛋白增多。有些患者因红细胞沉降率（血沉）增快而做进一步检查时发现本症。本症需与继发性免疫球蛋白血症、恶性浆细胞病鉴别，尤其应与多发性骨髓瘤鉴别（表 11-2）。MGUS 进展为 MM 等恶性疾病的概率约每年 1%，因此患者虽不需治疗，但必须长期随诊。患者的 M 蛋白水平和骨髓浆细胞数量是预后的重要指标。

表11-2 意义未明单克隆免疫球蛋白血症与多发性骨髓瘤的鉴别

项目	意义未明单克隆免疫球蛋白血症	多发性骨髓瘤
血红蛋白	一般＞ 120 g/L	常＜ 120 g/L
骨质破坏	无	有
肾衰竭	无	有
本周蛋白	常无	常有
骨髓中浆细胞	＜ 10%，形态正常	＞ 10%，骨髓瘤细胞
血清单克隆免疫球蛋白	IgG ＜ 30 g/L	IgG ＞ 30 g/L
	IgA ＜ 15 g/L	IgA ＞ 15 g/L
	IgM ＜ 15 g/L	IgM ＞ 15 g/L
	本周蛋白＜ 1 g/24 h	本周蛋白＞ 1 g/24 h
血清白蛋白	正常	降低
正常多克隆免疫球蛋白	正常	降低
血浆黏滞度	正常	增高

二、实验室检查

M 蛋白水平增高但升高水平有限，多为 IgG，其次是 IgM、IgA 及轻链型；血沉增快；骨髓浆细胞增多，但少于骨髓有核细胞的 10%，形态与正常浆细胞类似，无核仁。

1．血象检验 多无变化。

2．骨髓象检验 骨髓有核细胞增生活跃，可见浆细胞增生，但不超过骨髓有核细胞的 10%，且形态与正常浆细胞类似，无核仁。粒系、红系及巨核系细胞比例、形态大致正常。

3．免疫表型分析 MGUS 存在两群浆细胞，正常多克隆浆细胞的免疫表型为 $CD38^+$、$CD56^-$、$CD19^+$，异常单克隆浆细胞的免疫表型为 $CD38^+$、$CD56^+$ 和 $CD19^-$，根据骨髓多克隆与单克隆浆细胞比值可区分 MGUS 与 MM。

4．血清生化及免疫学检查 ①血清球蛋白：可升高，但＜ 30g/L。②蛋白电泳：可见 M 蛋白。③免疫电泳：多为 IgG 型，其次是 IgM、IgA 及轻链型。④轻链比值：正常游离轻链比值为 0.26 ~ 1.65，异常游离轻链比值定义为低于 0.26（提示 λ 链过量）或高于 1.65（提示 κ 链过量），可作为克隆性增殖的标志。

5．尿本 - 周蛋白试验 为阴性，但也可有少量 M 蛋白，故尿本周蛋白偶可阳性。

6．红细胞沉降率 增快。

三、诊断

世界卫生组织（WHO）2016 年公布的诊断标准如下，符合以下全部 4 项标准，方可诊断为 MGUS。

1．骨髓中浆细胞 0.10%。

2．M 蛋白 IgG ＜ 35 g/L，IgA ＜ 20 g/L。

3．无骨质破坏。

4．无感染或其他症状。

【思维导图】

- 浆细胞肿瘤检验
  - 原发性巨球蛋白血症
    - 概述
      - 发病原因与机制
      - 临床特征
    - 实验室检查
      - 血象检验
      - 骨髓象检验
      - 细胞超微结构
      - 血清免疫学检查
      - 其他检查
    - 诊断
      - 临床表现
      - 实验室检验
  - 意义未明单克隆免疫球蛋白血症
    - 概述
      - 发病原因与机制
      - 临床特征
    - 实验室检查
      - 血象检验
      - 骨髓象检验
      - 免疫表型分析
      - 血清生化及免疫学检
      - 尿本-周蛋白试验
      - 血沉
    - 诊断
  - 多发性骨髓瘤
    - 概述
      - 病因与发病机制
      - 临床特征
    - 实验室检查
      - 血象检验
      - 骨髓象检验
      - 细胞超微结构
      - 血清及尿液蛋白检查
      - 其他检查
      - 免疫表型检查
      - 细胞遗传学与分子生物学检查
      - 影像学检查——影像学检查
    - 诊断与鉴别诊断
      - 诊断
      - 鉴别诊断
  - 浆细胞白血病
    - 概述
      - 发病原因与机制
      - 临床特征
    - 实验室检查
      - 血象检验
      - 骨髓象险验
      - 细胞超微结构
      - 免疫表型检查
      - 细胞遗传学和分子生物学检验
      - 其他
    - 诊断
      - 国内诊断标准
      - 国外诊断标准
        - 诊断标准
        - WHO诊断标准

案例 11–2

患者，男，62 岁，贫血伴逐渐加剧的腰痛半年余。查体：肝、脾不肿大；血常规检查：Hb85 g/L，白细胞 3.6×10^9/L，血小板 88×10^9/L；血沉 120 mm/h，尿蛋白（++），BUN15 mmol/L，总蛋白 92 g/L，白蛋白 16 g/L，球蛋白 76 g/L，IgG32 g/L，IgA3.6 g/L；蛋白电泳在 α_2 区出现一异常的球蛋白峰；骨髓中异常浆细胞占 35%。

思考题：

根据以上资料，该患者初步诊断是什么？

自测题

一、选择题

1．诊断多发性骨髓瘤的主要依据是

A．血常规检查　　B．骨髓活检

C．骨髓细胞学检查　　D．细胞化学染色

2．多发性骨髓瘤患者血清可见哪项蛋白质增加

A．白蛋白　　B．球蛋白　　C．胰蛋白　　D．M 蛋白

3．多发性骨髓瘤外周血涂片可发现

A．血滴样红细胞　　B．棘行红细胞

C．靶行红细胞　　D．缗钱样红细胞

二、问答题

试述国内多发性骨髓瘤的诊断标准？

（杨　茜）

第十二章

骨髓增殖性肿瘤检验

第十二章数字资源

学习目标

通过本章内容的学习，学生应能够：

识记：

1. 说出骨髓增殖性肿瘤的特征。
2. 说出骨髓增殖性肿瘤的分类。

理解：

1. 归纳总结各种骨髓增殖性肿瘤的实验室检查特点。
2. 归纳总结各种骨髓增殖性肿瘤的诊断标准。

运用：

正确分析各种骨髓增殖性肿瘤的骨髓检查报告单。

案例 12-1

患者，女，52 岁。发现血小板增高半年多，偶尔牙龈出血。体检：心、肺听诊无异常，肝、脾、浅表淋巴结未触及肿大。血常规：血红蛋白 109 g/L，红细胞 4.2×10^{12}/L，白细胞 11.5×10^{9}/L，血小板 890×10^{9}/L。血涂片：血小板明显增多，聚集成堆，可见巨大血小板。骨髓象：骨髓增生明显活跃，粒红比为 3.9∶1，巨核细胞增生显著，全片共计数巨核细胞 386 个，其中产板巨核细胞 152 个，胞体增大、核分叶多，易见成堆聚集的血小板。中性粒细胞碱性磷酸酶（NAP）阳性率 76%，积分 194 分。遗传学与分子生物学检测：核型分析正常，*JAK2 V617F* 基因突变阳性，未见 Ph 染色体及 *BCR-ABL* 融合基因。

思考题：

1. 根据以上资料，该患者初步诊断是什么？
2. 请列出诊断依据。

骨髓增殖性肿瘤（myeloproliferative neoplasms，MPN）是一系或多系髓细胞不断异常增殖所引起的一组克隆性造血干细胞疾病。2008 年 WHO 第 4 版文件中，骨髓增殖性肿瘤（MPN）取代骨髓增殖性疾病命名，以强调其肿瘤性。MPN 包括慢性髓细胞白血病（BCR-ABL1^{+}）、真性红细胞增多症、原发性血小板增多症、原发性骨髓纤维化、慢性中性粒细胞白血病、慢性嗜酸性粒细胞白血病（非特指型）、肥大细胞增多症和不能分类的骨髓增殖性肿瘤。本章主要讲述真性红细胞增多症、原发性血小板增多症、原发性骨髓纤维化、慢性髓细胞白血病（BCR-ABL1$^+$）。本组疾病临床起病一般缓慢，有一种或多种血细胞质和量的异常，常见肝脾大（以脾大多见）、出血、血栓及髓外造血，随病情进展，可转化为急性白血病或骨髓衰竭。

知识链接

三种最常见的费城染色体（Ph）阴性骨髓增殖性肿瘤：PV、ET和PMF，它们主要与Janus激酶2（*JAK2*）基因、骨髓增殖性白血病病毒的突变有关癌基因（*MPL*）或钙网蛋白（*CALR*）基因的突变相关。激活突变 *JAK2V617F* 在几乎所有PV患者（一小部分患者有 *JAK2* 外显子12缺失）和大约60%的ET或PMF患者中发现。在ET和PMF中，3%～10%发现 *MPL* 突变：最突出的突变是 *MPLW515L* 和 *MPLW515K*，而在20%～25%的患者中检测到 *CALR* 外显子9移码突变。在大约8%的患者中，未发现上述基因的改变，被称为“三阴性”患者。

第一节　真性红细胞增多症

一、概述

真性红细胞增多症（polycythemia vera，PV）起源于多能造血干细胞，是一种原因不明的以红系细胞异常增生为主的三系均增生的骨髓增殖性肿瘤。本病多见于老年男性，病程较长，多在10年以上。临床表现为皮肤及黏膜红紫，尤以面颊、口唇、眼结膜、颈部和四肢末端等处为甚，患者常感到头晕、心慌、眼花、乏力、怕热、多汗、皮肤瘙痒和体重下降。随病情进展可出现肝脾大，尤其脾肿大更显著，且易形成血栓和引起出血。

二、实验室检查

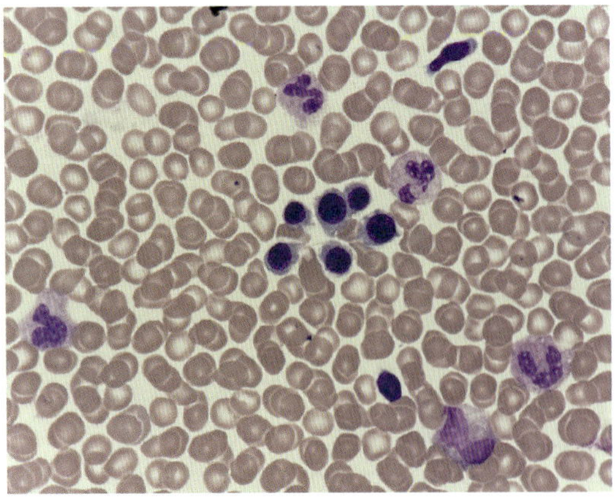

图12-1　真性红细胞增多症骨髓象

1．血象检验　血液呈黏稠暗红色。红细胞计数＞6.5×10^{12}/L（男性），或＞6.0×10^{12}/L（女性）；血红蛋白＞165 g/L（男性），或＞160 g/L（女性）；红细胞比容＞0.49（男性），或＞0.48（女性）。红细胞形态大致正常。网织红细胞百分数正常，但绝对值增高。多数患者白细胞计数为（11～30）$\times10^9$/L，随病情进展白细胞明显升高，常同时伴有粒细胞核左移。血小板计数常＞300×10^9/L，伴巨大和畸形血小板。

2．骨髓象检验　增生明显活跃或极度活跃。红系、粒系、巨核系均增生，以红系增生明显（图12-1），粒红比值下降。巨核细胞增生，可在片尾成堆出现。各系各阶段有核细胞比例及形态大致正常。

3．细胞化学染色　外周血中性粒细胞碱性磷酸酶（NAP）积分常明显升高，可与慢性粒细胞白血病鉴别。骨髓细胞铁染色显示外铁减少或消失。

4．骨髓活检　可显示脂肪组织被造血组织替代，粒、红及巨核三系均增生。巨核细胞可呈多形核改变。间质中静脉窦增多，可见血窦充血和骨小梁变薄。晚期造血细胞减少可致骨髓干抽。

5．免疫表型分析　无独特的细胞免疫表型特征。

6．细胞遗传学和分子生物学检验　无特征性的细胞遗传学异常，95% 以上的患者可出现 *JAK2 V617F* 基因突变，但不是特异的。约 20% 的患者初诊时可见 +8、+9、del（20q）、del（13q）及 del（9q）等染色体的改变，有时 +8、+9 同时出现。

7．其他检查　红细胞比容、全血容量、全血黏度均增加。血沉减慢，动脉血氧饱和度正常。叶酸及维生素 B_{12} 水平增高。血清 EPO 下降。

知识链接

JAK2 基因位于 9p24，*JAK2 V617F* 基因突变是指该基因 14 号外显子的第 1894 个碱基发生 G → T 突变，导致第 617 号密码子编码的缬氨酸被苯丙氨酸替代，造成酪氨酸酶活性升高，对细胞因子信号呈高反应性；该基因突变与红细胞和白细胞增高相关。

三、诊断

WHO（2016）的诊断标准：

1．主要标准　① Hb 男性＞ 165 g/L，Hb 女性＞ 160 g/L，或 HCT 男性＞ 0.49，HCT 女性＞ 0.48，或红细胞容量增加；②骨髓活检示与年龄不相称的高度增生和红系、粒系、巨核系三系增生伴多形性、成熟巨核细胞；③有 *JAK2 V6l7F* 基因突变或 *JAK2* 第 12 外显子突变。

2．次要标准　血清红细胞生成素水平低于正常参考值水平。

真性红细胞增多症诊断符合 3 条主要标准或第①、②条主要标准和次要标准。

案例 12-2

患者，男，50 岁，因面红、肝脾大来就诊。病史：主诉反复头昏、胸闷伴左下肢活动障碍，5 年前曾被某院诊断为高血压病、脑梗死，否认嗜酒、肝炎、肝吸虫病等病史。查体：血压 160/100 mmHg，面红，呈醉酒貌，瞳孔等大等圆，口唇发绀，颈无抵抗，心肺听诊无异常。腹部平软，脾位于左肋下 5 cm，双下肢无水肿，左下肢肌张力降低。头颅 CT 示右基底节脑梗死。血常规：血红蛋白 197 g/L，红细胞 10×10^{12}/L，血小板 340×10^{9}/L，白细胞 46×10^{9}/L，中性粒细胞 0.8，淋巴细胞 0.03。骨髓象：各系增生明显活跃，粒红比 2.5 : 1，红系增生显著，以中幼红为主，成熟红细胞重重叠叠，堆集分布，粒系增生，以中晚幼杆状核为主，嗜酸性粒细胞增多，淋巴细胞相对减少。巨核细胞增多，以成熟巨核为主。临床诊断为真性红细胞增多症

思考题：

1．做出上述临床诊断的依据是什么？

2．应注意与哪些疾病相鉴别，并写出其鉴别点？

第二节　原发性血小板增多症

一、概述

原发性血小板增多症（essential thrombocythemia，ET）是一种以巨核系细胞增生为主的克隆性骨髓增殖性肿瘤。本病原因不明，其特征为骨髓巨核细胞过度增生，外周血血小板持续明显增多并伴有功能异常。本病好发于 50 ～ 70 岁，起病一般缓慢，多数患者有出血及血栓形成。

二、实验室检查

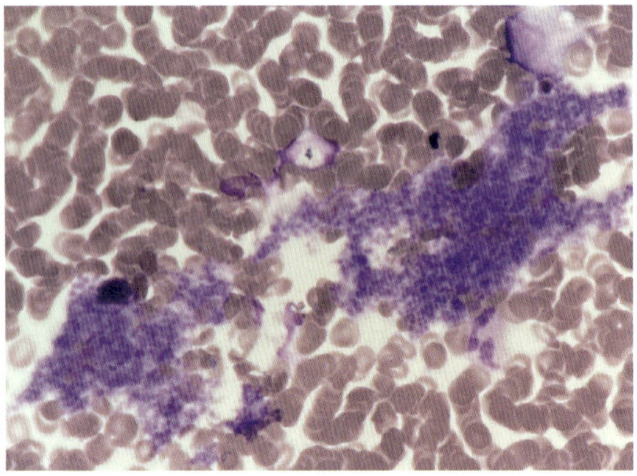

图 12-2　原发性血小板增多症骨髓象

1．血象检验　原发性血小板增多症诊断的主要证据是血小板计数持续大于 1000×10^9/L。血小板大小不一，常大量聚集，其比容明显增高，平均体积增大。红细胞和血红蛋白一般正常或轻度增多。白细胞计数多在 10×10^9/L 以上，以中性分叶核粒细胞为主。

2．骨髓象检验　有核细胞增生活跃或明显活跃。巨核系细胞增生尤为显著，大多为颗粒型及产板型巨核细胞，巨核细胞体积增大，核分叶过多，胞质颗粒稀缺、空泡形成。有大量血小板成簇分布（图 12-2）。红细胞系和粒细胞系一般无特殊改变。

3．细胞化学染色　光学显微镜下不易辨认小巨核细胞，细胞化学染色尤为重要，中性粒细胞碱性磷酸酶染色积分升高。

4．骨髓活检　活检显示巨核细胞大量增生，巨核细胞胞体巨大，胞质丰富，核分叶多。巨核细胞呈松散的簇状分布或遍布于骨髓造血基质中。粒系可轻度增生，出血患者可有红系前体细胞增多现象，网状纤维可轻度增加。

5．免疫学表型分析　无特殊免疫学表型异常。

6．细胞遗传学和分子生物学检验　在 ET 中发现克隆性染色体细胞遗传学异常的发生率较低。约半数患者有 *JAK2 V617F* 基因突变，增加了转化为 PV 的风险。一小部分患者携带第 10 外显子突变的 *MPL* 基因，其中最常见的是 *MPL*（*W515L*）。反应性血小板增高则无此类突变。少数患者可见 +8、9q 异常及 del（20q）等核型异常。

7．其他检查　3/5 ～ 4/5 患者的血小板对胶原、ADP、花生四烯酸诱导的聚集反应下降；对肾上腺素诱导的聚集反应消失是本病的特征性表现，有助于区分本病与继发性血小板减少。血小板第 3 因子活性异常，血小板收缩不佳或过度收缩。

三、诊断

WHO（2016）的诊断标准：

1．主要诊断指标　①血小板计数＞ 450×10^9/L；②骨髓活检示巨核细胞增殖为主，主要特征是成巨核细胞伴分叶过多和体积增大，中性粒细胞和有核红细胞无明显增加或无细胞成熟不佳，很少见网状纤维轻度增加（1 级）；③排除慢性粒细胞白血病、真性红细胞增多症、原发性骨髓纤维化、骨髓增生异常综合征或其他髓系肿瘤的 WHO 标准；④存在 *JAK2*、*CALR* 或 *MPL* 基因突变。

2. 次要诊断指标　存在其他克隆性标记物或排除反应性血小板增多。

原发性血小板增多症需满足 4 个主要诊断指标或前 3 个主要诊断指标和 1 个次要诊断指标。

案例 12-3

患者，女，48 岁。发现血小板增高半年余，牙龈偶尔出血。体检：心、肺听诊无异常，肝脾、浅表淋巴结未触及肿大。血常规：血红蛋白 110g/L，红细胞 4.5×10^{12}/L，白细胞 11.4×10^{9}/L，血小板 896×10^{9}/L。血涂片：血小板显著增多，聚集成堆，可见巨大血小板。骨髓象：骨髓增生明显活跃，粒红比为 3.8∶1，巨核细胞增生显著，全片共计数巨核细胞 376 个，其中产板巨核细胞 150 个，胞体增大、核分叶多，易见成堆聚集的血小板。中性粒细胞碱性磷酸酶（NAP）阳性率 74%，NAP 阳性积分 192 分。遗传学与分子生物学检测：核型分析正常，*JAK2 V617F* 基因突变阳性，未见 Ph 染色体及 BCR-ABL 融合基因。

思考题：

请写出最有可能的诊断，并列举出诊断依据。

第三节　原发性骨髓纤维化症

一、概述

原发性骨髓纤维化（primary myelofiborosis，PMF）是一种克隆性骨髓增殖性肿瘤，伴有髓外造血和进行性骨髓纤维化。骨髓以巨核细胞和粒细胞增生为主，外周血出现幼粒、幼红和泪滴状红细胞。PMF 中的纤维组织最终会破坏正常的结构，并取代骨髓中的造血组织。

PMF 多见于 60 ～ 70 岁老年人。发病渐进，慢性。在疾病过程的早期，患者可能没有症状，发病时间难以确定。随疾病进展患者可出现食欲不振、体重减轻、四肢疼痛、骨痛、左上象限不适和发烧等症状。本病的主要特征是巨脾，约半数患者有轻到中度肝大。

二、实验室检查

1. 血象检验　正细胞正色素性贫血，可见少数中、晚幼红细胞，成熟红细胞形态异常，出现泪滴形红细胞有辅助诊断价值。白细胞正常或轻中度增高，伴有核左移，偶见原始粒细胞或早幼粒细胞。血小板早期可增加，随病程进展逐渐减少，可见巨大血小板、单核微巨核细胞和巨核细胞裸核或碎片。疾病发展到终末期，外周血可呈典型的全血细胞减少表现。

2. 骨髓象检验　因骨髓纤维化并伴有不同程度的骨质硬化，即使多次多部位穿刺，仍呈干抽。干抽本身就对本病具有一定的诊断意义。

3. 骨髓活检　为确诊本病的必要条件，伴有不同程度的弥漫性纤维化和局灶性巨核细胞聚集。在纤维化前期，没有或仅有少量的网硬蛋白纤维和（或）胶原蛋白纤维。在纤维化期，纤维组织大量增生，造血组织被逐渐代替，骨髓造血逐步衰竭，最终骨髓硬化。

4．免疫学表型分析 无特异的免疫学表型。

5．细胞遗传学和分子生物学检验 虽然没有特异性的细胞遗传学异常可以诊断 PMF，但大约半数的患者有 *JAK2 V617F* 基因突变并且与疾病进展有关。少数患者存在 *MPL W515/L* 基因突变，无 *BCL-ABL1* 融合基因。部分患者有克隆性染色体异常，常见 5、7、8、13、20 等染色体异常，可见染色体部分缺失，也可见单倍体或三倍体。

6．其他检验 血小板功能异常，血小板黏附性及聚集性降低，出现慢性 DIC 止血异常时因子 V 和 VIII 浓度降低、纤维蛋白降解产物增加。多数患者的血清尿酸和乳酸脱氢酶均有升高。血清钴胺素可略有升高，但通常为正常水平。

三、诊断

临床上有明显脾大，外周血出现幼稚粒细胞和幼稚红细胞及泪滴形红细胞的患者，可考虑本病的可能。

2016 年 WHO 提出对原发性骨髓纤维化症的纤维化前期、纤维化期的诊断标准。

1．原发性骨髓纤维化的纤维化前期诊断需符合 3 条主要标准和至少 1 条次要标准。

（1）主要标准：①有巨核细胞增生和形态异常，无显著的网状纤维增多，骨髓增生程度随年龄增长而增高，粒系细胞增殖而红系细胞减少；②不符合慢性粒细胞白血病（BCR-ABL1 阳性）、真性红细胞增多症、原发性血小板增多症、骨髓增生异常综合征或其他髓系肿瘤的 WHO 诊断标准；③有 *JAK2*、*CALR* 或 *MPL* 突变，或无此突变但有其他克隆性标志如 *ASXL1*、*EZH2*、*TET2*，或无轻度反应性骨髓网状纤维。

（2）次要标准：①非合并疾病导致的贫血；② WBC ≥ 11×10^9/L；③可触及的脾大；④血清乳酸脱氢酶水平高于参考值上限。

2．原发性骨髓纤维化的纤维化期诊断需符合所有 3 条主要标准和至少 1 条次要标准

（1）主要标准：①巨核细胞增生和形态异常，伴网状纤维或胶原纤维增多；②不符合慢性髓细胞白血病（BCR-ABL1$^+$）、真性红细胞增多症、原发性血小板增多症、骨髓增生异常综合征或其他髓系肿瘤的 WHO 诊断标准；③或有 *JAK2*、*CALR* 或 *MPL* 突变，或无这些突变但有其他克隆性标志如 *ASXL1*、*EZH2*、*TET2*，或无反应性骨髓纤维化证据。

（2）次要标准：①非合并疾病导致的贫血；② WBC ≥ 11×10^9/L；③可触及的脾大；④幼粒幼红细胞性贫血；⑤血清乳酸脱氢酶水平升高。

案例 12-4

患者，男，41 岁，因无明显诱因的贫血和肝脾大前来就诊。查体：体温 38.6 ℃，脉搏 120 次 / 分，血压 95/65 mmHg，神志清楚，慢性病容，重度贫血貌。皮肤无出血点，巩膜无黄染。双肺无啰音。B 超显示：脾大，脐下 3 cm，肝大，肋缘下 3 cm。血常规：血红蛋白 40 g/L，红细胞 1.8×10^{12}/L，白细胞 10.4×10^9/L，血小板 100×10^9/L。血涂片：可见大量幼粒、幼红及泪滴状红细胞。骨穿：两次髂骨穿刺均为干抽。临床初步怀疑为原发性骨髓纤维化。

思考题：

如需确诊，还应做什么检查，诊断结果如何？

第四节　慢性髓细胞白血病（BCR-ABL1^{+}）

一、概述

慢性髓细胞白血病（chronic granulocytic leukemia，CGL，BCR-ABL1^{+}）是一种起源于造血干细胞的骨髓增殖性肿瘤，以粒系增生为主。本病可发生在任何年龄，以 20 ~ 50 岁多见，在慢性白血病中发病率最高。临床特征为持续性外周血白细胞数量增高，分类可见不同阶段的幼稚粒细胞。自然临床病程从慢性期进展为加速期，最后发展为急变期，慢性期一般 1 ~ 4 年，中位生存期为 3 ~ 4 年。该病起病隐匿，最常见的症状是不明原因的发热、盗汗、体重减轻和腹部饱腹感（肝脾大）。脾大最为突出，常在就诊时已达脐下。肝一般轻至中度肿大，部分患者有胸骨中下段压痛，随病程进展，贫血逐渐加重。

CGL 病因尚不明确，90% 以上患者有特征性的 Ph 染色体或 *BCR-ABL1* 融合基因。Ph 染色体（Ph）是一种获得性染色体易位，导致一个被称为 *BCR-ABL1* 的融合基因。该融合基因几乎存在于 CGL 所有肿瘤造血细胞中，对于 CGL 的诊断是必要的。Ph 染色体是第一个发现与恶性疾病相关的染色体异常。在某些情况下，Ph 染色体可以在诊断 CGL 前几个月被检测到。

Ph 染色体多数为 9 号和 22 号染色体长臂之间的平衡易位，即 t（9；22）（q34；q11.2）。在正常人体细胞中，非受体型酪氨酸蛋白结合酶基因 *ABL* 位于 9 号染色体上，表达量极低。该基因被转移到第 22 号染色体上，与 *BCR* 基因相融合。发生重排后基因内部结构不受影响，但表达量大为提高，导致细胞分裂失控，增殖异常。

【课程思政】

慢粒特效药 - 格列卫，能把慢性粒细胞白血病的 5 年生存率从 49% 增加到 90% 以上，但它价格昂贵，上市之初，没有医保，全部自费，很多家庭因病致贫。随着国家医保制度的不断完善，格列卫纳入医保之后，大大减轻了患者的治疗负担。国家医保制度：异地住院联网结算、个人账户实现家庭共济等措施的探索，给大病患者带来福音，给他们带去了生的希望。

二、实验室检查

1．血象检验

（1）白细胞：计数显著增高，初期一般为 $50\times10^9/L$，多数在（100 ~ 300）$\times10^9/L$，部分患者可高达 $1000\times10^9/L$，分类以粒系细胞为主，各阶段粒细胞均可见，以中性中、晚幼粒和杆状核粒细胞为主，嗜酸性粒细胞和嗜碱性粒细胞也增高（图 12-3）。

（2）红细胞与血红蛋白：早期多正常，少数略增高，以后逐渐出现贫血，一般呈正细胞正色素性贫血，可有异常形态红细胞和幼稚红细胞出现。

（3）血小板：初诊病例血小板正常或增高，有时可高达 $1000\times10^9/L$；加速期及急变期血小板减少。可见异常形态血小板，可见巨大血小板和畸形血小板，也可见少量微小巨核细胞或巨核细胞碎片。

2．骨髓象检验　慢性期：骨髓增生明显至极度活跃，粒红比值明显增高，可高达（10 ~ 50）: 1。以粒系极度增生为主，中性中、晚幼粒和杆状核粒细胞居多，原始粒细胞＜ 10%，嗜酸、嗜碱性粒细胞明显增多（图 12-4）；可伴有形态异常，如假 Pelger-Huet，核质发育不

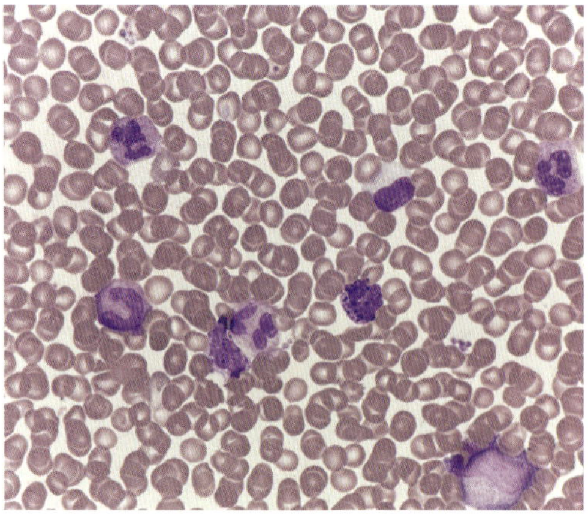

图 12-3 慢性髓细胞白血病血象

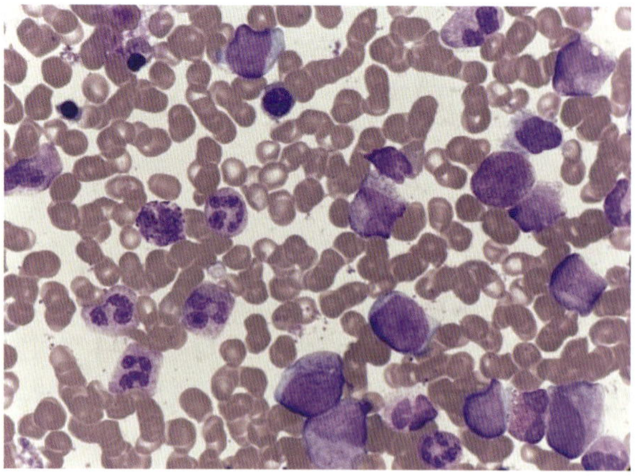

图 12-4 慢性粒细胞白血病骨髓象

平衡等。红系细胞早期增生，但相对比例减低，晚期则增生明显受抑。巨核细胞在早期增多，易见血小板。部分病例可见类似戈谢细胞的组织细胞。随疾病进展，当原始细胞≥ 10%，提示进入加速期；当原始细胞≥ 20% 则进入急变期。大多数病例发展为急性髓系白血病，约占 70%；其次为急性淋巴细胞白血病，占 20% ～ 30%。

3. 细胞化学染色 NAP 阳性积分显著下降甚至零分，但少数病例合并感染、妊娠者可增高或正常。

4. 骨髓活检 骨髓活检显示粒系增生为主，嗜酸性粒细胞和嗜碱性粒细胞同时增多，但嗜碱性颗粒常在制片时丢失而不易识别。慢性期幼稚粒细胞大量堆积于小梁旁区，成熟粒细胞存在于小梁间区。约 1/3 的患者网状纤维增生。巨核细胞大量增多。加速期巨核细胞、网状纤维和胶原纤维都有明显的增加。而进入急变期后主要是小梁间区原始细胞的增多。

5. 免疫表型分析 CGL 髓系细胞多表达 CD13、CD33、CD14、CD15 及 HLA-DR 阳性；淋巴细胞表达 CD3、CD7、CD2、CD5、CD10、CD19、CD20、CD22 及 HLA-DR 阳性；巨核细胞变可出现 CD41a、CD41b 及 TPO 阳性。

6. 细胞遗传学与分子生物学检查 90% ～ 95% 的患者有 ph 染色体即 t（9；22）（q34；q11.2），形成 *BCR-ABL1* 融合基因，这是诊断疾病的特征性基因标志，可与其他慢性骨髓增殖性疾病鉴别。

约 5% 的 CGL 患者检测不到 Ph 染色体，但可检测到 *BCR-ABL1* 融合基因，实质上仍属于此类 CGL，其临床及血液学表现与典型 CGL 一致。另有少数患者无 Ph 染色体或分子生物学标记的证据，此类患者一般年龄较大，病态造血明显，核型异常多见，治疗效果较差。当疾病进展到加速期或急变期后，通常比临床或血液学急变指标早 2 ～ 4 个月出现一些其他的克隆性染色体异常，如 +8、+19、+21、双 Ph。

7. 其他检验 血清及尿中尿酸浓度增高，血清钾增高，血清维生素 B_{12} 浓度及结合力显著增高，血清乳酸脱氢酶、溶菌酶亦增高。

三、诊断与临床分期标准

CGL，BCR-ABL1^{+} 分期标准 WH0（2016）修订版（表 12-1）。

表12-1　CGL，BCR-ABL1⁺的诊断及临床分期标准

分期	诊断标准
慢性期（CGL-CP）	符合下列两项者，考虑为本期： 1. 典型的临床表现，血象、骨髓象 Ph 染色体和（或）BCR-ABLI⁺ 2. 不符合加速期或急变期标准
加速期（CGL-AP）	具有下列之一者，可考虑为本期： 1. 治疗无效的白细胞增高（$> 10 \times 10^9$/L） 2. 治疗无效的持续性脾大 3. 治疗无效的血小板增多（$> 1000 \times 10^9$/L） 4. 治疗无关的血小板减少（$< 100 \times 10^9$/L） 5. 外周血嗜碱性粒细胞≥ 20% 6. 外周血或和骨髓原始细胞占 10% ~ 19% 7. Ph 附加染色体异常，包括"主干"异常（双 Ph、+8、17q 单体、19 三体），复杂核型或 3q26.2 异常 8. 治疗期间出现新的 Ph 异常克隆 9. 暂定的抗 TKI 标准
急变期（CGL-BP）	具有下列之者可诊断为本期： 1. 外周血或骨髓原始细胞≥ 20% 2. 髓外原始细胞浸润，约 70% 的患者原始细胞为髓系，20% ~ 30% 的患者为淋巴系 3. 骨髓活检示原始细胞局灶性大量聚集，即使其余部位骨髓活检显示慢性期，仍可诊断为急变期

【思维导图】

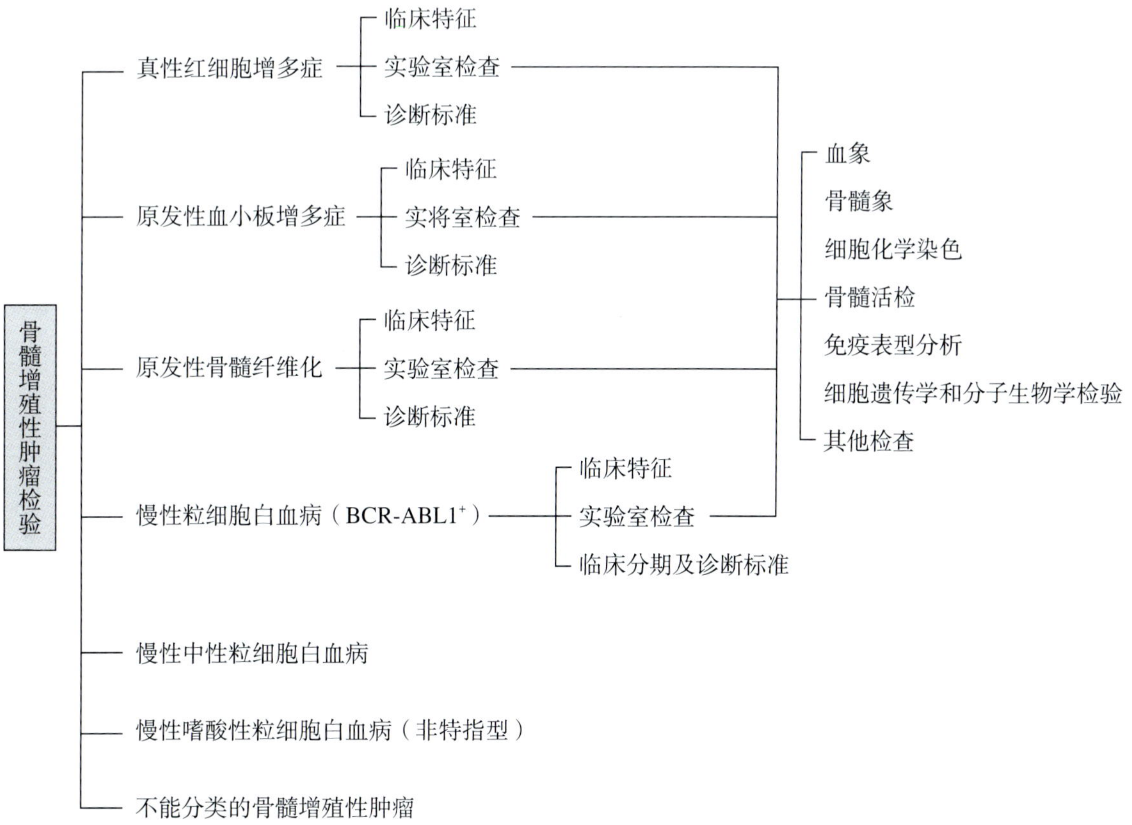

自测题

一、选择题

1．慢性髓细胞白血病的临床分期不包括

A．慢性期　B．进展期　C．加速期

D．急变期　E．急速期

2．泪滴性红细胞常见于

A．多发性骨髓瘤　B．骨髓纤维化　C．骨髓转移癌

D．骨髓增生异常综合征　E．原发性血小板增多症

3．原发性血小板增多症的临床表现中，最为常见的是

A．胃肠道出血　B．皮肤、黏膜出血　C．脾大

D．指（趾）小血管栓塞　E．肝大

4．真性红细胞增多症患者骨髓片铁染色时

A．内铁增加　B．内铁减少　C．外铁增加

D．外铁减少　E．内外铁均减少

5．中性粒细胞碱性磷酸酶积分明显减低常见于

A．急性淋巴细胞白血病　B．慢性粒细胞白血病

C．慢性淋巴细胞白血病　D．急性粒细胞白血病

E．慢性粒细胞白血病并发感染

二、问答题

1．试述原发性骨髓纤维化症纤维化期的诊断标准。

2．试述慢性髓细胞白血病（BCR-ABL1$^+$）的分期及诊断标准。

（马菲菲）

第十三章

其他白细胞疾病检验

第十三章数字资源

学习目标

通过本章内容的学习，学生应能够：

识记：

说出中性粒细胞减少和缺乏症、类白血病反应、传染性单核细胞增多症的定义、实验室检查特点、诊断标准。

理解：

1. 解释中性粒细胞减少和缺乏症、类白血病反应、传染性单核细胞增多症、类脂质沉积病、脾功能亢进的主要临床症状。
2. 分析中性粒细胞减少和缺乏症、类白血病反应、传染性单核细胞增多症、类脂质沉积病、脾功能亢进的病因。

运用：

1. 具有鉴别骨髓细胞形态特点的能力。
2. 能根据实验室检查对临床疾病进行诊断及鉴别诊断。

临床上良性或反应性白细胞疾病主要包括中性粒细胞减少和缺乏症、类白血病反应、传染性单核细胞增多症、类脂质沉积病、脾功能亢进等。

案例 13-1

患者，男，31 岁，因“反复发热伴口腔溃疡 20 余年”入院。患者 20 余年前无明显诱因出现发热，体温最高达 37.8 ℃，持续 4 ～ 5 天，可自行退至正常。发热期间伴有全身乏力、关节蚁爬感，伴有口腔溃疡，持续 4 ～ 5 天自行好转，未予特殊诊治。

入院检查血常规：白细胞总数 2.78×10^9/L，红细胞总数 4.57×10^{12}/L，血红蛋白浓度 130 g/L，血小板计数 143×10^9/L，中性粒细胞百分率 26.5%，淋巴细胞百分率 55.2%，中性粒细胞绝对值 0.74×10^9/L，淋巴细胞绝对值 1.53×10^9/L。

思考题：

1. 根据以上资料，该患者初步诊断是什么？
2. 需要与哪些疾病鉴别诊断，如何进行鉴别诊断？

第一节 中性粒细胞减少和缺乏症

一、概述

白细胞减少症（leukopenia）是由多种原因引起的外周血白细胞持续＜ 4.0×10^9/L 的一组综合征。白细胞减少症大多是中性粒细胞减少所致。中性粒细胞的绝对值成人＜ 2.0×10^9/L、10 岁以上儿童＜ 1.8×10^9/L、10 岁以下＜ 1.5×10^9/L 时称为粒细胞减少症（granulocytopenia）；中性粒细胞绝对值＜ 0.5×10^9/L 时称为粒细胞缺乏症（agranulocytosis）。中性粒细胞减少的程度常与感染的危险性高度相关，粒细胞缺乏症是粒细胞减少症发展到严重阶段的表现，常伴有严重感染。

白细胞减少症与粒细胞减少和缺乏症的病因和发病机制基本相同，常见的有：①增殖或成熟障碍，如理化因素、感染、骨髓病变等导致骨髓损伤和抑制；②破坏或消耗过多，如自身免疫病、脾功能亢进、严重感染、药物诱发；③分布异常，如过敏性休克、病毒血症、溶血时，循环池粒细胞大量转移至边缘池，称为转移性或假性粒细胞减少；④释放障碍，如惰性白细胞综合征（lazy leukocyte syndrome），粒细胞无法从骨髓向外周血释放。

白细胞减少症、粒细胞减少症多起病缓慢，少数可无明显症状，有症状者可有头晕、乏力、疲倦、食欲减退及低热等表现，有些患者易发生反复感染。粒细胞缺乏症易发生严重感染，起病急骤，畏寒高热、咽喉疼痛、乏力及周身不适。口咽部、肺、泌尿系统和皮肤是最常发生感染的部位。

二、实验室检查

1．血象检验 白细胞计数＜ 4.0×10^9/L，中性粒细胞绝对值＜ 2.0×10^9/L，严重者＜ 0.5×10^9/L。淋巴细胞相对增多，有时单核细胞亦可增多。感染时，中性粒细胞可见毒性变化，如大小不一，退行性变，出现空泡及中毒颗粒。恢复期可出现中幼或晚幼粒细胞。红细胞、血红蛋白及血小板大致正常。

2．骨髓象检验 主要表现为粒系不同程度减低，缺乏成熟阶段中性粒细胞，可见原始及早幼粒细胞，表明粒系成熟障碍，幼稚粒细胞可伴有空泡、中毒颗粒等毒性变化，淋巴细胞、浆细胞、网状细胞可相对增加。红系、巨核系多正常。恢复期，中幼粒以下阶段粒细胞和成熟粒细胞相继出现。

3．其他检验

（1）粒细胞储备池的检验：通过氢化可的松试验，若动员后外周血中性粒细胞＜ 5.0×10^9/L，提示骨髓储备功能低下。

（2）粒细胞边缘池的检验：通过肾上腺素试验，若粒细胞上升值＞（1.0 ~ 1.5）$\times10^9$/L，提示分布异常。

（3）粒细胞破坏增加的检验：血清溶菌酶浓度和（或）溶菌酶指数升高，提示破坏增加。

（4）中性粒细胞特异性抗体测定：判断是否为免疫因素所致。

（5）骨髓 CFU-GM 培养及粒细胞集落刺激活性测定：鉴别干细胞缺陷或体液因素异常。

（6）$DF^{32}P$ 标记中性粒细胞动力学测定：可了解中性粒细胞的细胞动力学，测定各池细胞数、转换时间及粒细胞寿命，有助于粒细胞减少的发病机制及病因分析。

三、诊断和鉴别诊断

1. 诊断 白细胞减少症：外周血白细胞成人＜ 4.0×10^9/L、10 岁以上儿童＜ 4.5×10^9/L、10 岁以下＜ 5.0×10^9/L。粒细胞减少症：外周血中性粒细胞绝对值成人＜ 2.0×10^9/L、10 岁以上儿童＜ 1.8×10^9/L、10 岁以下＜ 1.5×10^9/L。粒细胞缺乏症：外周血中性粒细胞绝对值＜ 0.5×10^9/L。

根据多次外周血象检测结果，结合外周血涂片中性粒细胞毒性变化、骨髓涂片粒细胞增生极度低下或成熟障碍及临床表现可诊断。

2. 鉴别诊断

（1）再生障碍性贫血：外周血一系或多系减少。骨髓增生程度极度减低，红系、巨核系增生明显受抑制。临床常见贫血、出血、感染等症状。

（2）低增生性白血病：全血细胞减少，可见原始细胞。骨髓增生减低，原始粒细胞＞30%，红系、巨核系增生明显受抑制，临床多见贫血、发热或出血等症状。

粒细胞缺乏症与再生障碍性贫血、低增生性白血病鉴别时，骨髓检查最具有鉴别价值。

第二节 类白血病反应

一、概述

类白血病反应（leukemoid reaction，LR）简称类白，是由于某些因素刺激机体后所引起的类似白血病的血象反应。其特点为血常规类似白血病，外周血白细胞总数显著增高和（或）有原始、幼稚细胞出现；多有明确病因，如感染、恶性肿瘤、中毒、大出血和严重溶血；在原发病好转或消除后，类白血病反应常迅速恢复，除恶性肿瘤外，预后良好。

根据病程可将类白血病反应分为急性和慢性；根据外周血白细胞总数可将类白血病反应分为白细胞增多型和白细胞不增多型（见于结核、败血症和恶性肿瘤等），白细胞增多型较多见，其根据细胞类型又可分为中性粒细胞型、淋巴细胞型、单核细胞型、嗜酸性粒细胞型（表 13-1），临床上以中性粒细胞型最为常见。

表13-1 类白血病反应分型

鉴别点	中性粒细胞型	淋巴细胞型	单核细胞型	嗜酸性粒细胞型
病因	感染、CO 中毒、大面积烧伤、急性溶血或出血，以急性化脓性细菌感染最常见	某些病毒性感染，如传染性单核细胞增多症、百日咳、风疹，也见于粟粒性肺结核、猩红热、先天性梅毒、胃癌等	见于粟粒性肺结核、感染性心内膜炎、菌痢、斑疹伤寒等	常由寄生虫病、过敏性疾病所致，其他如风湿性疾病、霍奇金淋巴瘤、癌症晚期
白细胞	＞ 50×10^9/L，粒细胞显著增多，可见中毒颗粒、空泡等毒性变化	常为（20 ~ 30）$\times10^9$/L，也可＞ 50×10^9/L，成熟淋巴细胞＞40%	常＞ 30×10^9/L，一般不高于 50×10^9/L，单核细胞＞30%	＞ 20×10^9/L，嗜酸性粒细胞＞20%，甚至高达 90%
幼稚细胞	中幼、早幼甚至原始粒细胞	幼淋巴细胞和异型淋巴细胞	偶见幼稚细胞	无幼稚细胞
NAP 阳性积分和 Ph 染色体	NAP 阳性积分显著增高，Ph 染色体阴性			

二、实验室检查

1．血象检验 白细胞总数显著增加（白细胞不增多型类白血病反应除外），常超过 $50 \times 10^9/L$，但一般不超过 $120 \times 10^9/L$，成熟中性粒细胞常见中毒颗粒、空泡、核固缩等毒性变化，常有核左移，杆状核粒细胞增多（一般低于 10%），有时可见少量晚幼粒细胞。红细胞和血红蛋白无明显变化，血小板正常或增多。

2．骨髓象检验 骨髓增生活跃或明显活跃，粒细胞增生，核左移，常有中毒颗粒、空泡等毒性变化，少数病例原始、幼稚细胞增多。红系、巨核系无明显异常。

3．其他检验 中性粒细胞碱性磷酸酶（NAP）染色活性、NAP 阳性积分明显增高；Ph 染色体阴性；骨髓病理学检查有助于排除白血病。

三、诊断和鉴别诊断

1．病因明确，如感染、急性溶血、大出血、中毒、变态反应性疾病、恶性肿瘤。

2．血象表现为相应类型细胞数量增多，可见幼稚阶段细胞，骨髓象一般变化不大（表 13-2）。

3．红细胞计数、血红蛋白和血小板计数大致正常。

4．原发病好转或治愈后，血象恢复正常（恶性肿瘤引起者除外）。

类白血病反应主要表现在血象异常、临床病史及体征常无法提供诊断线索，易与白血病混淆，因此需做骨髓检查以排除白血病。类白血病反应与慢性粒细胞白血病鉴别见表 13-2。

表13-2 类白血病反应与慢性粒细胞白血病鉴别

鉴别点	类白血病反应	慢性粒细胞白血病
明确病因	有	常无
临床表现	原发病症状较明显	白血病临床症状明显
血象	白细胞计数常 < $100 \times 10^9/L$，核左移，细胞毒性变化明显，嗜酸及嗜碱性粒细胞不增多，红细胞和血小板无明显变化	白细胞计数常 > $100 \times 10^9/L$，幼稚细胞增多，分类与骨髓象相似。红细胞进行性减少，血小板减少（慢粒早期除外）
骨髓象	白细胞增多，核左移，粒系可见毒性变化，无白血病细胞的形态畸形，红系、巨核系无明显异常	增生明显或极度活跃，粒系增生，中、晚幼粒增多，嗜酸及嗜碱性粒细胞增多，红系、巨核系受抑制
NAP 阳性积分	显著增加	明显下降或为零
Ph 染色体	阴性	常阳性
治疗	解除原发病迅速恢复	疗效差

【课程思政】

白细胞升高时应结合临床症状、体征及相关检查指标等进行综合判断，培养学生的临床诊断思维及实事求是、严谨细致的工作态度，坚持人民至上、生命至上，崇尚医德、钻研医术，为建设健康中国、增进人民健康福祉做出新贡献。

第三节　传染性单核细胞增多症

一、概述

传染性单核细胞增多症（infectious mononucleosis，IM）简称传单，是由 EB 病毒（EB virus，EBV）感染引起的以淋巴细胞良性增生伴形态变异为主要表现的传染病。本病以儿童和青少年多见，多经飞沫传播或密切接触传播，潜伏期 5 ~ 15 天，临床表现以不规则发热、咽峡炎、淋巴结肿大常见，部分患者可见肝脾大，少数患者有皮疹、消化系统、呼吸系统及神经系统等症状，病程持续 1 周至数周，本病具有自限性，多数患者 2 个月内可自愈。

二、实验室检查

1. 血象检验　白细胞计数正常或增加，大多在（10 ~ 30）× 10^9/L，少数可减低。病程早期中性分叶核粒细胞增多，后期淋巴细胞增多，可达 60% ~ 97%，伴有异型淋巴细胞，后者于疾病第 4 ~ 5 天开始出现，第 7 ~ 10 天达高峰，大多超过 10%。红细胞计数、血红蛋白和血小板计数多正常。

Downey 根据异型淋巴细胞的形态，将其分为 3 型：Ⅰ型（泡沫型或浆细胞型）、Ⅱ型（不规则型或单核细胞型）、Ⅲ型（幼稚型或幼淋巴样型）（表 13-3，图 13-1）。

表13-3　3种异型淋巴细胞的形态特征

鉴别点	Ⅰ型（泡沫型或浆细胞型）	Ⅱ型（不规则型或单核细胞型）	Ⅲ型（幼稚型或幼淋巴样型）
细胞形态	胞体较淋巴细胞稍大，多呈圆形、椭圆形或不规则形	胞体较Ⅰ型大，形态不规则	胞体较大，直径 15 ~ 18 μm，圆形或椭圆形
细胞核	核偏位，椭圆形、肾形或不规则形，染色质粗糙，呈粗网状或小块状	核圆形、椭圆形或不规则形，染色质较Ⅰ型更细致，亦呈网状	核圆形或卵圆形，染色质细致均匀，呈纤细网状排列，无浓集现象，有 1 ~ 2 个核仁
胞质	胞质较丰富，嗜碱性强，深蓝色，核周淡染，有大小不等的空泡或呈泡沫状，无颗粒或有少量颗粒	胞质丰富，淡蓝色，靠胞膜边缘处较深染且不整齐，呈裙边样，无空泡，可有少量嗜天青颗粒	胞质较少，蓝色或深蓝色，一般无颗粒，可有分布较均匀的小空泡

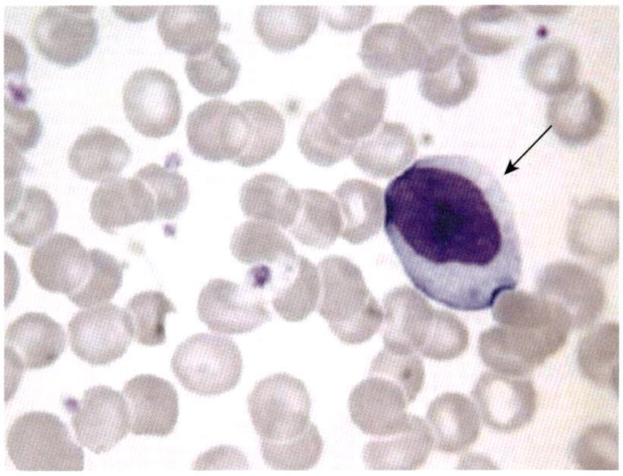

图 13-1　异型淋巴细胞

外周血中的异型淋巴细胞，主要是T细胞（83%～96%），少数为B细胞（4%～17%）。

2015年，国际血液学标准化委员会（ICSH）建议将良性疾病时的该类淋巴细胞称为反应性淋巴细胞（reactive lymphocyte）。

2. 骨髓象检验 多数变化不大，淋巴细胞增多或正常，可见异型淋巴细胞，但数量和形态改变不及血象明显，原始、幼稚淋巴细胞不增多。

3. 血清学检验 患者血清中存在嗜异性抗体，该抗体属于IgM，能非特异性地与绵羊和马的红细胞发生凝集，故称嗜异性凝集素。它不被含有Forssman抗原的组织（例如豚鼠肾、马肾）所吸收，因而与正常血清中的嗜异性Forssman抗体不同。患者嗜异性凝集素阳性反应在起病后第1～2周出现，第2～3周凝集素效价最高，一般能在体内保持3～6个月或更长时间。

（1）嗜异性凝集试验（Pall-Bunell test，P-B试验）：传单患者阳性率达80%～90%，若效价＞1∶64，疑为传单，结合临床表现及异型淋巴细胞的出现，有诊断价值；若效价＞1∶224，可诊断为传单。其他疾病如病毒性肝炎、血清病、风疹、结核病，也可呈阳性反应，但效价较低，此时应做鉴别吸收试验。约10%的病例，嗜异性抗体出现较晚或持续时间过短，4岁以下小儿感染EB病毒，该试验可为阴性，故阴性不能排除，可做EB病毒相关抗体检查协助诊断。

（2）鉴别吸收试验：用豚鼠肾吸收Forssman抗体、牛红细胞吸收嗜异性抗体，若经豚鼠肾吸收后，凝集试验仍阳性，效价＞1∶56，经牛红细胞吸收后不产生凝集或效价＜4个稀释度，即可诊断。

本试验适用于临床高度怀疑本病，但嗜异性凝集试验的效价过低者；临床无本病征象，但嗜异性凝集试验的效价过高者；新近接受过马血清注射者。

（3）EBV抗体检测：抗病毒壳抗原（VCA）的IgM抗体，在急性期阳性率高，是传单急性期诊断的重要指标；而VCA的IgG抗体在发病2周时达高峰，以后以低水平持续存在终身，可用于流行病学调查。

（4）单斑试验（monospot test）：为测定嗜异性抗体的快速玻片凝集法，是诊断本病最常用的快速筛选试验。

4. 其他检验 本病累及肝、肾和中枢神经系统，可有肝功能异常，蛋白尿、管型尿，脑脊液生化改变，脑脊液蛋白质可轻度增高，淋巴细胞增多。

三、诊断和鉴别诊断

诊断标准如下：

①临床有发热、咽峡炎、颈部淋巴结肿大、肝脾大、皮疹。

②外周血淋巴细胞增高，异型淋巴细胞＞10%。

③嗜异性凝集试验阳性。

④抗EBV（IgM）抗体阳性。

⑤除外其他病毒（如巨细胞病毒、单纯疱疹病毒、腺病毒）、细菌、原虫等感染及药物引起的传染性单核细胞增多症。

具备上述①中的3种症状，②③④中的任意2项，再加⑤，即可诊断为传染性单核细胞增多症。临床上本病需与急性淋巴细胞白血病、传染性淋巴细胞增多症相鉴别。

知识链接

传染性淋巴细胞增多症

传染性淋巴细胞增多症（infectious lymphocytosis）是一种预后良好的淋巴细胞增多性急性传染病，目前病因尚不明确，曾怀疑为肠道寄生虫（如蓝氏贾第鞭毛虫）、腺病毒、肠病毒等感染引起。1941 年 Smith 首先将本病与传染性单核细胞增多症区别开来，将其作为一个独立的疾病。

本病常在幼儿园等儿童聚集场所或家庭中流行。临床症状轻微，常见症状有发热、微咳、咽痛、呕吐、腹痛、腹泻等，偶见中枢神经系统症状，如脑膜脑炎或类似脊髓灰质炎的表现，皮疹。本病常缺乏全身淋巴结肿大，浅表淋巴结肿大也不显著。肝、脾不肿大。

血象特点为白细胞总数、淋巴细胞相对及绝对值显著增高，主要为成熟小淋巴细胞，少数患者可有淋巴细胞形态异常。嗜异性凝集试验一般呈阴性。

第四节　类脂质沉积病

类脂质沉积病（lipoid storage disease）又称神经类脂质病，是一组较为罕见的遗传性类脂质代谢紊乱性疾病。由溶酶体中参与类脂代谢的酶缺陷引起，酶缺陷导致类脂质不能分解，而以神经酰胺衍生物形式，沉积于肝、脾、淋巴结、骨髓及中枢神经系统等组织，引起疾病。临床表现有贫血、肝脾大及淋巴结肿大、中枢神经系统症状及视网膜病变等，预后不佳，死亡率较高，以儿童发病多见，少数至青春期或青春期以后才有明显症状。较常见的有戈谢病、尼曼 - 匹克病。

一、戈谢病

1．概述　戈谢病（Gaucher disease，GD）又称葡萄糖脑苷脂病，为常染色体隐性遗传病，是一组遗传性家族性糖脂代谢病。由于 β- 葡萄糖脑苷脂酶减少或缺乏，导致葡萄糖脑苷脂在单核 - 巨噬细胞内大量蓄积，并形成特征性的戈谢细胞，主要累及肝、脾、淋巴结和骨髓。戈谢病根据起病年龄、病程缓急和有无神经系统症状，可分为 3 型。①Ⅰ型（慢性型）：又称成人型，最常见，病程缓慢，以贫血和脾大为早期症状，可见肝大，皮肤褐色色素沉着，结膜可出现棕黄色楔形斑，其中可找到戈谢细胞，骨骼损害较明显，晚期有骨痛及病理性骨折，此型无中枢神经系统受累。②Ⅱ型（急性型）：又称婴儿型，多在 1 岁内起病，病情进展迅速，常有贫血和肝脾大，主要有中枢神经系统症状，如运动功能退行性变和痉挛。③Ⅲ型（亚急性型）：又称幼年型，较为罕见，起病缓慢，进行性肝脾大伴轻至中度贫血，逐渐出现中枢神经系统症状。

2．实验室检查

（1）血象检验：轻至中度正细胞性贫血，血小板轻度减少，淋巴细胞相对增多，网织红细胞计数可增多，偶见戈谢细胞。

（2）骨髓象检验：骨髓增生活跃，各细胞比例正常，特征性表现为有数量不等的戈谢细胞，可达 10% 以上。此类细胞胞体大，直径为 20 ～ 80 μm，呈卵圆形或多边不规则形；胞核 1 ～ 3 个或更多，圆形或椭圆形，小而偏位，染色质粗糙，副染色质明显，核仁不明显；胞质

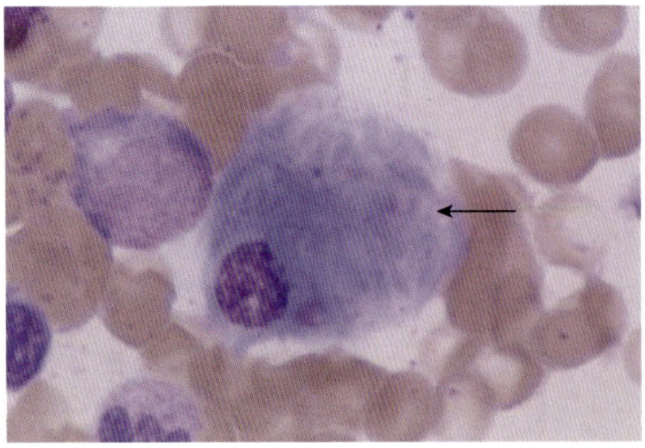

图 13-2 戈谢细胞

丰富，淡蓝色，无空泡；胞质中含有许多与细胞长轴平行的粗暗条纹样结构，交织成网，如洋葱皮样或蜘蛛网状（图 13-2）。

（3）细胞化学染色：戈谢细胞的 PAS、ACP、SBB 染色呈阳性或强阳性，POX、NAP 染色呈阴性。

（4）其他检验：检测外周血白细胞或成纤维细胞的 β- 葡萄糖脑苷脂酶活性，是诊断本病的金标准。肝、脾、淋巴结穿刺或印片镜检可见到戈谢细胞。X 线检查有骨质疏松或溶骨改变，股骨下端可见杵状增宽的“三角烧瓶”样畸形。

3．诊断和鉴别诊断 临床有贫血伴肝脾大者，骨髓涂片或肝、脾、淋巴结活检找到较多戈谢细胞可诊断本病。白细胞或成纤维细胞中的 β- 葡萄糖脑苷脂酶活性降低对诊断有决定性意义；血清 ACP 升高可协助诊断。

本病主要与可出现假戈谢细胞的疾病相鉴别，如慢性粒细胞白血病、多发性骨髓瘤、地中海贫血、先天性红细胞发育不良贫血和获得性免疫缺陷综合征等。

二、尼曼 - 匹克病

1．概述 尼曼 - 匹克病（Niemann-Pick disease，NPD）又称神经鞘磷脂病，为常染色体隐性遗传病，由于基因突变导致组织中神经鞘磷脂酶活性降低或缺乏，神经鞘磷脂不能被水解而沉积在单核 - 巨噬细胞中。

尼曼 - 匹克病根据发病年龄和有无神经系统症状，可分为 5 型：① A 型（急性神经型）：最常见，起病多在 1 岁以内，患儿消瘦、厌食呕吐、肝脾大、皮肤干燥呈蜡黄色、智力低下、肌无力或痉挛，可有耳聋和失明，眼底黄斑区常可见樱桃红色小点，X 线示肺部检查常见网点状阴影，病情进展迅速，多于 4 岁前死亡；② B 型（慢性非神经型）：有 A 型内脏症状而无神经系统表现；③ C 型（慢性神经型）：起病稍晚，症状较 A 型轻；还有 D 型、E 型。本病在我国少见。

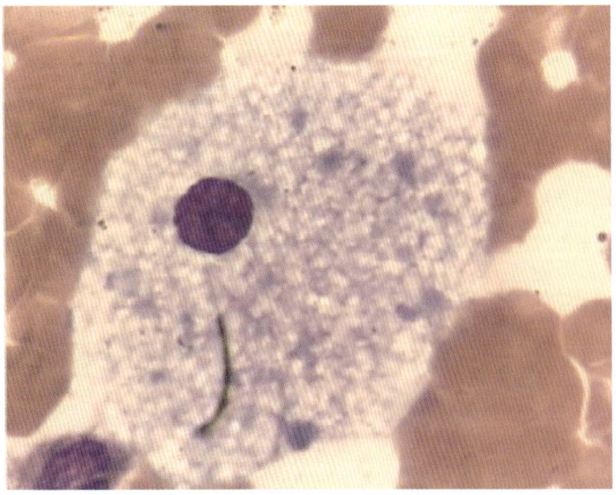

图 13-3 尼曼 - 匹克细胞

2．实验室检查

（1）血象检验：轻至中度贫血，血小板减少，其程度取决于骨髓受累情况。白细胞一般正常，可减少甚至稍增多，淋巴细胞及单核细胞可有空泡，电镜下证实为含脂粒的溶酶体。

（2）骨髓象检验：骨髓增生活跃，各细胞比例正常，可见较多尼曼 - 匹克细胞，该细胞胞体巨大，直径为 20 ～ 90 μm，圆形、椭圆形或三角形；胞核小，1 ～ 2 个，圆形或椭圆形，常偏位，染色质疏松；胞质丰富，充满泡沫状神经鞘磷脂颗粒，似桑葚状脂肪滴，胞质呈泡沫状，故此类细胞又称“泡沫细胞”（图 13-3）。

（3）细胞化学染色：尼曼 - 匹克细胞 PAS 染色空泡壁弱呈阳性、中心呈阴性，ACP、NAP、POX 染色均呈阴性，脂类（Sudan Ⅲ）染色呈阳性。尼曼 - 匹克细胞与戈谢细胞鉴别如表 13-4 所示。

表13-4　尼曼-匹克细胞与戈谢细胞鉴别

鉴别点	尼曼-匹克细胞	戈谢细胞
胞体	大，直径 20 ~ 90 μm	大，直径 20 ~ 80 μm
胞核	常为 1 个，染色质较疏松	可为多个，染色质较浓密
胞质	丰富，瑞氏染色呈空泡状或泡沫状，含神经鞘磷脂	丰富，瑞氏染色呈淡黄色，有洋葱皮样或蜘蛛网状结构，含葡萄糖脑苷脂
吞噬现象	不明显	有吞噬现象
PAS 染色	空泡壁弱呈阳性，中心呈阴性	强阳性
ACP 染色	阴性	强阳性

(4) 其他检验：神经鞘磷脂含量显著增高，肝、脾、外周血白细胞及成纤维细胞中神经鞘磷脂酶活性明显降低，部分胆固醇及磷脂增高。肝、脾和淋巴结活检均有成堆、成片或弥漫性泡沫细胞浸润。

3. 诊断和鉴别诊断　临床上有肝脾大伴贫血，骨髓、肝、脾、淋巴结中检出成堆泡沫细胞，可诊断本病。检测神经鞘磷脂酶活性对诊断有决定性意义。

本病主要与骨髓涂片及组织活检可发现泡沫细胞的其他疾病相鉴别，包括慢性粒细胞白血病、免疫性血小板减少症、地中海贫血、先天性红细胞增殖异常性贫血及其他一些脂质代谢性疾病等。

第五节　脾功能亢进

一、概述

脾功能亢进（hypersplenism，HP）简称脾亢，是由各种不同疾病导致脾大和血细胞减少的一组综合征。临床特点为脾大、外周血一系或多系血细胞减少，而骨髓相应造血细胞增生，脾切除后血象恢复，症状缓解。

脾亢分为原发性脾亢和继发性脾亢两种。原发性脾亢病因不明。继发性脾亢常发生于下列情况，①感染性疾病：如传染性单核细胞增多症、亚急性细菌性心内膜炎、病毒性肝炎、黑热病和疟疾；②淤血性疾病：如心力衰竭、心包炎、肝硬化、门静脉或脾静脉血栓形成、各类严重肝损伤；③血液系统疾病：如遗传性球形红细胞增多症、地中海贫血、自身免疫性溶血性贫血、淋巴瘤、骨髓纤维化、类脂质沉积病；④免疫性疾病：如系统性红斑狼疮及结节病；⑤脾病：如脾囊肿及脾血管瘤。

脾亢的发病机制，目前主要有两种学说，①过分滞留吞噬学说：脾大时，血细胞滞留增加，脾对血细胞的破坏增强；②体液学说：脾可能产生某些体液因子，抑制骨髓造血及释放成熟血细胞，或加速血细胞的破坏。

脾功能亢进的共同临床表现是脾肿大及外周血一系或多系血细胞减少引起的贫血、感染和出血，继发性脾亢还有原发病的临床特点。

二、实验室检查

1. 血象检验　血细胞一系或多系减少。早期以白细胞及血小板减少为主，白细胞减少主要是粒细胞减少，淋巴细胞和单核细胞相对增多，形态大致正常。重度脾亢时三系明显减少。贫血多为正细胞性，网织红细胞增高。

2. 骨髓象检验　增生活跃或明显活跃，各系细胞均可见增生，以外周血减少的某系细胞增生为主，可有不同程度的成熟障碍，以粒系和巨核系成熟障碍易见，一般无形态异常。

3. 其他检验

（1）血细胞生存时间检测：用放射性核素 ^{51}Cr 标记测定红细胞平均寿命，结果显示红细胞寿命明显缩短，可＜15天，对本病的诊断较有价值。白细胞和血小板生存时间，多用二异丙酯氟磷酸（$DF^{32}P$）示踪法检测。

（2）脾容积测定：静脉注射 ^{51}Cr 标记的红细胞，测定红细胞在血液循环中的清除率，同时检测脾中红细胞的滞留指数。不同程度脾大的患者，脾对红细胞滞留的能力不同。

三、诊断和鉴别诊断

1. 脾肿大 经查体、放射性核素或影像学检查证实。

2. 外周血细胞减少 红细胞、白细胞或血小板中一系或多系同时减少。

3. 增生性骨髓象 骨髓增生活跃或明显活跃，可有轻度成熟障碍。

4. 脾切除后血象接近或恢复正常。

5. 脾滞留血细胞增加 ^{51}Cr 标记的红细跑或血小板注入体内后，脾区的体表放射性比率比肝大2～3倍，提示标记的血细胞在脾内被过度破坏或滞留。

其中前4条对判断脾亢更具诊断价值。应注意与再障、恶性组织细胞病、阵发性睡眠性血红蛋白尿等鉴别。

知识拓展

噬血细胞综合征与恶性组织细胞病

1. 噬血细胞综合征（hemophagocytic syndrome，HPS） 也称噬血细胞性淋巴组织细胞增生症（hemophagocytic lymphohistiocytosis，HLH），又称反应性组织细胞增生症（reactive histiocytosis，RH），是一组由于各种致病因素导致组织细胞反应性增生疾病。临床表现发热多见，肝脾大。

外周血全血细胞减少，尤其以血小板减少最为明显，血片可见组织细胞。骨髓象早期表现为增生活跃，噬血现象不明显，常表现为反应性组织细胞增生；随病情进展，红系、粒系和巨核系均减少，组织细胞明显增多，大多数小于30%，易见组织细胞吞噬红细胞现象，被吞噬的红细胞为数个至十多个不等。

2. 恶性组织细胞病（malignant histiocytosis，MH）简称恶组，是组织细胞及其前体细胞异常增生的恶性疾病。临床表现为发热，消瘦，全血细胞减少，肝脾大和淋巴结肿大。多见于青年人，起病急，预后差。

噬血细胞综合征与恶性组织细胞病在临床上难以鉴别，其鉴别要点如表13-5所示。

表13-5 噬血细胞综合征与恶性组织细胞病的鉴别

鉴别点	噬血细胞综合征	恶性组织细胞病
发病机制	各类诱因所导致组织细胞增多	病因与发病机制尚未明
临床症状	有贫血、出血症状，无进行性衰竭，病情在数周内可以缓解	高热首发，肝、肾进行性衰竭多见，病程短，常在半年内死亡
NAP	活性增高	活性降低
组织细胞	形态多为成熟型、单核样或淋巴样，持续时间短，消失快	形态异常
血清铁蛋白	增高	明显增高

【思维导图】

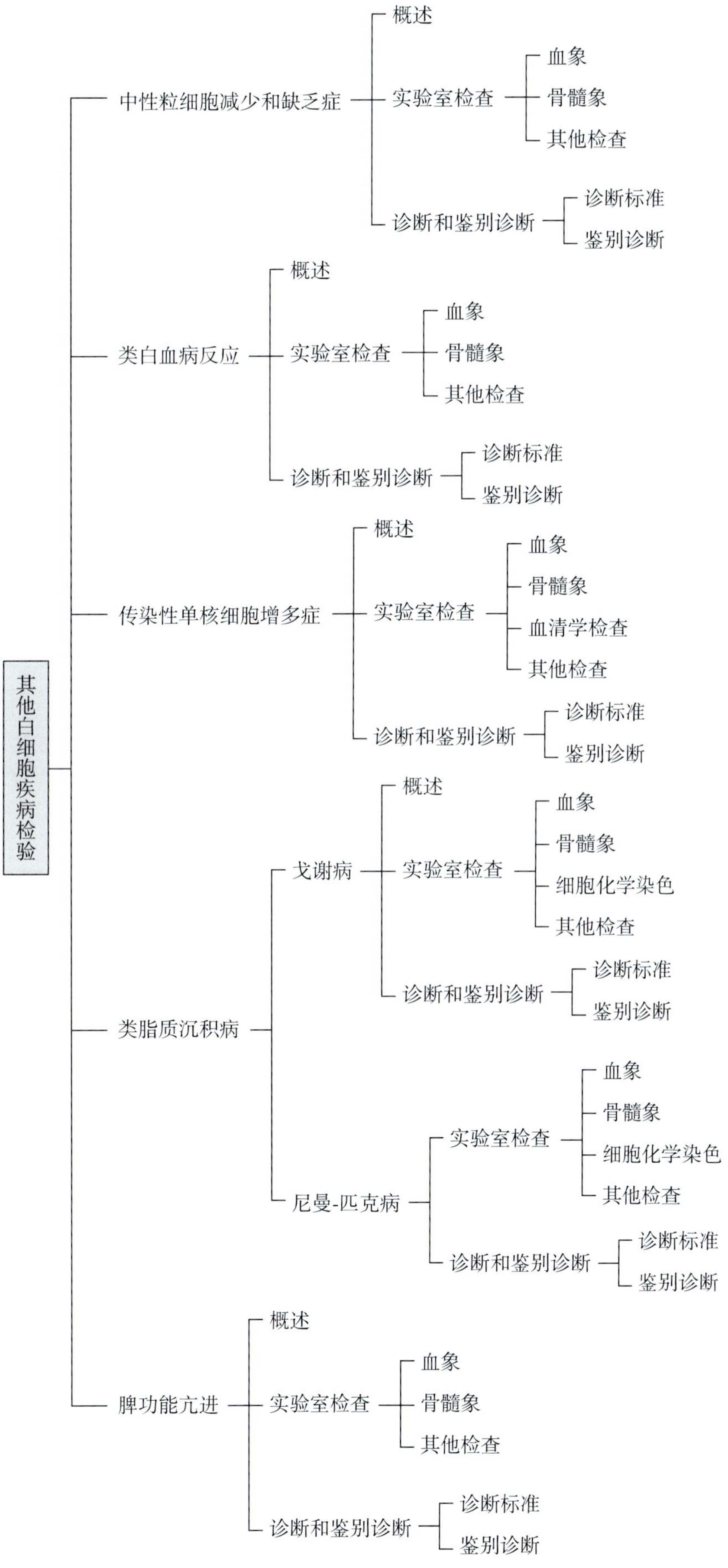
其他白细胞疾病检验
中性粒细胞减少和缺乏症
概述
实验室检查
血象
骨髓象
其他检查
诊断和鉴别诊断
诊断标准
鉴别诊断
类白血病反应
概述
实验室检查
血象
骨髓象
其他检查
诊断和鉴别诊断
诊断标准
鉴别诊断
传染性单核细胞增多症
概述
实验室检查
血象
骨髓象
血清学检查
其他检查
诊断和鉴别诊断
诊断标准
鉴别诊断
类脂质沉积病
戈谢病
概述
实验室检查
血象
骨髓象
细胞化学染色
其他检查
诊断和鉴别诊断
诊断标准
鉴别诊断
尼曼-匹克病
实验室检查
血象
骨髓象
细胞化学染色
其他检查
诊断和鉴别诊断
诊断标准
鉴别诊断
脾功能亢进
概述
实验室检查
血象
骨髓象
其他检查
诊断和鉴别诊断
诊断标准
鉴别诊断

案例 13-2

患者，男，16 岁，发热 1 周，并有喉咙痛，最近 2 天皮肤出现皮疹。查体：颈部及腹股沟浅表淋巴结肿大，脾肋下 1.0 cm。实验室检查：血红蛋白 125 g/L，白细胞 $12.6 \times 10^9/L$，血小板 $150 \times 10^9/L$，白细胞分类结果：中性粒细胞 20%，淋巴细胞 65%，异型淋巴细胞 17%，未见原始、幼稚细胞。

思考题：

1．本病最可能的诊断是什么？

2．如何进行鉴别诊断？

自测题

一、选择题

1．粒细胞缺乏症是指
A．中性粒细胞绝对值＜ $2.0 \times 10^9/L$
B．中性粒细胞绝对值＜ $1.8 \times 10^9/L$
C．中性粒细胞绝对值＜ $1.5 \times 10^9/L$
D．中性粒细胞绝对值＜ $1.0 \times 10^9/L$
E．中性粒细胞绝对值＜ $0.5 \times 10^9/L$

2．临床上最常见的类白血病反应的类型是
A．淋巴细胞型
B．单核细胞型
C．中性粒细胞型
D．嗜碱性粒细胞型
E．嗜酸性粒细胞型

3．有关传染性单核细胞增多症可出现的变化，下列叙述错误的是
A．发热
B．淋巴结肿大
C．嗜异性凝集试验阴性
D．淋巴细胞比例增加
E．异性淋巴细胞比例超过 10%

4．戈谢细胞组织化学染色可出现
A．糖原染色阳性
B．酸性磷酸酶染色阴性
C．苏丹黑 B 染色阴性
D．过氧化物酶染色阳性
E．碱性磷酸酶染色阳性

5．有关脾功能亢进的主要特征，下列叙述错误的是
A．脾大
B．一系或多系血细胞减少
C．网织红细胞计数增高
D．脾切除可纠正血象改变，缓解症状
E．骨髓造血细胞降低

二、问答题

1．类白血病反应与慢性粒细胞白血病如何区别？

2．简述传染性单核细胞增多症中异型淋巴细胞的类型及形态特点。

（许梦婷）

第四篇

血栓与止血检验

第十四章数字资源

第十四章

止血与血栓检验的基础理论

学习目标

通过本章内容的学习，学生应能够：

识记：

1．说出血管壁的止血功能。

2．说出血小板的生理功能。

3．说出凝血因子的一般特性。

4．简述主要抗凝物质的作用原理。

理解：

1．试述凝血机制。

2．解释纤维蛋白溶解机制。

运用：

正确评估患者止血、凝血状态。

案例 14-1

患者，女，31 岁，2 年前体检发现血小板减少，未行特殊治疗，2 月前出现下肢皮下出血点，后自行消退，伴脱发、乏力，检查提示甲状腺功能减退（甲减），现口服优甲乐治疗。为求进一步治疗入院：患者神志清楚，无发热、头痛、关节痛等症状，双下肢可见瘀斑、出血点。患者母亲有系统性红斑狼疮病史。

实验室检查：血常规 血小板 7×10^9/L，血红蛋白 85 g/L，网织红细胞 10%，占比显著增多；总胆红素升高（34.9 μmol/L）以间接胆红素升高为主，白细胞计数正常。凝血常规：PT、APTT、FIB、D-D 结果均在参考区间内。涂片检查：可见裂红细胞，未见幼稚细胞。半年就诊。

思考题：

1．根据以上资料，该患者的初步诊断是什么？

2．如需确诊，还需要做哪些实验室检查？

正常生理情况下，机体的凝血与抗凝血处于动态平衡。血液在血管中流动，既不会溢出血管壁形成出血，也不会在血管内发生凝固而形成血栓。血栓与出血的形成是机体正常凝血、抗凝血及纤溶功能平衡失调所致的一种病理生理学过程，其主要因素与血管壁、血小板、凝血因子、抗凝物质、纤溶蛋白系统和血流状态有关，任何因素异常都可能引起血栓性或出血性疾病。

第一节 血管壁的结构与止血作用

血管是一种无渗漏的密闭环路，有完整的管壁结构、良好的管壁顺应性和光滑平整的内表面，释放多种生物活性物质，在止血与血栓形成过程中起着重要作用。

一、血管壁的结构

正常血管壁一般含内、中、外 3 层结构。最内侧为与血液接触的内膜，中间为中膜，最外侧为分隔血管壁与机体其他组织的外膜（图 14-1）。

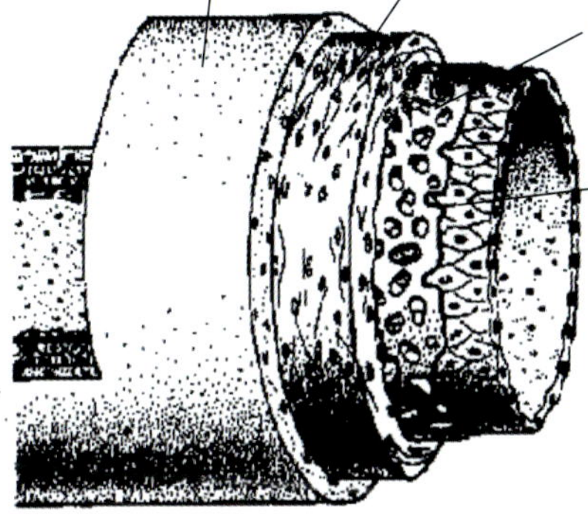

图 14-1 血管壁结构示意图

1. 内膜（tunica intima） 是管壁的最内层，由内皮细胞和内皮下层组成，是三层中最薄的一层。内皮细胞作为血管的内衬，光滑，便于血液流动。内皮细胞和基板构成通透性屏障，液体、气体和大分子物质可选择性地透过此屏障。内皮细胞胞质中有一个特殊结构的棒状小体（Weibel-Palade body，W-P 小体），是合成和储存血管性血友病因子（von Willebrand fact，vWF）和组织型纤溶酶原激活物（tissue plasminogen activator，t-PA）等的场所。血管内皮细胞具有复杂的酶系统，能合成与分泌多种生物活性物质，如组织纤溶酶原激活抑制物（plasminogen activator inhibitor，PAI）和前列环素（prostacyclin，PGI）、内皮素，以及具有舒张血管作用的内皮细胞舒张因子等物质。内皮下层（subendothelial layer）是位于内皮和内弹性膜之间的薄层结缔组织，内含少量胶原纤维、弹性纤维，有时有少许纵行平滑肌，部分动脉的内皮下层深面还有一层内弹性膜（internal elastic membrane）。

2. 中膜 主要由平滑肌、弹力纤维和胶原组成，可维持血管壁的形状和保持弹性；参与血管的收缩与舒张；促进血小板的黏附和聚集，并启动内源性凝血途径。

3. 外膜 主要由起支持作用的疏松结缔组织组成，血管壁的结缔组织细胞以成纤维细胞为主，当血管受损伤时，成纤维细胞具有修复外膜的能力。有的动脉中膜和外膜的交界处，有由密集的弹性纤维组成的外弹性膜（external elastic membrane）。

二、血管壁的止血作用

1. 血管收缩 是血管参与止血最快速的反应，血管壁受损时，血管立即发生收缩，使血流变慢，血管受损处闭合，血管断端回缩及出血终止。内皮细胞能合成释放内皮素（ET）与血栓烷 A_2 等，是血管持续性收缩，在血栓止血中具有重要作用。具有强烈的缩血管作用。

2. 激活血小板 血管壁受损使内皮下组织暴露，血小板被血管内皮下组织表面激活，立即黏附于损伤处暴露的胶原纤维上，在损伤处形成血小板血栓。参与血小板黏附过程的主要因素包括血小板膜糖蛋白Ⅰ（GPⅠ）、von Willebrand 因子（vWF）和内皮下组织中的胶原。血小板黏附过程可能是 vWF 再与血小板膜上的特异性受体结合。此外，血小板膜上的糖苷移换酶活性和胶原蛋白分子的构型与黏附也有着密切关系。黏附一旦发生了，血小板的聚集过程（thrombocyte aggregation）也随即发生。聚集开始时，血小板由圆盘形变成球形，并伸出一些貌似小刺的伪足；同时血小板脱粒，即原来贮存于致密颗粒内的 ADP、5- 羟色胺等活性物质被释放。ADP 释放和某些前列腺素的生成，对引起聚集十分重要。

3. 局部血液黏度增高 未受刺激的内皮细胞有潜在促凝活性，一些凝血因子在内皮细胞上有结合部位，减少了活化的凝血因子循环于血液中，使得凝血的发生局限于内膜表面并更适于活化，内皮细胞还能合成因子Ⅴ、组织因子（tissue factor，TF）内皮细胞破损时，TF 入血在局部引起快速的凝血激活和纤维蛋白（fibrin，Fb）形成。同时生成的激肽及通透因子使血管局部通透性增加，血浆外渗，引起血液浓缩，血液黏度增高。

4. 激活凝血系统 血管损伤后，内皮下组分暴露，激活因子Ⅻ，启动内源性凝血途径；释放组织因子，启动外源性凝血途径。最后在损伤局部形成纤维蛋白凝血块，堵塞伤口，有利于止血。

5. 抗纤溶作用 内皮细胞可以合成纤溶酶原活化抑制剂（plasminogen activator inhibitor，PAI），血管壁受损，内皮细胞合成和释放 PAI 明显增多，远大于 t-PA 的量。PAI 活性增高可阻止血凝块溶解，加强止血作用。

第二节 血小板的止血作用

血小板是骨髓中巨核细胞的胞质脱落下来的小块，生理情况下血小板处于静息状态，以单个的形式循环，不与其他细胞和血小板相互作用。当血管内皮细胞受损时，暴露内膜下基质激活血小板，激活的血小板在止血、凝血、血栓形成、炎症反应及器官移植排斥反应等生理和病理过程中起重要作用。

一、血小板的结构

血小板是一种无核的细胞，其细胞膜和细胞质组成成分与其他造血细胞类似。静息状态的血小板呈双凸碟形，具有变性和运动能力，受到刺激后会伸出足突，不规则状。电子显微镜下，血小板结构可分为表面结构、溶胶质层结构、细胞器内含物（图 14-2，图 14-3）。

1. 血小板表面结构 血小板表面结构即为血小板细胞膜，由膜蛋白和膜脂质组成。

膜蛋白的主要成分是糖蛋白（glycoprotein，GP），如 GPⅠa、GPⅠb、GPⅡa、CPⅡb、GPⅢa、GPⅣ、GPⅤ和 GPⅨ。这些糖蛋白的糖链部分与其他血细胞一样，向膜的外侧生长，在血小板膜外形成一个细胞外衣，即糖萼。糖萼比其他血细胞密集厚实，覆盖住血小板表面，同时也盖住了开放管道系统（OCS）的内表面。众多糖蛋白是多种物质（如凝血酶、胶原、vWF、纤维蛋白原等）的受体，构成特殊的血小板血型抗原系统。

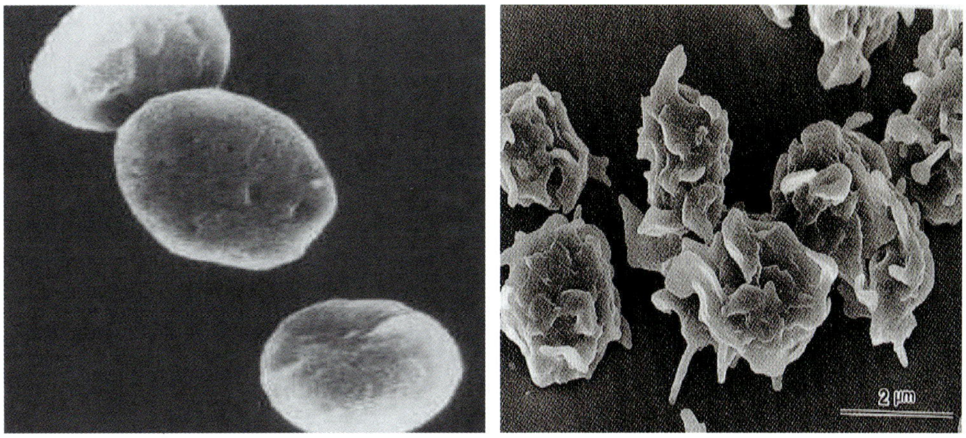

图 14-2　血小板电镜下形态

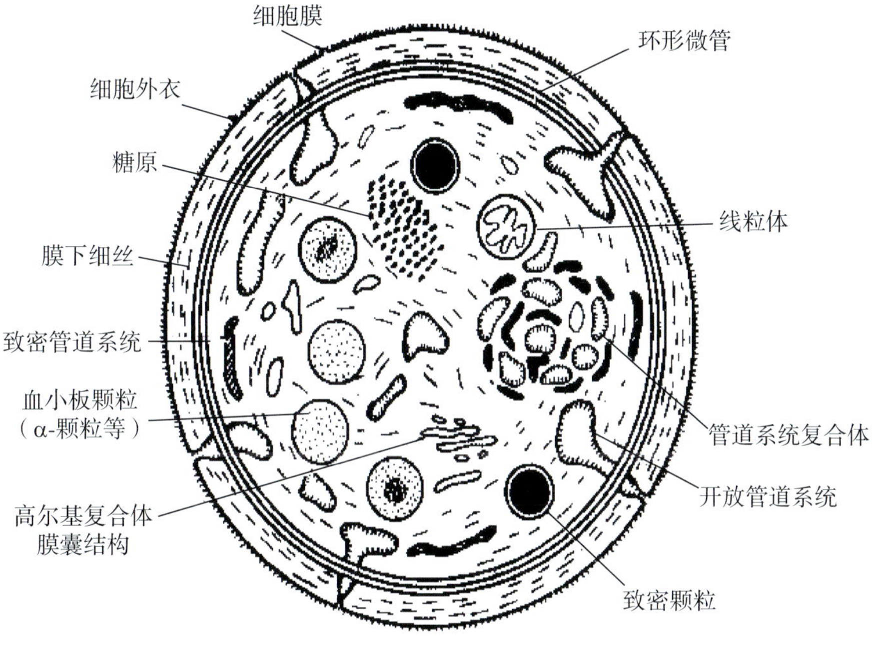

图 14-3　血小板超微结构示意图

膜脂质主要组成成分是磷脂，磷脂占总脂质量的75% ~ 80%，主要由鞘磷脂（sphingomyelin，SPH）和甘油磷脂组成。甘油磷脂包括磷脂酰乙醇胺（phosphatidylethanolamine，PE）、磷脂酰胆碱（phosphatidylcholine，PC）、磷脂酰肌醇（phosphatidylinositol，PI）、磷脂酰丝氨酸（phosphatidylserine，PS）及少量溶血卵磷脂等，各磷脂不对称地分布在血小板两侧。胆膜脂质包括固醇及糖脂。

2．血小板骨架系统及收缩蛋白　骨架系统和收缩蛋白是指膜内侧的微管、微丝和膜下细丝，有时也称作血小板的溶胶——凝胶区。微管是一种非膜性管道结构，位于血小板膜下呈环形排列，主要成分为微管蛋白；环形微管是血小板骨架的主要组成部分，对维持血小板的形状有重要作用。微丝是一种实心的细丝状结构，是由肌动蛋白和肌球蛋白组成的复合物；膜下细丝是质膜下方的一种细丝，位于质膜与环形微管之间，结构与微丝相似。

3．细胞器内容物结构　血小板有多种细胞器。最重要的是一些颗粒成分，如α-颗粒、δ-颗粒（致密颗粒）和γ-颗粒（溶酶体），与血小板胞质中的活性成分一同参与了血小板的生理活动。

α- 颗粒是血小板中最多的颗粒，是血小板可分泌的蛋白质的主要贮存部位。凝血酶敏感蛋白（thrombospondin，TSP）是 α- 颗粒的主要糖蛋白，通过血小板纤维蛋白原受体系统促进血小板聚集，并有调节纤溶与细胞增殖的作用。血小板第 4 因子（platelet fourth factor，PF4）和 β- 血小板球蛋白（β-platelet globulin，β-TG）是血小板特异的蛋白质，可与肝素结合并中和其抗凝作用，促进或调节血栓形成。此外 P- 选择素、纤维连接蛋白（Fn）和血小板衍生生长因子（platelet derived growth factor，PDGF）也存在于 α- 颗粒中。

致密颗粒比 α- 颗粒小，其内容物有很高的电子密度，血小板中 ADP 主要贮存于致密颗粒中，血小板被激活时，ADP、ATP 和 5-HT 从致密颗粒中大量释放出来，导致血小板聚集。血小板溶酶体颗粒较少，含有组织蛋白酶及 10 多种酸性水解酶。此外，在血小板中还可见线粒体、内质网、小泡和高尔基膜囊结构等。

4．血小板特殊膜系统

（1）开放管道系统（open canalicular system，OCS）：为血小板膜内陷并贯穿整个血小板胞内的管道，是各种物质交换的通道。

（2）致密管道系统（dense tubular system，DTS）：散在分布于血小板胞质中，不与外界相通的管道，调控血小板的收缩和释放反应。

二、血小板的活化

血小板的止血作用和多种生理功能的基础是血小板的活化，在一些生理或病理情况下，血小板会出现形态改变，可快速活化，发生黏附、聚集和释放大量内容物，促进止血和血栓形成。

1．血小板形态变化 血小板在凝血酶、胶原等活性物质作用下发生收缩，引起血小板形态改变，由静息状态的双凸碟形变为多伪足形或多角形的活化状态。

2．血小板糖蛋白的表达 血小板表面的糖蛋白，可作为各种物质受体。有少数糖蛋白在静息状态极少表达或不表达于血小板表面，如 P- 选择素在细胞内 α- 颗粒内，GPⅡb/Ⅲa 复合物藏于细胞膜内侧，PS 位于膜磷脂内侧。只有血小板活化后这些蛋白质才会暴露于血小板表面，促进血小板黏附、聚集。P- 选择素在血小板膜上表达是观察血小板活化可靠的指标之一。

3．血浆血小板特异性产物水平增高 血小板内特异性产物 β-TG、血栓烷 B_2（TXB_2）和 PF_4 只能在血小板内生成。血小板活化时，这 3 种物质合成和释放会增多，表达水平增高。

三、血小板的代谢

血小板的代谢是维持血小板正常结构和功能的基础，与血小板活化最主要、最密切的是膜磷脂代谢。膜磷脂代谢中的花生四烯酸（arachidonic acid，AA）代谢是血小板止血作用的集中体现。花生四烯酸在细胞中作为磷脂结合的结构脂类位于细胞膜中，机体受刺激时，磷脂酶 A_2 被激活，使花生四烯酸游离出来。游离的花生四烯酸在环氧酶的作用下，经过一系列反应生成血栓素 A_2（TXA_2）。TXA_2 是腺苷酸环化酶的重要抑制剂，可促进血小板聚集和收缩血管，从而促进血栓形成。同时内皮细胞生成的 PGI_2 则是腺苷酸环化酶的重要兴奋剂，具有抑制血小板聚集和扩张血管的作用，可抑制血栓形成。TXA_2 和前列环素（PGI_2）在血小板和血管的相互作用中形成了一对生理作用相反的调控系统（图 14-4）。另外，血小板膜磷脂在 PLA_2 作用学形成血小板活化因子（PAF），促进血小板聚集、活化。

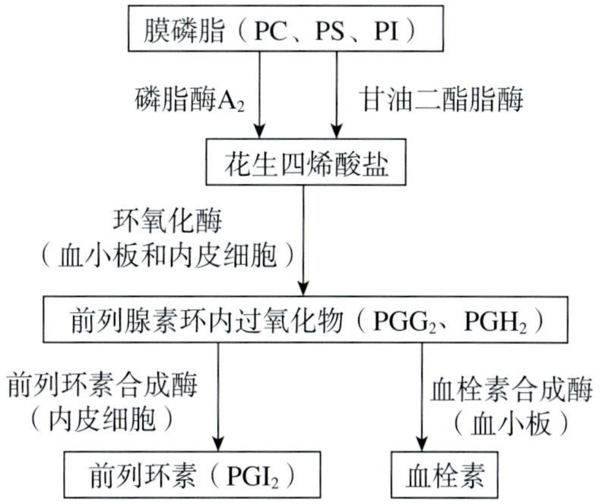

图 14-4　花生四烯酸代谢示意图

四、血小板的止血功能

血小板在止血与血栓的病理生理学过程中起着重要作用。血小板黏附、聚集、释放、促凝、血块收缩等功能对于血小板的止血功能十分重要，其中血小板黏附和释放处于中心环节。

1．黏附（adhesion）功能　血小板黏附是指血小板黏着于血管内皮下组织或其他物质表面的能力，是血小板血栓形成的第一步。当血管内皮受损时，血小板通过膜表面多种糖蛋白受体（表 14-1）黏附于内皮下胶原胶原（特别是 HI 型胶原）、微纤维（microfibre）上。血小板的黏附功能保证了血管受损时，参与一期止血，可激活血小板，使血小板聚集、释放活性物质，形成较牢固的血栓。

表14-1　参与血小板黏附的蛋白质和受体

蛋白	受体	蛋白质	受体
胶原	GPⅠa/Ⅱa、GPUb/HⅠa、GPⅣ、GPM	TSP	VnR、GPⅠV、整合素相关蛋白
Fg	GPUb/DⅠa	Vn	VnR
Fn	GPⅠc/na、GPnb/DⅠa	Ln	GPⅠc/Ⅱa
vWF	GPⅠb/Ⅸ、GPUb/DⅠa		

2．聚集（aggregation）功能　血小板聚集是指血小板与血小板之间相互黏附聚合成团的过程，是形成血小板血栓的基础，也是血小板进一步活化和参与二期止血、促进血液凝固的保证。

血小板黏附在胶原纤维之后，血小板聚集便开始进行。参与血小板聚集的物质包括血小板膜表面受体，如 GPⅡb/Ⅲa、纤维蛋白原、血液中的凝血因子Ⅰ（Fg）和 Ca^{2+}，以及在体外需诱导血小板诱聚的活性物质，如凝血酶、胶原、血小板活化因子、ADP、肾上腺素等共同作用发生血小板聚集。

3．释放（release）反应　血小板释放反应是体内血小板活化后或体外血小板被诱聚剂等激活后，血小板 α、γ 及溶酶体等贮存颗粒中的内容物通过 OCS 释放到血小板外的过程。血小板释放出 ADP、TXA_2、5-HT、血小板活化因子、花生烯酸代谢物等物质，可进一步诱导和强化血小板聚集反应。同时，血小板也可释放黏附蛋白分子，如纤维蛋白原、纤维连接蛋白、vWF，进一步强化血小板黏附。

4．促凝作用（procoagulant activity）　血小板促凝作用是指血小板与血浆凝血蛋白反应的过程。血小板促凝作用主要涉及血小板磷脂中的 PF_3，在血小板活化后暴露于血小板外衣上，并在 PF_3 表面完成因子Ⅹ和因子Ⅱ的活化，促进血液凝固。血小板激活，释放多种凝血因子（Ⅰ、Ⅴ、Ⅷ、Ⅻ）也可加强局部的凝血反应。

5. 血块收缩 血液凝固时，血小板在纤维蛋白网架结构中心，活化的血小板可伸出多个伪足，彼此相连或接到纤维蛋白束上，在肌动蛋白细丝和肌球蛋白粗丝的相互作用下，伪足可向心性收缩，使纤维蛋白束弯曲，挤出纤维蛋白网隙中的血清，同时加固了血凝块，有利于止血和血栓形成。

血小板既是一期止血的重要元素，又参与了二期止血的各个环节，在止血与血栓形成过程中发挥了重要作用（图 14-5）。

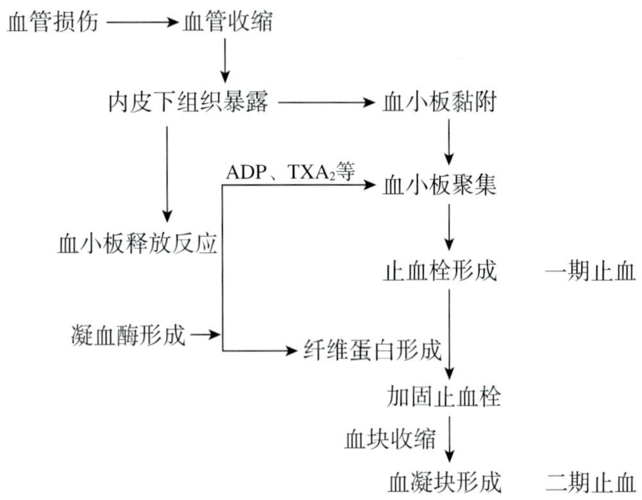

图 14-5 血小板的止血功能

第三节 血液凝固机制

血液凝固（blood coagulation）是血液由液体状态转为凝胶状态的过程。机体的凝血系统由凝血与抗凝两方面组成，正常生理状态下，两者维持着动态平衡，血液在血管中维持着流动状态，而血管损伤时便快速形成凝块，一旦这个平衡被打破，机体便会发生血栓栓塞或出血现象。

一、凝血因子

凝血因子（coagulable factor）也称凝血蛋白（coagulable protein），其中除 Ca^{2+} 外，都是蛋白质。正常血液中除组织因子分布在全身组织外，都可在血浆中找到。按国际凝血因子命名委员会规定，以罗马数字命名除激肽系统以外的凝血因子为Ⅰ～ⅩⅢ。其中 Ca^{2+} 为因子Ⅳ，因子Ⅵ因被证实是因子Ⅴ的活化形式而被废除（表 14-2）。

表14-2　凝血因子的一般特性

国际命名	别称	分子量（kd）	生成部位	血浆浓度（mg/L）	半衰期	功能
Ⅰ	纤维蛋白原	340	肝	2000 ~ 4000	90 h	结构蛋白
Ⅱ	凝血酶原	72	肝	200	60 h	蛋白酶原
Ⅲ	组织因子	45	组织、内皮、单核细胞	/	/	辅因子 / 启动子
Ⅴ	易变因子	330	肝	5 ~ 10	12 h	辅因子
Ⅵ	稳定因子	50	肝	0.5 ~ 2	4 ~ 6 h	蛋白酶原
Ⅶ	抗血友病球蛋白	330	肝、内皮细胞	＜ 10	12 h	辅因子
Ⅸ	血浆凝血激酶	56	肝	3 ~ 4	24 h	蛋白酶原
Ⅹ	Stuart-Prower 因子	59	肝	6 ~ 8	30 ~ 40 h	蛋白酶原
Ⅺ	血浆凝血激酶前质	160	肝	4 ~ 6	48 ~ 84 h	蛋白酶原
Ⅻ	接触因子	80	肝	2.9	48 ~ 52 h	蛋白酶原
XⅢ	纤维蛋白稳定因子	85	肝	2.5	10 天	转谷氨酰胺酶原
PK	激肽释放酶原	120	肝	5 ~ 15	6.5 天	蛋白酶原
HMWK	高分子量激肽原		肝	7	3 ~ 5 天	辅因子

1．维生素 K 依赖的凝血因子　此组凝血因子为丝氨酸蛋白酶的前体，必须经过蛋白酶切割活化才能呈现酶的活性，包括凝血因子Ⅱ（凝血酶原）、Ⅶ、Ⅸ、Ⅹ。其分子结构的 N 末端含有 9 ~ 12 个γ羧基谷氨酸（y-carboxy-glutamic acid，y-Gla）残基，而γ羧基谷氨酸残基必须依赖维生素 K 在肝合成。

2．接触凝血因子　一般把凝血因子Ⅺ、Ⅻ、激肽释放酶原（prekallikrein，PK）及高分子量激肽原（high molecular weight kininogen，HMWK）均归为接触凝血因子，其共同特点是可以被液相物质（凝血酶）或固相物质（表面带负电荷的体外物质）所激活，通过接触反应启动内源性凝血途径。目前普遍认为凝血因子Ⅻ和 PK 不是机体正常止血功能所必需的凝血因子，它们参与抗凝血、纤溶及激肽产生的炎症反应。

3．凝血酶敏感因子　主要包括凝血因子Ⅰ（Fg）、Ⅴ、Ⅶ和 XⅢ，对凝血酶敏感，发生酶促反应或作为凝血酶的作用底物。Fg 是一种大分子糖蛋白，其被凝血瀑布反应中最终生成的凝血酶转化成不溶性纤维蛋白多聚体。凝血因子Ⅴ是血浆中最不稳定的凝血因子，作为凝血因子Ⅹ的辅因子加速其对凝血酶原的激活。凝血因子Ⅶ是血浆含量最低的凝血因子，与 vWF 形成复合物，作为凝血因子Ⅸ的辅因子参与凝血。凝血因子 XⅢ是一种半胱氨酸转谷氨酰胺酶原，被凝血酶激活成为 XⅢa 使纤维蛋白多聚体交联形成稳固血栓。

4．其他凝血因子　包括组织因子和因子Ⅳ。组织因子（tissue factor，TF）又称Ⅲ因子，是唯一不存在于健康人血浆中的凝血因子，广泛存在于各种组织中，尤其是脑、胎盘和肺组织中含量极为丰富，单核 - 巨噬细胞和血管内皮细胞也可表达 TF，在血管内皮受损时被释放于血液循环中，是血液凝固的始动因子。Ca^{2+} 作为因子Ⅳ存在于血浆中，可能与其他二价金属离子（如 Mg^{2+} 和 Zn^{2+}）共同参与凝血过程。

二、凝血机制

知识链接

1964 年 Macfarlane Davies 和 Ratnoff 分别提出凝血的瀑布学说，该学说对于理解体外条件下的血液凝固过程提供了合理的反应“模型”，认为凝血过程是一系列的酶促反应过程，每个凝血因子都被前一个因子激活，结果生成凝血酶，形成纤维蛋白凝块。

凝血机制的瀑布学说认为该过程分为内源性凝血途径和外源性凝血途径，主要区别在于启动方式和参与的凝血因子不同，结果形成两条不同的凝血因子Ⅹ激活通路。1977 年 Osterud 和 Rapaport 发现Ⅶa-TF 除能激活 FⅩ外，还能激活 FⅨ，说明两条凝血途径并非独立，而是密切联系，在整个凝血过程中发挥不同的作用（图 14-6）。

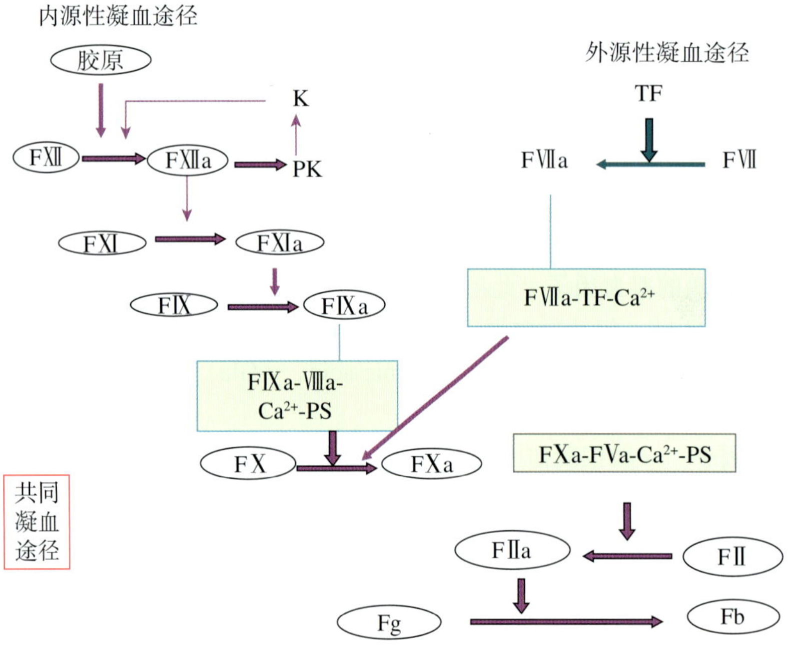

图 14-6 血液凝固机制示意图

1．外源性凝血途径（extrinsic pathway） 参与外源性凝血途径的凝血因子不完全来自血液中，部分由组织中进入血液。这一过程是指凝血因子Ⅲ（TF）由各种途径（血管损伤、血液中细胞的释放表达等）进入血液到因子Ⅹ被激活的凝血途径，凝血因子Ⅲ、Ⅶ和 Ca^{2+} 参与该途径。

TF 是一种跨膜糖蛋白，作为凝血因子Ⅶ的受体，与凝血因子Ⅶ或Ⅶa 结合，启动外源性凝血途径。正常情况下，TF 并不与血液接触，但在血管损伤或血管内皮细胞和单核细胞等受到细菌内毒素、免疫复合物、TNF 等因素刺激下，血管内皮中的 TF 进入血液，TF 与凝血因子Ⅶ结合后，凝血因子Ⅶ的构型发生改变，被凝血酶、Ⅹa 激活为Ⅶa。凝血因子Ⅶa 与 TF、Ca^{2+} 形成Ⅶa-TF-Ca^{2+} 复合物，进而激活凝血因子Ⅹ和Ⅸ，使内源性和外源性凝血途径相联通，在发生止血与血栓中具有重要的生理学和病理学意义。

2．内源性凝血途径（intrinsic pathway） 参与内源性凝血途径的凝血因子全部来自正常血液中存在的凝血蛋白和 Ca^{2+}，是从凝血因子Ⅻ被激活到凝血因子Ⅹa 形成的过程，包括凝血因子Ⅻ、Ⅺ、Ⅸ、Ⅷ、Ca^{2+}，以及 PK、HMWK 之间的作用。

凝血因子Ⅻ与带负荷的物质（体内的胶原、微纤维，以及体外的玻璃、白陶土等）接触后，空间构型发生改变，形成活化的凝血因子Ⅻa；在凝血因子Ⅻa 的酶解作用下，凝血因子Ⅺ被激活为Ⅺa，此外活化的血小板、凝血酶也可激活凝血因子Ⅺ，而且凝血因子Ⅺ可以自身激活Ⅺa，从而放大凝血过程；凝血因子Ⅸ在凝血因子Ⅺa 的酶解作用下被激活为Ⅸa；凝血因子Ⅷ可被少量凝血酶激活成凝血Ⅷa，凝血因子Ⅷa、Ⅸa、Ca^{2+} 和磷脂（主要是磷脂酰丝氨酸，PS）结合，形成Ⅸa-Ⅷa-Ca^{2+}-PS 复合物，激活 FX。

3．共同凝血途径　指从因子Ⅹ的激活到纤维蛋白形成的过程，包括凝血酶原酶生成、凝血酶生成及纤维蛋白形成 3 个阶段。

（1）凝血酶原酶（prothrombinnase）生成：在外源性凝血途径和内源性凝血途径中分别在Ⅶa-TF-Ca^{2+} 和Ⅸa-Ⅷa-Ca^{2+} 复合物的作用下激活凝血因子Ⅹ，生成有活性的 FXa；在少量凝血酶作用下，因子凝血Ⅴ被激活为Ⅴa；在磷脂（主要指血小板膜脂质双层中的磷脂酰丝氨酸，PS）能够提供反应的催化表面，在此作用下上述因子共同形成Ⅹa-Ⅴa-Ca^{2+}-PS 复合物，即凝血酶原酶（凝血活酶）。

（2）凝血酶（thrombin）生成：在凝血酶原酶的作用下，凝血酶原被水解，稀放出凝血酶原片段 1 和 2（F_{1+2}），转变成凝血酶（凝血因子Ⅱa）。凝血酶是一种蛋白水解酶，其活性中心位于丝氨酸残基上，属于丝酸蛋白酶类。凝血酶主要具有水解纤维蛋白原，激活凝血因子Ⅴ、Ⅶ、Ⅷ、ⅩⅢ，激活血小板，激活抗凝系统的蛋白 C，激活纤溶酶原转变为纤溶酶的作用。

（3）纤维蛋白形成：纤维蛋白分子的三维空间由 6 条肽链形成 3 个球状区域，中央区称为 E 区，两侧的外周区称为 D 区；纤维蛋白的形成至少需要分解、聚合、凝固 3 个步骤。①分解（FM 的形成），即在凝血酶的作用下，纤维蛋白原的 a 链和 β 链先后被裂解，分别释放出纤维蛋白肽 A（fibrinopeptideA，FPA）和纤维蛋白肽 B（fibrinopeptide B，FPB），生成纤维蛋白单体（fibrin monomer，FM）；②聚合（FM 的聚合），即 FPA 和 FPB 从 Fg 中释放后，形成纤维蛋白单体聚合物以氢键聚合，很不稳定，可溶于 5 mol/L（30%）的尿素或 1% 的单氯（碘）醋酸溶液中，故称为可溶性 FM 聚合物（SFM）或可溶性纤维蛋白；③凝固（交联纤维蛋白形成），在凝血酶作用下，凝血因子ⅩⅢ被激活为ⅩⅢa，后者与 Ca^{2+} 共同作用，使 SFM 的 γ 链上的谷氨酸与另一条 α 链上的赖氨酸共价（-CO-NH-）交联，形成稳定的纤维蛋白。

第四节　抗凝系统

【课程思政】

机体的凝血系统由凝血与抗凝两方面组成，正常生理状态下，两者维持着动态平衡，血液在血管中维持着流动状态，而一旦这个平衡被打破，机体便会出现血栓形成或出血现象。同学们在学习知识、认识事物的过程中要用辩证观来看待问题。

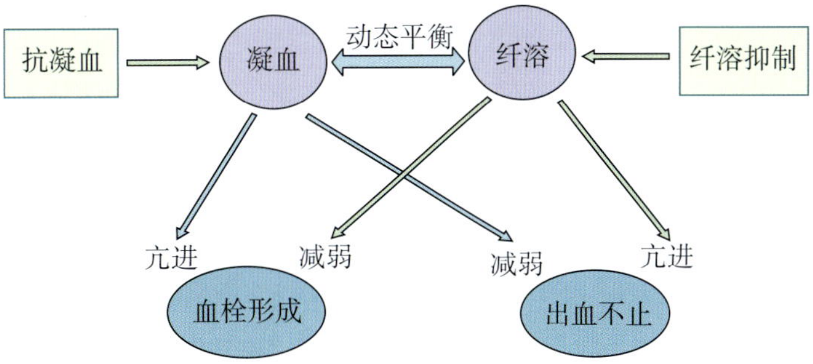

抗凝系统通过改变凝血性质，减少纤维蛋白的形成、降低凝血因子的活化水平，来调节血液凝固系统，防止机体血管内形成血栓、保证血液循环正常运行。抗凝系统包括细胞抗凝和体液抗凝两方面，细胞抗凝作用主要包括光滑内皮阻止血小板的黏附活化，血管内皮细胞合成分泌抗凝物质，以及单核 - 巨噬细胞、肝细胞对活化凝血因子的清除作用等。体液抗凝主要通过多种蛋白酶抑制物起作用，主要包括抗凝血酶系统、蛋白 C 系统和组织因子途径抑制物系统等。

一、抗凝血酶

抗凝血酶（antithrombin，AT）是由肝、巨核细胞和血管内皮细胞合成的一种单链糖蛋白，是主要的生理性抗凝物质，尤其对凝血酶的灭活能力强。AT 肝素依赖的丝氨酸蛋白酶抑制物，其抑酶谱很广，能抑制 FⅡa、FⅦa、FⅨa、FⅩa、FⅪa、FⅫa、纤溶酶、胰蛋白酶及激肽释放酶等，作用机制相同。AT 有两个结合位点，一个结合位点是 AT 中精氨酸与上述酶中的丝氨酸结合，“封闭”了这些酶的活性中心而使之失活；另一个结合位点是 AT 中赖氨酸与肝素结合，当肝素与抗凝血酶结合后，抗凝血酶的空间构型发生改变，暴露出精氨酸残基，增强 AT 的抗凝血酶活性，使 AT 与凝血酶结合更快，更稳。

二、蛋白 C 系统

知识链接

1976 年 J. Stenflo 从吸附过牛血浆的枸橼酸钡上洗脱出一些蛋白质，通过 DEAE-Sephadex 柱层析，在第三蛋白峰中分离出一种无促凝活性的蛋白质，命名为蛋白 C（protein C，PC）。蛋白 C 人类 PC 基因位于 2 号染色体（2q13-q14），基因长 11 kb。分子量为 62 000，血浆含量为 2 ～ 6 mg/L。由肝产生的依赖维生素 K 的蛋白质。

目前认为蛋白 C 抗凝系统包括蛋白 C、蛋白 S（protein S，PS）、凝血酶调节蛋白（thrombomodulin，TM）和内皮细胞蛋白 C 受体（endothelial protein C receptor，EPCR）。PS 是由肝产生的依赖维生素 K 的蛋白质，TM 和 EPCR 表达在内皮细胞上。

蛋白 C 系统是微循环抗血栓形成的主要血凝调节物质，以酶原形式存在于血浆中。凝血酶生成并与 TM 结合形成复合物，激活与 EPCR 结合的 PC 形成活化蛋白 C（activated protein C，APC）。APC 在 PS 的协同下发挥抗凝血、抗血栓作用，主要表现在灭活凝血因子Ⅴa、Ⅷa；抑制Ⅹa 与血小板结合；促进抗凝血酶与凝血酶结合；灭活纤溶酶原激活物的抑制物（PIA-1），促进纤维溶解。如果 PC 或 PS 有缺陷，可引起机体凝血和抗凝平衡失调，导致出血或者血栓形成（图 14-7）。

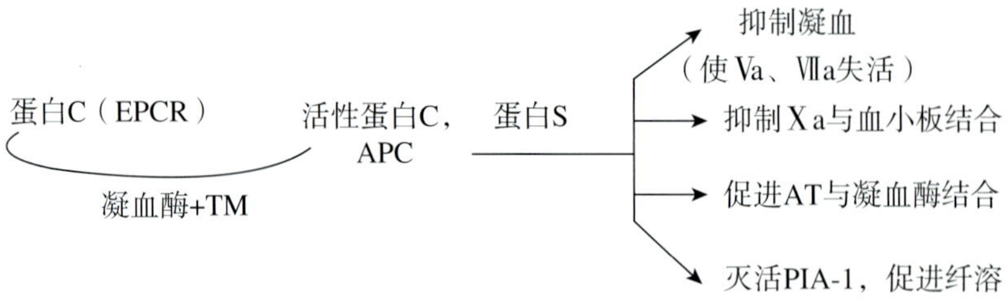

图 14-7　蛋白 C 抗凝系统激活过程示意图

三、组织因子途径抑制物

组织因子途径抑制物（issue factor pathway inhibitor，TFPI）主要是由血管内皮细胞、单核细胞、血小板等合成、分泌的单链糖蛋白，在生理性抗凝血蛋白作用中占相当重要的比重，并且直接参与了血液凝固的过程。

TFPI 存在于凝血Ⅶa、Ⅹa 的结合部位，TFPI 与Ⅹa 按 1∶1 结合形成 TFPI-Ⅹa 复合物，直接灭活Ⅹa；另外，在 Ca^{2+} 存在的条件下，TFPI-Xa 与 TF-Ⅶa 复合物结合形成四聚体，灭活 TF-Ⅶa 的活性，从而对组织因子凝血途径发挥调控作用。

四、其他生理性抗凝物质

1．蛋白 Z 抗凝系统，即蛋白 Z（protein Z,PZ）和蛋白 Z 依赖的蛋白酶抑制物（protein Z-dependent protease inhibitor，ZPI）。

蛋白 Z 是由肝合成分泌，进入循环血液中的一种维生素 K 依赖的糖蛋白。与其他维生素 K 依赖的因子一样具有 γ-gla 残基，在结构上与 FⅦ、FⅨ、FⅩ和蛋白 C 极为相似。PZ 血中浓度为 0.6 ～ 5.7 mg/L，半寿期为 2.5 天。华法林可使 PZ 水平下降到正常时的 15% 以下；DIC、骨髓纤维化、肝病及新生儿的 PZ 水平都是很低的。凝血酶可以与 PZ 结合也可以将 PZ 裂解；PZ 可使 FⅩa 失活，在磷脂和 Ca^{2+} 作用下灭活作用更加明显。

蛋白 Z 依赖的蛋白酶抑制物是由肝合成分泌的一种丝氨酸蛋白酶，相对分子质量为 72 000。ZPI 能与 FⅩa 和 FⅪa 结合并灭活其活性，在 PZ 的协助下形成Ⅹa-ZPI-PZ 复合物，加快灭活 Xa 的速度。ZPI 在血液凝固或血栓形成时会大量消耗。

2．肝合成的单链糖蛋白肝素辅因子Ⅱ（heparin cofactor Ⅱ，HCⅡ），能与凝血酶以 1∶1 的形式结合而抑制凝血酶活性。α_1- 抗胰蛋白酶（α_1-antitrypsin，α_1-AT）可抑制因子Ⅺa、凝血酶和纤溶酶等。α_2- 巨球蛋白（α_2-macroglobulin，α_2-MG）是一种广谱的蛋白酶抑制物，对凝血酶、激肽释放酶和纤溶酶等有明显抑制作用。

第五节　纤溶系统

纤维蛋白溶解系统（fibrinolytic system）简称纤溶系统，是指纤溶酶原在特异性激活物的作用下转化为纤溶酶（plasmin，PL）、纤溶酶降解纤维蛋白（原）和其他蛋白质的过程。纤溶系统是健康人体的重要生理功能，其主要作用是将沉积在血管和间质内的纤维蛋白溶解，而保持血管及腺体管道畅通、血管新生、防止血栓形成，或使已形成的血栓溶解，血流复通。正常情况下，纤溶系统与凝血系统相互影响、相互制约、处于动态平衡关系。纤溶系统异常如纤溶活性增高可引起出血，或者纤溶活性减低可导致血栓形成。

一、纤溶系统的组成及其特点

纤溶是一系列蛋白酶催化的连锁反应，参与纤溶的大多数酶类属于丝氨酸蛋白酶，这些蛋白酶均有其相应的抑制物，即丝氨酸蛋白酶抑制物（serine protease inhibitor，serpin）（表 14-3）。

表14-3 纤溶系统的主要组成及特性

成分	分子量（kd）	血浆浓度（mg/L）	主要功能
t-PA	68	0.005	激活纤溶酶原
u-PA	54	0.002	激活纤溶酶原
PLG	92	200	在活化剂的作用下转变为纤溶酶
PL	60/25	/	可裂解多种肽链和蛋白质
fxd	80	30	作为辅因子，参与纤溶系统的内激活途径
PK	88	40	作为辅因子，参与纤溶系统的内激活途径
HMWK	110	70	作为辅因子，参与纤溶系统的内激活途径
PAI-1	52	0.01	抑制纤溶酶原活化剂，特别是 t-PA
PAI-2	46/70	< 0.005	抑制纤溶酶原活化剂，特别是 u-PA
PCI	57	5	抑制 APC 和以丝氨酸为活性中心的蛋白酶
a_2-PI	70	70	与纤溶酶结合，使纤溶酶灭活
a_2-MG	725	2500	与纤溶酶结合，使纤溶酶灭活
HRG	75	100	纤溶酶原竞争性抑制物
TAFI	60	5	抑制纤维蛋白溶解
C1INH	105	180	抑制接触系统的因子和纤溶酶的活性

1．纤溶酶原激活物

（1）组织型纤溶酶原激活物（tissue plasminogen activator，t-PA）：体内最强烈的纤溶酶原激活物，裂解纤溶酶原（PLG）使其成为具有活性的纤溶酶。t-PA 主要由内皮细胞合成和释放，是由 530 个氨基酸残基组成，相对分子质量为 68 kD 的单链糖蛋白，属丝氨酸蛋白酶。t-PA 在肺、胰腺、子宫、肾上腺、前列腺和甲状腺等组织中含量高，正常血浆中 t-PA 浓度仅为 6 μg/L。游离状态的 t-PA 与 PLG 亲和力低，但与纤维蛋白具有很强的亲和力，只有在 t-PA、PLG 和纤维蛋白三者形成复合体后，才能有效地激活 PLG 转变成 PL，从而使纤维蛋白凝块溶解。因此，生理情况下 t-PA 和纤溶酶原间并不会发生作用。

（2）尿激酶型纤溶酶原激活物（urokinase- like plasminogen activator，u-PA）：主要由泌尿生殖系统的上皮细胞产生的一种单链糖蛋白，血中含量极低，一般不超过 100pmoL。u-PA 有未活化的单链（scu-PA）和活化的双链（tcu-PA）两种形式，少量的纤溶酶和激肽释放酶可使单链 u-PA 裂解成双链 u-PA。两种 uPA 均可不依赖纤维蛋白而直接激活纤溶酶原，激活纤溶过程迅速，scu-PA 对纤溶系统的激活能力较 tcu-PA 为弱，但当有少量纤维蛋白存在时，scu-PA 对纤溶系统的激活作用明显高于 tcu-PA。

2．纤溶酶原（plasminogen，PLG）和纤溶酶（plasmin，PL） PLG 主要由肝合成并分泌一种单链糖蛋白，以无活性酶原的形式存在于血液中，血浆浓度为 200 mg/L。根据含糖量和结构的不同，纤溶酶原可分为谷氨酸纤溶酶原和赖氨酸纤溶酶原。当血液凝固时，纤溶酶原大量吸附于纤维蛋白网上，其在 t-PA 或 u-PA 作用下激活成有纤溶活性的纤溶酶（PL）。PL 除裂解纤维蛋白原和纤维蛋白外，还分解凝血因子 FⅡ、FⅤ、FⅧ、FⅩ、FⅪ和 FⅫa，分解血浆蛋白和补体，降解 GPⅢb、GPⅡb/Ⅲa 等作用。

3．纤溶抑制物

（1）纤溶酶原激活物抑制物（plasminogen activator inhibitor，PAI）：PAI 主要有纤溶酶原激活物抑制剂 -1（PAI-1）和纤溶酶原激活物抑制剂 -2（PAI-2）。① PAI-1：是主要由血管内皮细胞和血小板合成的单链糖蛋白，可与 u-PA 或 t-PA 结合形成不稳定复合物，使其灭活，还可抑制凝血酶、因子 FⅨa、FⅫa、激肽释放酶和 APC 的活性；② PAI-2：是主要来源于胎盘、粒细胞和单核巨噬细胞的一种糖蛋白，对 t-PA 的抑制作用较 PAI- 弱。PAI-2 在正常血浆中含量极低，妊娠早期开始出现，随着妊娠过程逐渐增高，分娩后 1 周降至正常水平。PAI-2 能有效地抑制 tct-PA、tcu-PA，而对 sct-PA、scu-PA 的抑制作用较弱；在正常妊娠时调节纤溶活性；抑制肿瘤的扩散和转移等作用。

（2）纤溶酶抑制物：正常血浆中有多种纤溶酶抑制物，如 α_2- 抗纤溶酶（α_2-antiplasmin，α_2-AP）、α_2- 巨球蛋白（α_2-macroglobulin，α_2-MG）。α_2-AP 是由肝合成的单链糖蛋白，以两种形式存在于血液循环中，一种能与 PL 结合，约占总 α_2-AP 的 70%；另一种为非纤溶酶结合型，无抑制功能。α_2-AP 通过与纤溶酶形成 1∶1 复合物，使其失去蛋白水解活性，也可抑制凝血因子、激肽放酶等以丝氨酸为活性中心的蛋白。α_2-MG 是一种二聚体糖蛋白，主要由肝和巨噬细胞产生，是一种广谱的蛋白酶抑制物。α_2-MG 可分别与 PL、t-PA、尿激酶（UK）及激肽释放酶结合形成复合物，通过其巨大分子所产生的空间位阻使这些酶不能与其相应的底物结合，从而产生抑制效应。

（3）蛋白 C 抑制物（protein C inhibitor，PCI）：是由肝合成和释放的一种广谱的丝氨酸蛋白酶抑制物，能有效地抑制 APC、双链尿激酶和凝血酶等。PCI 与以丝氨酸为活性中心的蛋白酶形成 1∶1 的复合物，使蛋白酶失活，肝素能加速抑制作用。健康人血浆中浓度约为 5 mg/L。

（4）富含组氨酸糖蛋白（histidine-rich glycoprotein，HRG）：是主要由肝产生的单链糖蛋白。HRG 对纤溶系统作用有双重性——①抑制纤溶，HRG 与纤维蛋白竞争性结合 PLG，引起纤维蛋白与 PLG 结合减少，抑制 t-PA 激活纤溶酶原，使纤溶酶生成减少；②促进纤溶，在无纤维蛋白存在时，HRG 可与纤溶酶原、t-PA 形成复合物，促进 t-PA 激活纤溶酶原，从而促进纤溶。

（5）凝血酶激活的纤溶抑制物（thrombin activatable fibrinolysis inhibitor，TAFI）：是主要由肝合成的血浆蛋白质，以酶原的形式存在，被凝血酶 -TM 复合物激活后，形成具有蛋白水解活性的 TAFIa。TAFIa 的主要作用是去除纤维蛋白羧基端氨基酸残基，从而减少 PLG 的结合和 PL 的形成，抑制纤维蛋白的溶解。另外，还能抑制谷氨酸的 PLG 向赖氨酸的 PLG 转变，从而抑制 PL 的形成。

二、纤维蛋白溶解机制

纤溶过程是一系列蛋白酶催化的连锁反应，一般分为两个阶段：第一阶段 PLG 在其激活物的作用下生成 PL；第二阶段形成大量 PL，降解纤维蛋白（原）被及其他蛋白质（如凝血因子 FⅤ、FⅧ等）。

1．纤溶酶原激活的途径（图 14-8）

（1）内激活途径：主要指与内源性凝血系统有关的凝血因子如 FⅫa、FⅡa 激活 PLG，使其转变为 PL 的过程，继发性纤溶主要通过此途径降解纤维蛋白（原）。

（2）外激活途径：主要指血管和肾小球内皮细胞合成和释放的 t-PA 和 u-PA 激活 PLG 形成 PL，也是原发性纤溶机制，对维持生理情况下的血管通畅有重要意义。

（3）外源性激活途径：主要指体外的某些药物如链激酶（streptokinase，SK）、尿激酶（UK）、葡萄球菌激酶（staphylokinase，SaK）和重组 t-PA（recombinant t-PA）进入体内，使 PLG 转变成 PL，是临床溶栓药物治疗的理论基础。

2．纤维蛋白（原）降解机制

（1）纤维蛋白原的降解：纤溶酶作用于纤维蛋白原的 Bβ 链，裂解释放下来一个小肽链

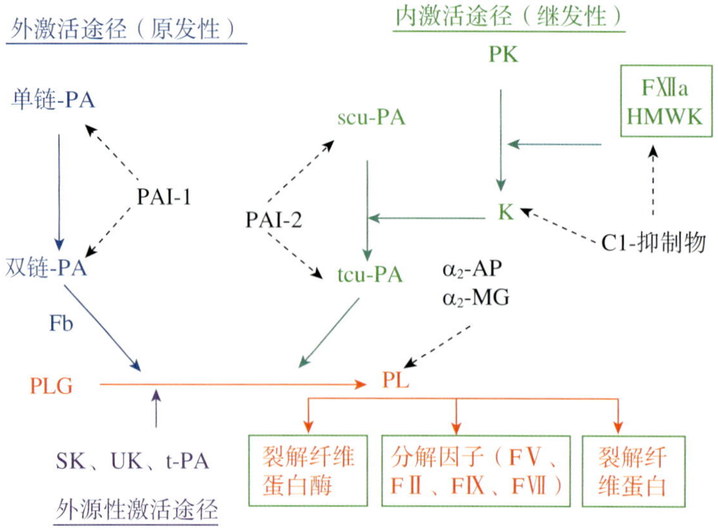

图 14-8 纤溶酶原激活的途径示意图

$B\beta_{1-42}$ 肽，作用于纤维蛋白原的 Aα 链，裂解释放碎片 A、B、C、H 等极附属物，余下的片段称为 X 片段，可被 PL 裂解为 D 片段、Y 片段，以及 E 片段。Fg 在 PL 的作用下产生降解产物，包括 X、Y、D、E、$B\beta_{1-42}$ 和极附属物 A、B、C、H 碎片等，统称为纤维蛋白原降解产物（fibrinogen degradation products，FgDP）。

（2）可溶性纤维蛋白的降解：凝血酶作用于纤维蛋白原，分别从 Aa 链裂解下纤维蛋白肽 A（fibrin peptide A，FPA）及 Bβ 链释放出纤维蛋白肽 B（fibrin peptide B，FPB），分别形成可溶性纤维蛋白单体Ⅰ（FM_1）及纤维蛋白单体Ⅱ（FM_2）。在 PL 的作用下，FM_1 和 FM_2 分别从其 Bβ 链上释放出肽 $B\beta_{1-42}$ 和 $B\beta_{15-42,}$；再从其 Aa 链裂解出 A、B、C、H 极附属物，最终形成 X′、Y′、D′ 和 E′。

（3）交联纤维蛋白的降解：交联纤维蛋白由可溶性纤维蛋白自行发生聚合，经 FXIIIa 作用而形成交联的纤维蛋白（cross-linked fibrin，cFb）。交联纤维蛋白在 PL 的作用下，形成 X′、Y′、D′ 和 E′ 碎片，生成 D- 二聚体、复合物 DD/E、DY/YD 等。

第六节 血栓形成

在某些因素的作用下，在活体心脏或血管腔内，血液某些成分析出、聚集，发生凝固，形成固体质块的过程称为血栓形成（thrombosis），在这个过程中形成的固体质块为血栓（thrombus）。

一、血栓的结构分类

根据发生的部位和其成分不同，血栓可分为：

1. 白色血栓（pale thrombus） 又称灰色血栓，通常发生在血流较急的动脉内，主要由于内皮细胞损伤，血小板黏附在内皮细胞表面聚集而形成。这类血栓主要由血小板及少量纤维蛋白、白细胞及少量红细胞组成，肉眼呈灰白色小结或者赘生物，表面粗糙、卷曲，有波纹，质硬，与血管壁紧连。

2. 混合血栓（mixed thrombus） 多发生于血流缓慢的静脉，主要由血小板及红细胞构成，由头、体、尾三部分组成，头部由白色血栓，体部由白色血栓和红色血栓形成，而尾部是红色血栓。肉眼看呈粗糙、干燥的圆柱状，与血管壁黏着，有时可辨认出灰白与褐色相间的条纹状结构。

3．红色血栓（red thrombus） 通常发生在血流缓慢处或淤滞于静脉内，常常构成延续性血栓的尾部。红色血栓主要由于血液的有形成分在血管内皮暴露纤维蛋白原后引发凝血而形成，由红细胞、白细胞、纤维蛋白网络及少量血小板组成。肉眼呈暗红色，新鲜红色血栓湿润，有一定弹性，而陈旧的红色血栓则变得干燥，失去弹性，并易于脱落造成栓塞。

4．血小板血栓（platelet thrombus） 多见于微血管内，主要由大量的血小板聚集成团块，有少量的纤维蛋白网，血小板与纤维蛋白交织在一起。

5．透明血栓（hyaline thrombus） 主要发生于前毛细血管、小动脉、小静脉等微环境血管内，只能在显微镜下见到，故又称为微血栓（microthrombus）。主要由纤维蛋白构成，外观呈透明状，因此又称纤维蛋白性血栓，最常见于弥散性血管内凝血（DIC）。

二、血栓形成的机制

血栓形成是血液在流动状态过程中由于血小板的活化和凝血因子被激活而发生的异常凝固。有关血栓形成的机制，目前公认的是1845年Virchow提出的三大要素（图14-9）。

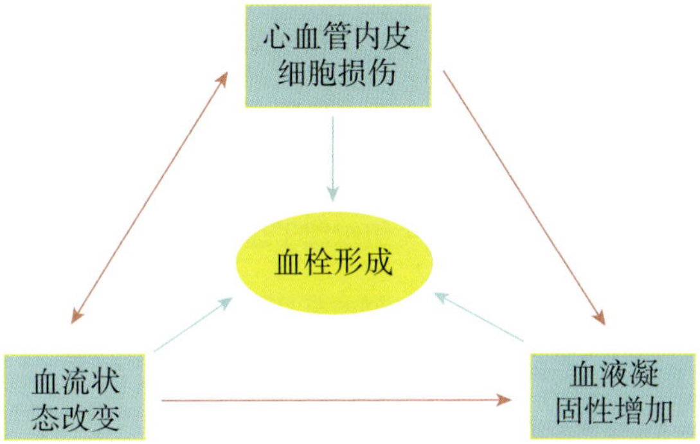

图14-9　血栓形成机制

1．心血管内皮细胞损伤 正常心血管内衬是一层光滑完整的内皮细胞膜，将血小板、凝血因子与内皮下细胞外基质隔开，并能合成并释放PGL、ADP酶、硫酸乙酰肝素、AT、t-PA、TFPI等各种物质防止血栓形成。

心血管内膜损伤后，暴露出内皮下的胶原纤维，可引起：①由于损伤的内皮改变了细胞表面的膜电荷，易于吸引血小板黏附在损伤处，而受损的内皮细胞和黏附的血小板又可释放出ADP，与血小板膜上的ADP受体结合，促使更多的血小板黏附与凝集，即血小板的3项反应——黏附、释放、凝集；黏附的血小板还可释放出多种促凝物质，促进凝血过程。②内皮下胶原纤维的暴露，可激活FXII因子，启动内源性凝血系统，损伤的内皮释放组织因子，启动外源性凝血系统，从而在损伤的局部发生血栓形成。

2．血流状态改变 主要表现为血流缓慢和涡流形成。在正常情况下，血液中的有形成分（红细胞、白细胞和血小板）在血管的中央流动称为轴流，轴流外层是血小板。最外层是血浆，称为边流，将血液的有形成分与血管壁分开，阻止了血小板和内膜的接触。血流缓慢时被激活的凝血因子不能被循环血液稀释，不能及时地被单核巨噬细胞清除，生理性抗凝蛋白消耗后得不到补充，使激活的凝血因子和凝血酶在局部浓度升高，从而使淤滞的血液发生凝固。有涡流形成时，轴流增宽甚至被破坏，血小板进入边流，增加了与血管内膜接触的机会，血小板容易黏附于内膜，有利于血栓形成。

3．血液凝固性增加 是指凝血因子、幼稚血小板增多、血液黏稠度增高、纤维蛋白溶解系统活性降低，血液处于高凝状态。常见于严重创伤、大手术或者产后等出现严重失血，血液中幼稚的血小板、凝血因子增多导致血液的黏稠度增加，激活机体的凝血过程，导致血栓形成。

血栓形成是多种因素综合作用的结果。上述 3 个要素可以其中某一条件起主要作用，也可以同时存在，相互影响。

【思维导图】

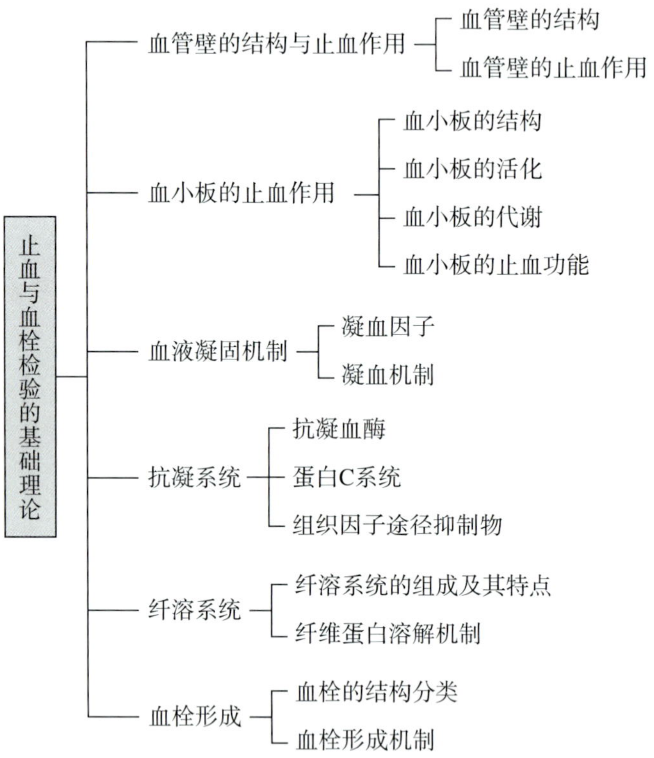

知识拓展

血栓性疾病治疗新进展

近年来对于血栓性疾病治疗的研究越来越多，其中利用纳米技术的研究受到重视。不同的科学家、医学家仿生血小板纳米颗粒实现血栓性疾病局部急性血栓的溶栓治疗，利用血小板膜纳米颗粒表面多种参与血栓形成的关键受体（包括整合素 avβ3、CD62p、GPVI、GPIbα 等）靶向血栓部位，优化其药效动力学，降低了潜在的出血风险。利用血小板膜修饰、可自主运动的纳米机器人，在连续靶向给药时，可短期溶栓和长期抗凝。这一研究开发的多级孔纳米机器人有独特的多孔结构，体外、体内实验结果均表明，正是得益于它的特殊结构，使其可以负载各种药物，从而达到快速溶栓的目的。该纳米药物制备简便，并在小鼠脑卒中、肺栓塞、肠系膜血栓 3 个血栓性疾病模型上显示出广谱的优化溶栓治疗效果。

案例 14-2

患者，女，9岁，反复皮肤出血1个月入院，既往有鼻出血、血尿史，否认有家族类似病史。出血表现为：多部位轻微触碰后出血，但擦拭血液后不见伤口。凝血4项、D-二聚体、血小板计数均正常，内外源凝血因子活性测定均在正常范围内。

XIII因子水平：71%，定性试验阴性，vWF水平：141%，血小板聚集试验：5种诱导剂诱导聚集率均在正常范围。

思考题：

1. 本病最可能的诊断是什么？
2. 如何进行鉴别诊断？

自测题

一、选择题

1．正常机体血液在血管内不凝固的原因，下列叙述错误的是

A．血液流动快　　B．血管内膜光滑完整
C．纤维蛋白溶解系统的作用　　D．血管内膜损坏暴露出胶原纤维
E．有抗凝物质存在

2．内源性凝血的始动因素是

A．凝血因子Ⅳ被激活　　B．凝血因子Ⅻ被激活
C．血小板破裂　　D．凝血酶的形成
E．凝血因子Ⅶ被激活

3．下列哪项是外源性凝血途径的特点

A．由凝血因子Ⅲ发动　　B．所需时间较内源性凝血途径短
C．不需要钙离子参　　D．需要凝血因子Ⅶ参与
E．由凝血因子Ⅴ发动

4．下列凝血因子中，不属于无活性酶原的是。

A．凝血因子Ⅱ　　B．凝血因子Ⅸ　　C．凝血因子XIII
D．凝血因子Ⅺ　　E．凝血因子Ⅹ

二、问答题

1．简述血小板在止血中的作用。
2．内源性凝血途径与外源性凝血途径是如何启动的？

（黄玉淑）

第十五章数字资源

第十五章

血栓与止血检验的基本方法

学习目标

通过本章内容的学习，学生应能够：

识记：

1. 说出血栓与止血筛查试验、血管壁与血小板功能检验、凝血因子检验、抗凝物质检验、纤溶系统检验项目。
2. 试述凝血酶原时间、活化部分凝血活酶时间、凝血酶时间测定的原理及临床意义。
3. 简述 D- 二聚体的测定原理及临床意义。

理解：

分析凝血酶原时间、活化部分凝血活酶时间、凝血酶时间试验结果的意义。

运用：

应用凝血酶原时间、活化部分凝血活酶时间、凝血酶时间试验结果初步判断凝血因子缺陷性疾病类型。

案例 15-1

患者，男，11 岁。近 1 个月来双膝关节经常不明原因的红、肿、疼痛，无皮肤淤点和牙龈出血现象。2 天前，因剧烈活动后，右膝关节疼痛加重、肿胀明显、行走困难就诊。X 线检查：右膝关节腔内有纤维组织增生和大量积液，穿刺示血性液体。患者外祖母为血友病 A 患者。

思考题：

1. 根据以上资料，该患者初步诊断是什么，首选筛查试验是什么？
2. 如需确诊，还需要做哪些实验室检查？

血栓与止血检验是筛查和诊断出血与血栓性疾病的重要手段。临床上一般选择方法简便、快速、成本低并具有较高灵敏度的检验项目作为筛查试验，然后在筛查试验的基础上，结合患者的病史、临床表现等选择一些具有较高特异性的诊断试验，查明患者的病因或与疾病密切相关的因素。本章主要涉及血栓与止血筛查项目、血小板的数量与功能、凝血因子的含量与活性、抗凝血物质的含量与活性及有无异常抗凝物、纤溶成分的含量与活性及纤维蛋白（原）降解产物等检测项目的实验原理、方法、参考范围和临床意义等内容。

【课程思政】

世界血栓日

Rudolf Virchow（1821—1902）是 19 世纪最著名的德国医生，同时他还是一位卓有成就的人类学家、公共卫生学家、病理学家、史前学家、生物学家和政治家。他创建了细胞病理学，被誉为病理学之父；他开创的医学社会学，将医学模式从神灵主义医学模式、自然哲学的医学模式、机械论的医学模式、生物医学模式逐渐改变到生物 - 心理 - 社会医学模式。现代的生物 - 心理 - 社会医学模式是指人们对健康和疾病的了解不仅仅包括对疾病的生理（生物医学）解释，还包括了解患者（心理因素）、患者所处的环境（自然和社会因素）和帮助治疗疾病的医疗保健体系（社会体系）。

2014 年 3 月，国际血栓与止血学会（International Society on Thrombosis and Haemostasis，ISTH）宣布将 Rudolf Virchow 生日（10 月 13 日）作为“世界血栓日”（World Thrombosis Day，WTD），以纪念他首先提出“血栓形成”理论；期望通过 WTD 提高公众对血栓的认知，促进血栓性疾病的规范化诊治；号召世界各地不同团体团结起来，共同面对血栓形成这一沉默的杀手。

第一节　血栓与止血的筛查试验

知识链接

生理情况下，机体的凝血与抗凝血反应保持动态平衡。血液在血管中流动，既不会溢出血管壁而出血，也不会在血管内发生凝固而导致血栓形成。止血是机体对血管损伤发生的生理反应。按照生理性止血过程可分为一期止血（主要涉及血管和血小板）、二期止血（主要涉及凝血因子和抗凝蛋白）和纤维蛋白溶解（简称纤溶）3 个时相。出血与血栓形成是机体正常的凝血、抗凝血及纤溶功能动态平衡失调所致的一种病理生理过程，导致机体出血或血栓形成的主要因素包括血管壁、血小板、凝血因子、抗凝血物质、纤溶成分和血流状态，任何单一因素或复合因素异常都可能引起出血性或血栓性疾病。

一、一期止血缺陷筛查试验

一期止血主要涉及血管壁及血管内皮细胞的功能，血小板的数量与功能。常用的筛查试验主要包括出血时间、血管性血友病因子、血浆内皮素 -1 等，血小板功能检测项目将在本章第二节中阐述。

1. 出血时间测定（bleeding time，BT）

【原理】 在皮肤受特定条件的外伤出血后，至出血自然停止所需的时间即为出血时间。BT 反映了毛细血管与血小板的相互作用，包括内皮下组织与血小板黏附、血小板的聚集和释放等反应。与这些反应相关的血管和血液成分，如血管性血友病因子（vWF）、血小板数量与功能等有缺陷时，BT 可能延长。

【方法】 WHO 推荐模板法（template bleeding test，TBT）

【注意事项】 试验前 1 周患者应停服阿司匹林、噻氯吡啶等抗血小板的药物。

【参考区间】（6.9 ± 2.1）min。

【临床意义】（1）BT 延长：见于血小板减少症；先天性血小板功能异常，如血小板无力症、血小板贮存池病；获得性血小板功能异常，如尿毒症、药物影响、异常蛋白血症、骨髓增生性疾病；血管性血友病；遗传性血管周围结缔组织病如艾 - 唐综合征。一般凝血因子缺乏，出血时间不延长，但某些严重的凝血因子缺乏（如凝血因子Ⅹ和Ⅺ）及无纤维蛋白原血症可使出血时间延长。

（2）BT 缩短：见于某些严重的高凝状态和血栓性疾病。此外，出血时间还广泛用于外科手术前的出血筛选和抗血小板药物的监控，以免发生出血。

2．血小板计数 血小板可以用多种方法计数，临床最常用血细胞分析仪计数详见《临床检验基础》教材。

3．血块收缩试验（clot retraction test，CRT）

【原理】 将 Ca^{2+} 或凝血酶加入富含血小板的血浆（platelet rich plasma，PRP）中，使血浆凝固。在此过程中，血小板被激活并伸出伪足，连接于纤维蛋白束上，当血小板发生向心性收缩时，可使纤维蛋白网缩小、血清析出。通过测定析出的血清体积，计算血块收缩率（析出血清体积 /PRP 体积 ×100%），反映血小板的血块收缩功能。

【注意事项】 一般采集安静状态下空腹静脉血进行试验。

【参考区间】 血块收缩率＞ 40%。

【临床意义】

（1）血块收缩不良或不收缩：见于血小板功能缺陷，收缩蛋白作用减弱，使血块收缩受限，如血小板无力症；血小板数量减少，使血块收缩作用减弱，当血小板数＜ 50×10^9/L 时，血块收缩明显减退，如原发性血小板减少性紫癜；严重凝血障碍者，血液不能正常凝固，血块收缩受限，如显著的凝血因子缺乏、低（无）纤维蛋白原血症；红细胞增多症时，由于血块内红细胞多，体积大，影响血块收缩。

（2）血块收缩过度：见于凝血因子ⅩⅢ缺乏时，凝固的血液没有形成纤维蛋白交联网，使血块空隙减小，收缩过度；严重贫血或失血者，红细胞少，使血块收缩程度增加。

4．血管性血友病因子（von Willebrand factor，vWF）检测 vWF 是一种大分子蛋白多聚体，分子量为 500 ～ 20000 kD。vWF 具有与胶原、肝素、FⅧ轻链、GPⅠb 及 GPⅡb-Ⅲa 瑞斯托霉素等结合的多个功能区。vWF 的测定包括含量、活性、功能等分析，必要时还可进行基因诊断。

【原理】

（1）血浆 vWF 抗原检测（vWF：Ag）：常用胶乳颗粒增强的免疫比浊法（latex particle-enhanced immunoturbidimetric assay，LPEITA）快速定量检测血浆中的 vWF : Ag。在待测血浆中加入包被有抗 vWF : Ag 的单克隆抗体的胶乳颗粒，后者与 vWF : Ag 结合后发生凝集反应，胶乳颗粒凝集的强度直接与血浆中的 vWF : Ag 含量成比例关系，通过全自动凝血分析仪可以快速测定血浆 vWF : Ag 的含量，结果以对照血浆的百分比表示。

（2）血浆 vWF 活性检测（vWF : A）：用抗 vWF 的血小板结合位点（GPⅠb 受体）的单克隆抗体包被的胶乳颗粒与待测血浆中的 vWF 反应，胶乳颗粒发生凝集的程度直接与 vWF 活性（GPⅠb 受体数量）成比例关系，通过全自动凝血分析仪可以快速测定血浆 vWF : A，结果以对照血浆的百分比表示。

（3）vWF 的功能分析：

1）血浆 vWF 瑞斯托霉素辅因子检测（vWF：ristocetin cofactor，vWF : RC）：在一定浓度的瑞斯托霉素（ristocetin，Ris）和甲醛固定的正常血小板中，加入不同稀释度的待测血浆，血浆 vWF 与血小板膜 GPⅠb-FⅨ-FⅤ复合物相互作用而引起血小板凝集，凝集的强度与血浆中的 vWF : RC 含量呈正相关，结果以对照血浆的百分比表示。

2）瑞斯托霉素诱导的血小板凝集试验（ristocetin-induced platelet agglutination test，RIPA）：

在待测的富含血小板的血浆（platelet rich plasma，PRP）中加入一定浓度瑞斯托霉素，可诱导vWF与血小板膜GPⅠb-FⅨ-FⅤ复合物结合，使血小板发生凝集。在RIPA过程中，血小板本身不会被激活，只要血浆中含有一定量的vWF或血小板膜上存在vWF与GPⅠb-FⅨ-FⅤ的复合物，血小板即可发生凝集。结果以血小板最大凝集百分率表示。

3）vWF的胶原结合能力（vWF：collagen binding capacity，vWF：CBC）：将待测血浆加入用胶原包被的酶标反应板中，通过酶联免疫吸附试验定量检测与胶原结合的vWF，结果以对照血浆的百分比表示。

4）vWF的FⅧ结合能力（vWF：FⅧ binding capacity，vWF：FⅧ BC）：用抗vWF的单克隆抗体包被酶标反应板，加入去除FVIB的待测血浆，形成抗vWF和vWF的复合物，再加入一定浓度的重组FⅧ，然后通过ELISA定量vWF结合的FⅧ量，结果以对照血浆的百分比表示。

5）vWF多聚体分析：用SDS琼脂糖凝胶电泳检测vWF的功能多聚体，然后通过放射自显影或Western blot，鉴定和分析各种多聚体区带。

【方法】 免疫比浊法等。

【注意事项】

（1）在vWF检测中，vWF∶Ag的定量最常用，以前多采用免疫火箭电泳，现已较少用。ELISA也可用于定量vWF∶Ag，但以LPEITA最为简便、快速。

（2）vWF∶RC和RIPA是最常用的vWF功能试验，vWF多聚体分析是诊断vWD最为特异的试验，但检测方法难度较大，一般实验室难以开展常规检测。对一些疑难病例，在有条件时可进行基因诊断。

【参考区间】

（1）血浆vWF∶Ag（比浊法）：41.1%～125.9%（O型血），61.3%～157.8%（A、B、AB型血）。

（2）血浆vWF∶A（比浊法）：38.0%～125.2%（O型血），49.2%～169.7%（A、B、AB型血）。

（3）血浆vWF∶RC、vWF：CBC、vWF：FⅧ BC：70%～150%；RIPA：0.5 g/L，Ris < 20%；1.5 g/LRis > 60%。

【临床意义】

（1）遗传性或获得性血管性血友病（vWD）分型：vWF质或量的缺陷是导致vWD的主要原因。遗传性vWD分1、2、3型，2型又分为2A、2B、2M和2N 4个亚型，不同亚型各项检查结果有较大差别。①vWF∶Ag 1型患者可减低至5%～30%，2型患者可减低或正常，3型患者可完全缺乏或很少。在自身免疫病中出现特异性vWF的自身抗体也可导致严重的获得性vWD，如系统性红斑狼疮、获得性单株y球蛋白血症。②vWF∶A/vWF∶Ag和FⅧ：C/vWF∶Ag比值，当vWF∶Ag减低，两个比值均接近于1时（以0.7为临界值），可诊断为1型vWD。当vWF∶A/vWF∶Ag比值< 0.7时，多为2型vWD，但详细分型应结合vWF功能试验和多聚体分析。③多聚体异常：1型正常，2型可正常或异常，3型无多聚体。④RIPA：vWD患者缺乏vWF∶RC活性，RIPA减低或无凝集；但2B型患者血小板膜GPⅠb与vWF结合增强，血浆中的vWF与血小板自发结合，用高浓度瑞斯托霉素（1.5 g/L）时，RIPA增高，低浓度（0.5 g/L）时RIPA > 20%。2N型：RIPA正常。⑤vWF∶RC：除2B型可正常外，其余亚型均减低。

（2）vWF∶Ag显著升高见于血栓性疾病，如缺血性心脑血管病、周围血管病、肾小球疾病、尿毒症、糖尿病、妊娠高血压综合征，由于血管内皮损伤，vWF从内皮细胞释放入血。

（3）急性时相反应：vWF是一种急性时相反应蛋白，在一些急性时相反应时，尤其是在类风湿病、血管炎、恶性肿瘤、器官移植后、大手术后等，可显著升高（> 1000%）。妊娠、新生儿期也常可见 vWF 增高。

5．血浆内皮素 -1（endothelin-1，ET-1）检测

【原理】 用抗人 ET-1 抗体包被微孔板，向微孔板中依次加入待检血浆和 ET-1 标准品，与辣根过氧化物酶标记的抗 ET-1 抗体结合，形成抗体 - 抗原 - 酶标抗体复合物。洗涤后加底物 TMB 显色。颜色的深浅和 ET-1 的量呈正相关。用酶标仪在 450 nm 波长下测定吸光度，通过标准曲线计算出待测血浆中的 ET-1 含量。

【方法】 ELISA 法。

【参考区间】 血浆 ET-1 < 5 ng/L。

【临床意义】 ET-1 来源于血管内皮细胞，具有较强的缩血管作用，可作为了解血管内皮损伤程度的一项指标。血浆 ET-1 升高可见于心绞痛、心肌梗死、缺血性脑血管病、原发性高血压、高脂蛋白血症及 DIC 等。

6．血浆血栓调节蛋白（thrombomodulin antigen，TM）

【原理】

（1）血浆血栓调节蛋白抗原含量（TM：Ag）测定：以抗人 TM 单克隆抗体包被聚苯乙烯放进反应杯，待测血浆中的 TM 与包被抗体结合，加入 ^{125}I- 抗人 TM 单抗，根据结合的 ^{125}I 放射性强度计算出 TM：Ag 含量。

（2）血浆血栓调节蛋白活性（TM：A）测定：凝血酶单独激活蛋白 C 的速度很慢，当加入 TM 后，凝血酶激活蛋白 C 的速率可增加 1000 ~ 2000 倍。在一定浓度的凝血酶催化下，活化蛋白 C 的生成量与待测血浆中 TM 活性呈比例关系。蛋白 C 能分解发色底物 S-2336 释放出黄色对硝基苯胺，该物质在 405 nm 波长处有最大吸收峰，通过测量吸光度的变化可测定 TM：A。

【方法】

（1）TM：Ag 放射免疫分析法。

（2）TM：A 发色底物法。

【注意事项】 TM：Ag 可作为血管内皮损伤的最佳标志物之一。一般情况下首选测定 TM：Ag，但 TM：A 同时测定有助于诊断与鉴别 TM 缺乏症。

【参考区间】

（1）血浆 TM：Ag：20 ~ 35 μg/L。

（2）血浆 TM：A：68% ~ 120%。

【临床意义】 TM 由血管内皮细胞合成和分泌，具有重要的抗凝作用。正常情况下，血浆中 TM 水平很低，当血管内皮细胞损伤后，血浆 TM 水平显著升高，且与损伤程度相关。目前认为，血浆 TM 检测是了解血管内皮细胞损伤的最好指标。血浆 TM 水平增高见于糖尿病、系统性红斑狼疮（SLE）、弥散性血管内凝血（DIC）、急性心肌梗死、TTP、脑血栓、白血病等。血浆 TM 水平降低见于 TM 缺乏症患者血栓性疾病发病率增高。

7．血浆 6- 酮 - 前列腺素 $F_{1\alpha}$（6-Keto-PGF$_{1\alpha}$）和去甲基 6- 酮 - 前列腺素 $F_{1\alpha}$（DM-6-Keto-PGF$_{1\alpha}$）检测

【原理】 将抗原（6-Keto-PGF$_{1\alpha}$ 或 DM-6-Keto-PGF$_{1\alpha}$ 与牛血清白蛋白连接物）包被酶标反应板，加入待检血浆或 6-Keto-PGF$_{1\alpha}$ 或 DM-6-Keto-PGF$_{1\alpha}$ 标准品和一定量的 6-Keto-PGF$_{1\alpha}$ 或 DM-6-Keto-PGF$_{1\alpha}$ 抗血清，作用一定时间后，再加入酶标记第二抗体，最后加入底物显色。标准品或受检血浆中的 6-Keto-PGF$_{1\alpha}$ 或 DM-6-Keto-PGF$_{1\alpha}$ 与包被抗原竞争性的抗体结合，抗体与包被抗原结合的量与受检标准品或血浆中的 6-Keto-PGF$_{1\alpha}$ 或 DM-6-Keto-PGF$_{1\alpha}$ 量呈负相关。根据标准曲线计算出受检血浆中 6-Keto-PGF$_{1\alpha}$ 或 DM-6-Keto-PGF$_{1\alpha}$ 的含量。

【方法】 ELISA 法。

【注意事项】 内皮细胞合成的前列环素（PGL）半衰期较短，在 30 min 内很快转变为无活性稳定的 6-keto-$PGF_{1\alpha}$，后者在体内可经肝氧化代谢转变为 DM-6-keto-$PGF_{1\alpha}$，测定两者含量可间接反映内皮细胞合成 PGI_2 的多少。DM-6-keto-$PGFIa_{1\alpha}$ 比 6-keto-$PGF_{1\alpha}$ 能更准确地反映体内 PGI_2 的生成水平，可作为反映血管内皮早期损伤的指标之一。

【参考区间】 血浆 6-Keto-PGF1α：10.6 ～ 35.2 ng/L；血浆 DM-6-Keto-PGF1α：10.9 ～ 43.3 ng/L。

【临床意义】 先天性花生四烯酸代谢缺陷或口服阿司匹林，血浆 6-Keto-PGF1α 可显著减低；血栓性疾病，如急性心肌梗死、心绞痛、脑血管病变、糖尿病、动脉粥样硬化、肿瘤转移、肾小球病变、周围血管血栓形成及血栓性血小板减少性紫癜，血浆 6-Keto-PGF1α 明显减低。

二、二期止血缺陷筛查试验

二期止血主要涉及凝血因子和抗凝血物质的异常，一些异常抗凝物质常可在体外干扰凝血反应。用于凝血与抗凝血功能筛查的试验较多，常用的有凝血酶原时间（prothrombin time，PT）、活化部分凝血活酶时间（activated partial thromboplatin time，APTT）和凝血酶时间（thrombin time，TT）；蛋白 C 活性依赖凝固时间（protein C activity-dependent clotting time，PCAT）和活化蛋白 C 抵抗试验（activated protein C resistance test）主要用于蛋白 C 系统的筛查。上述试验不能筛查 FⅫ和抗凝血酶（antithrombin，AT）。

1．凝血酶原时间（prothrombin time，PT）测定

【原理】 在受检血浆中加入过量的组织凝血活酶（人脑、兔脑、胎盘及肺组织等制品的浸出液）和 Ca^{2+}，使凝血酶原变为凝血酶，后者使纤维蛋白原转变为纤维蛋白。观察血浆凝固所需时间即凝血酶原时间。该试验是反映外源凝血系统最常用的筛选试验。

【参考区间】

（1）PT：11 ～ 14 s，超过 3 s 为异常。

（2）凝血酶原时间比值（prothrombin time ratio，PTR）= 受检者 PT（s）/ 正常对照 PT（s）。宜用多份正常人血浆 PT 的几何均数，或其混合血浆的 PT，参考值为 1±0.15。

（3）国际标准化比值（international normalized ratio，INR）INR = PTR/ISI，参考值为 0.8 ～ 1.5。

知识链接

所用组织凝血活酶的国际敏感指数（international sensitivity index，ISI）是所用组织凝血活酶与 ISI 已知的国际参比品或经其标定过的参比品之间敏感度相比较的一个参数。

测定方法是用多份不同凝血因子水平的血浆（包括正常人和口服抗凝剂患者），用参比品测得它们 PT 的对数（logPT），再用待标定的组织凝血活酶测得它们的 logPT，以前者为纵坐标，后者为横坐标作图。经回归求得直线斜率。则待标定的组织凝血活酶的 ISI= 已知 ISI× 斜率。ISI 值越低，试剂对有关凝血因子降低的敏感性越高。

【注意事项】

（1）HCT 影响：不同患者 HCT 不同，导致血浆量多少不一，因此游离的 Ca^{2+} 浓度不同，从而导致 PT 结果异常。对于 HCT ＜ 35% 和＞ 55% 的患者，采血量或抗凝剂用量按下述公式计算。采血量（ml）= 抗凝剂用量（ml）× 9 ×（1 – 0.45）/（1 – HCT）。

（2）血浆标本离心：相对离心力 1500 × g、离心 10min 制备乏血小板血浆，若血浆中富含有血小板，PT 将假性缩短。

（3）溶血、脂血标本：溶血时由于红细胞中有促凝成分，可使 PT 假性缩短；脂血干扰某些仪器检测过程中的浊度变化，因此会引起 PT 检测结果的异常。

【临床意义】

（1）PT 延长：①见于遗传性外源性凝血途径的凝血因子Ⅱ、Ⅴ、Ⅶ、Ⅹ和纤维蛋白原减低，但均很少见；②见于肝病：由于外源性凝血途径的凝血因子主要在肝合成，因而在患肝病时，PT 延长；③见于维生素 K 缺乏症：胆石症、胆道肿瘤、慢性肠炎、偏食、2 ～ 7 月龄的新生儿，以及长期服用广谱抗生素的患者等，由于维生素 K 吸收或合成障碍，导致肝合成异常的凝血酶原、FⅦ、FⅨ、FⅩ等分子，PT 延长；④见于血液循环中抗凝物质增加，如肝素或 FDP 增多；⑤ DIC 和原发性纤溶时，由于 FDP 生成增加，FDP 有较强的抗凝能力，故也使 PT 延长。

（2）PT 缩短：见于口服避孕药、高凝状态和血栓性疾病等。

（3）可用于香豆素类等口服抗凝剂的监控，一般认为以维持 PT 值在参考值的 2 倍左右（1.3 ～ 2.5 倍）即 25 ～ 30 s 或 PTR 为 1.3 ～ 1.5（最大不超过 2）为宜，INR 以 2.0 ～ 3.0 为宜。

2．活化部分凝血活酶时间（activated partial thromboplastin time，APTT）测定

【原理】 37 ℃条件下，以白陶土激活凝血因子Ⅻ和Ⅺ，以脑磷脂（部分凝血活酶）代替血小板第三因子，在 Ca^{2+} 的参与下，观察乏血小板血浆凝固所需的时间，即为活化部分凝血活酶时间，是内源性凝血途径较敏感和常用的筛选试验。

【参考区间】 男性：31.5 ～ 43.5 s，女性：32 ～ 43 s。

受检者的测定值超过正常对照 10 s 以上有病理意义。

【注意事项】 同 PT 检测。

【临床意义】

（1）对内源性凝血途径因子（Ⅷ、Ⅸ、Ⅺ）缺乏较 CT 敏感（血小板异常不影响 APTT），能检出Ⅷ：C 小于 25% 的轻型血友病。对凝血酶原、纤维蛋白原缺乏则不够敏感，故 APTT 延长的最常见疾病为血友病。此时可进一步做纠正试验，即于患者血浆中加入 1/4 量的正常新鲜血浆、硫酸钡吸附血浆或正常血清（试剂参见凝血酶原消耗试验的纠正试验），再检测 APTT。结果判断见表 15-1。

表15-1 APTT及纠正实验结果判定

	所含因子		结果判断	
	因子Ⅷ	因子Ⅸ	被纠正	不被纠正
正常新鲜血浆	✓	✓	凝血因子Ⅷ或Ⅸ缺乏	病理性循环抗凝物质
正常血清	×	✓	凝血因子Ⅸ缺乏	
正常 $BaSO_4$ 吸附血浆	✓	×	凝血因子Ⅷ缺乏	

（2）在使用肝素治疗时，多用 APTT 监测药物用量，一般以维持结果为基础值的 2 倍左右（1.5 ～ 3.0 倍）为宜（75 ～ 100 s）。但应事先检测所用部分凝血活酶试剂是否对肝素敏感，即向正常人血浆中加入不同量肝素（每毫升 0.1 ～ 1.0 IU），看其 APTT 是否相应延长。

（3）血管性血友病：由于患者 vWF 缺陷，使 FⅧ不稳定，导致 FⅧ∶C 活性减低，故 APTT 延长。不同类型 vWD FⅧ∶C 活性降低不一样，故 APTT 延长的程度也不同。

（4）异常抗凝物增多：血友病 A 患者长期输注 FⅧ，可产生 FⅧ抑制物，引起 APTT 延长。一些患者存在狼疮抗凝物（LAC），使 APTT 延长。

（5）纤溶亢进：原发性和继发性纤溶亢进（如 DIC），产生大量的 FDP，使 APTT 延长。

3．凝血酶时间（thrombin time，TT）测定

【原理】 在乏血小板血浆中，加入一定量的“标准化”凝血酶后发生凝固所需的时间称为 TT。

【参考区间】 TT 通常为 16 ～ 18 s，待测血浆比对照血浆延长 3 s 以上有临床意义。

【注意事项】

（1）当血浆中纤溶酶活性增高，导致纤维蛋白 / 纤维蛋白原降解产物（FDP）增加时，可使 TT 明显延长，故 TT 是一项常用的纤溶活性筛查试验。然而，TT 的长短与血浆中纤维蛋白原的浓度、结构和凝血酶抑制物等抗凝血酶的物质密切相关，故 TT 还可用于低或异常纤维蛋白原血症和类肝素物质增多的筛查。

（2）TT 测定时，所加入血浆的凝血酶试剂的浓度对其结果影响极大，将对照血浆的 TT 值调在 16 ～ 18 s，再测标本较为合适。

【临床意义】

（1）原发性或继发性纤溶亢进（如 DIC）时，产生大量 FDP，可干扰纤维蛋白的聚合。血浆 FDP ＞ 50 mg/L 时，TT 显著延长，故 TT 又可作为 DIC 的一项诊断试验。

（2）普通肝素治疗时，TT 显著延长。当血浆肝素浓度＞ 0.2 IU/ml 时，TT 对肝素剂量反应较为灵敏。水蛭素治疗时，TT 可延长。

（3）对血栓性疾病进行溶栓治疗时，导致 FDP 增高和纤维蛋白原浓度减低，两者均使 TT 延长。一般 TT 延长在参考范围的 1.5 ～ 2.5 倍时，可达到较好的治疗效果。

（4）血浆肝素样抗凝物增多时，TT 延长。若 TT 延长，但并不知是否由肝素所致时，可在血浆中加入鱼精蛋白或甲苯胺蓝再测定，若使延长的 TT 缩短 5 s 以上或更多，则提示肝素增多，这是因为鱼精蛋白或甲苯胺蓝可特异性中和肝素。严重肝病、肝移植、恶性肿瘤、系统性红斑狼疮、流行性出血热、过敏性休克等可有肝素样抗凝物增多。

（5）低纤维蛋白原血症：①当血浆纤维蛋白原＜ 0.6 g/L 时，TT 明显延长。TT 延长并不能鉴别异常纤维蛋白原血症或低纤维蛋白原血症。严重肝病时，纤维蛋白原减低，TT 延长。②异常纤维蛋白原血症：由于纤维蛋白原的分子结构异常，使纤维蛋白肽链释放、聚合或交联异常，TT 显著延长，其延长幅度可达正常的 2.5 倍以上，甚至血浆完全不凝固。

4．蛋白 C 活性依赖凝固时间（protein C activity-dependent clotting time，PCAT）

【原理】 在待测血浆中加入 F Ⅻ激活剂、部分凝血活酶和蛋白 C（PC）活化剂，使内源性凝血途径和 PC 系统激活，再加入 Ca^{2+} 测定其血浆的凝固时间，称为 PCAT。由于加入 PC 活化剂后，PC 系统激活生成活化蛋白 C（APC），APC 灭活 FⅤa 和 $FⅧ_a$，故血浆凝固时间比未加 PC 激活剂的时间（PCAT/0）会明显延长。

【参考区间】 PCAT：85 ~ 200 s，PCAT/0：33 ~ 55 s，NR（PCAT：PCAT/0）：0.97 ~ 1.83。

【临床意义】 当 PC、PS 缺陷时，PC 系统不能活化，PCAT 缩短，NR 减低。当 PC 活性＜ 60% 时，PCAT 筛查的灵敏度可达 90%。若存在 APC-RC 对 APC 灭活的抵抗性，尤其是有 *FV* 基因突变，导致 FV_a 不被 APC 灭活时，PCAT 筛查的灵敏度为 100%。PCAT 对 PC 系统功能异常检出的特异性为 79%。当 PCAT 异常时，应进一步做确诊试验。

5．活化蛋白 C 抵抗（activated protein C resistance，APC-R）试验

【原理】 在被检血浆中加入 FⅫ激活剂、部分凝血活酶、Ca^{2+} 和 APC，由于 APC 使 FV_a 和 $FⅧ_a$ 灭活，导致 APTT 延长。若被检血浆存在 APC-R，则 APTT 延长不明显。通过比较加 APC（APTT+APC）和不加 APC（APTT-APC）的 APTT 比值即活化蛋白 C 敏感度比值（activated protein C-sensitivity ratio，APC-SR）的大小可判断 APC-R 存在与否。将被检标本与对照血浆的 APC-SR 相除，可得标准化 APC-R（n-APC-SR）。n-APC-SR 误差更小。

【参考范围】 APC-SR ＞ 2.0，n-APC-SR ＞ 0.84。

【临床意义】 在健康人血浆中加入 APC 后，由于 APC 可使 FV_a 和 $FVIII_a$ 灭活，故可使 APTT 明显延长。若在待测血浆中加入 APC 后，其 APTT 不延长或延长不明显，则称为 APC-R。引起 APC-R 的原因可能是：①存在 APC 的抗体；②存在 APC 的某种抑制物；③蛋白 S 缺乏；④由于基因突变等导致 FVa 和 $FVIII_a$ 不被 APC 灭活；⑤某些尚不明确的机制。因此，检测 APC-R 对血栓性疾病的诊断有意义。

三、纤溶活性的筛查试验

血浆纤溶活性增高的筛查，一般可间接或直接测定血浆纤溶酶降解纤维蛋白（原）降解产物（fibrin/fibrinogen degradation products，FDPs），常用的试验包括血浆 FDPs 和 D- 二聚体定量测定和血浆鱼精蛋白副凝试验（plasma protamine paracoagulation test），又称 3P 试验（3P test）；血浆优球蛋白溶解时间（euglobulin lysis time，ELT）可直接反映纤溶活性的高低。

1．血浆纤维蛋白（原）降解产物（fibrin/fibrinogen degradation products，FDPs）

【原理】 在经过一定比例稀释的待测血浆或血清中加入 FDPs 抗体包被的胶乳颗粒悬液，胶乳颗粒与 FDPs 结合后发生凝集，根据胶乳颗粒检测 FDP 的灵敏度和待测血浆稀释度可计算出 FDPs 的含量。

【参考范围】 血清 FDPs ＜ 10 mg/L，血浆＜ 5 mg/L。

【临床意义】 DIC 时，血浆 FDPs 显著升高，其诊断的灵敏度和特异性可达 95% 以上。深静脉血栓、肺梗死、急性早幼粒细胞白血病，以及进行原发性纤溶亢进症（primary fibrinolysis）和溶栓治疗时，可见 FDPs 显著升高，常常＞ 40 mg/L。在一些恶性肿瘤、肾病、肝病、某些急性感染、外伤和外科手术后，FDPs 可轻度升高，一般在 20 ～ 40 mg/L。

2．血浆 D- 二聚体（D-Dimer，DD）

【原理】 胶乳颗粒浊度免疫分析（latex particle turbidimetric immunoassay，LPTIA）在经过一定比例稀释的待测血浆中加入包被了 D- 二聚体（D-dimer，DD）单克隆抗体胶乳颗粒悬液，后者与血浆中 DD 结合后发生凝集，凝集的强度与血浆 DD 的含量成正比。根据胶乳颗粒检测 DD 的灵敏度和待测血浆稀释度可进行血浆 DD 半定量，用自动凝血仪动态监测乳胶凝集的强度，结合标准曲线，可准确定量血浆 DD 含量。

【方法】 免疫比浊法。

【注意事项】

（1）DD 是继发性纤溶亢进筛查的重要依据，是机体活动性血栓形成的特异性分子标志物，是筛查与辅助诊断血栓性疾病最常用的指标，凡是疑为血栓性疾病的患者，均有必要测定血浆 DD 含量，血浆 DD 测定方法较多，常用胶乳颗粒凝集试验进行半定量。

（2）血液标本采集后应尽快送检，以免出现假阳性结果。不同测定方法检测血浆 DD 的灵敏度有差别，其参考范围也不同。

【参考区间】 血浆 D- 二聚体为 0.02 ～ 0.4 mg/L，＞ 0.5 mg/L 有临床意义。

【临床意义】

（1）血栓前状态、血栓性疾病活动性深静脉血栓形成与肺栓塞时，血浆 DD 显著升高。由于血浆 DD 具有较高的阴性预测值，当临床怀疑有深静脉血栓形成与肺栓塞时，若血浆 DD ＜ 0.5 mg/L，发生急性或活动性血栓形成的可能性较小。如果患者已有明显的血栓症状与体征时，血浆 DD 仍＜ 0.5 mg/L，应考虑患者有无纤溶活性低下的可能，如纤溶酶原激活物抑制剂（PAD）增多。已经机化的陈旧性静脉血栓，血浆 DD 可以不增高。动脉血栓性疾病，如冠心病、动脉硬化、急性心肌梗死，血浆 DD 增高一般不如静脉血栓显著。

（2）原发性与继发性纤溶亢进鉴别诊断：原发性纤溶亢进时，由于无血栓形成，仅有血浆 FDPs 增高，血浆 DD 一般不增高。而继发性纤溶亢进如 DIC 时，血浆 DD 显著升高。

（3）溶栓治疗监测：深静脉血栓的溶栓治疗有效后，血浆 DD 在溶栓后的两天内增高，其增高幅度可达溶栓前的 2 ～ 3 倍。急性脑梗死溶栓治疗有效后，血浆 DD 在 4 ～ 6 h 升高至溶栓前的 2 ～ 3 倍，FDPs 升高 10 ～ 13 倍，以后逐渐下降；到第 7 天时，血浆 DD 一般已低于溶栓前水平，但 FDPs 仍比溶栓前高 5 倍左右，可见血浆 DD 监测溶栓治疗比 FDPs 更有意义。

3．血浆鱼精蛋白副凝固试验（plasma protamine paracoagulation test，3P test）

【原理】 在待测血浆中加入鱼精蛋白，使可溶性纤维蛋白单体（soluble fibrin monomer，FM）与 FDP（主要为 X 片段）形成可溶性复合物解离，游离的 FM 之间自行聚合成肉眼可见的纤维状、絮状或胶冻状沉淀，这种不需加凝血酶使血浆发生的凝固，称为副凝固。因此本试验被称为 3P 试验。

【注意事项】 3P 试验检测血浆中 FDPs 的灵敏度为 > 50 mg/L，主要反映血浆中可溶性 FM 和 FDPs 中的较大的片段（X 片段）增多，只有两者同时存在时 3P 试验才呈阳性。由于 3P 试验属手工操作的定性试验，现较少用。

【参考区间】 阴性。

【临床意义】

（1）DIC 早期和中期，3P 试验可呈阳性，急性 DIC 时，3P 试验阳性率为 68.1% ～ 78.9%。在 DIC 晚期时，血浆中缺乏 FM 或仅存在较小的 FDPs 片段（D、E 片段）时，FM 不能与其形成可溶性复合物，故 3P 试验可呈阴性。

（2）原发性与继发性纤溶亢进鉴别：原发性纤溶亢进时，血浆中 FM 不增高，3P 试验阴性；继发性纤溶亢进时，血浆中 FM 明显增高，3P 试验可呈阳性。

（3）3P 试验阳性也可见于静脉血栓形成、肺梗死。此外，脓毒血症、严重感染、休克、多发性外伤、烧伤、急性溶血等，3P 试验也可呈阳性。

4．血浆优球蛋白溶解时间（euglobulin lysis time，ELT）

【原理】 血浆中的优球蛋白，包括纤维蛋白原（fibrinogen，FIB）、纤溶酶原（plasminogen，PLG）、纤溶酶和组织纤溶酶原激活剂（t-PA）等在醋酸溶液中发生沉淀，将其离心并去除上清液中的纤溶酶抑制物后，重新溶解于缓冲液中，再加入适量 Ca^{2+} 或凝血酶，使纤维蛋白原转变为纤维蛋白凝块，PLG 在 t-PA 作用下激活并转化为纤溶酶，使纤维蛋白凝块溶解，凝块完全被溶解所需的时间称为优球蛋白溶解时间。

【注意事项】 ELT 测定依赖于血浆中有足够的纤维蛋白原和纤溶酶原，当血浆中优球蛋白浓度较低时，可能仅出现较纤细的纤维蛋白丝或无纤维蛋白凝块而影响测定，ELT 可延长。由于 ELT 的测定时间较长，影响因素多，近年来已较少在临床应用。

【参考区间】 加钙法：89 ～ 171 min；加凝血酶法：98 ～ 216 min。

【临床意义】

（1）纤溶活性增强见于原发性和继发性纤溶亢进，后者多见于大面积创伤、外科手术后、休克、恶性肿瘤广泛转移、急性白血病、肝硬化晚期、胎盘早剥、羊水栓塞等，ELT 可显著缩短，常 < 70 min。

（2）纤溶活性降低见于血栓前状态、血栓性疾病和应用抗纤溶药物等，ELT 可延长。

第二节　血小板检验

血小板具有黏附、聚集、释放反应、促凝血、血块收缩及花生四烯酸代谢等多种生理功能，通过一些体外试验，包括血小板黏附试验（platelet adhesion test，PAdT）、血小板聚集试验（platelet aggregation test，PAgT）、血小板糖蛋白（platelet glycoprotein）与血小板第 3 因子有效性试验（platelet factor 3 availability test，PF3aT）、血小板自身抗体（platelet autoantibodies）等可以部分反映血小板的一些生理、病理变化，并有助于血小板病的诊断与治疗等。

1．血小板黏附试验（platelet adhesion test，PAdT）

【原理】 血小板具有与异物表面结合的功能，将一定量的抗凝血与一定面积的球形玻璃瓶接触一段时间后，血小板可黏附于带负电荷的玻璃表面，通过测定接触球形玻璃瓶前后的抗凝血中血小板数量，计算血小板的黏附率。

【注意事项】 检测前需停用抑制血小板功能的药物（如阿司匹林、潘丁生、保泰松）。

【参考区间】 男性为 34.9% ～ 40.9%；女性为 39.4% ～ 44.6%。

【临床意义】

（1）血小板黏附率减低：见于血管性血友病、遗传性或获得性血小板功能缺陷病（如巨大血小板综合征、血小板无力症、肝硬化、尿毒症、MDS）。

（2）血小板黏附率增高：常见于血栓前状态和血栓性疾病，如心肌梗死、脑血栓、心绞痛、动脉硬化、糖尿病、高脂蛋白血症。

2．血小板聚集试验（platelet aggregation test，PAgT）

【原理】 在富含血小板血浆（PRP）中加入致聚剂，血小板发生聚集，血浆浊度变化，透光度增加，血小板聚集仪将这种浊度变化转换为电信号并记录，形成血小板聚集曲线。根据血小板聚集曲线可了解血小板聚集的程度和速度。电阻法（阻抗法）是根据电阻抗原理，通过放大、记录浸泡在全血样品中电极探针间的微小电流或阻抗的变化来测定全血样品血小板聚集性的方法。

【方法】 透射浊度法。

【注意事项】

（1）采血顺利，避免反复穿刺将组织液抽到注射器内，或将气泡混入。

（2）抗凝剂采用枸橼酸钠抗凝，不能以 EDTA 作为抗凝剂。

（3）阿司匹林、潘生丁、肝素、华法林等药物均可抑制血小板聚集，故采血前一段时间不应服用此类药物。

（4）测定应在采血后 3 h 内完成，时间过长会导致聚集强度和速度降低。

【参考区间】 不同仪器及诱导剂，同种诱导剂在不同浓度、剂量的情况下参考区间不同，各实验室需建立自己的参考区间。

【临床意义】

（1）PAgT 增高：反映血小板聚集功能增强。见于高凝状态和（或）血栓前状态和血栓性疾病，如心肌梗死、心绞痛、糖尿病、脑血管病变、妊娠高血压综合征、静脉血栓形成、肺梗死、口服避孕药、晚期妊娠、高脂血症、抗原 - 抗体复合物反应、人工心脏和瓣膜移植术。

（2）PAgT 减低 反映血小板聚集功能减低。①见于获得性血小板功能减低，如尿毒症、肝硬化、MDS、原发性血小板减少性紫癜、急性白血病、服用抗血小板药物、低（无）纤维蛋白原血症。②遗传性血小板功能缺陷，不同的血小板功能缺陷病对各种诱导剂的反应不同。a．血小板无力症：ADP、胶原和花生四烯酸诱导的血小板聚集减低和不聚集。b．巨大血小板综合征：ADP、胶原和花生四烯酸诱导的血小板聚集正常，但瑞斯托霉素诱导的血小板不凝集。c．贮存池病：致密颗粒缺陷时，ADP 诱导的聚集常减低，无二相聚集；胶原和花生四烯酸诱导的血小板聚集正常；α 颗粒缺陷时，血小板凝集和聚集均正常。d．血小板花生四烯酸代谢缺陷：ADP 诱导的聚集常减低，无二相聚集，胶原和花生四烯酸诱导的血小板聚集均低下。

3．血小板相关免疫球蛋白（platelet associated immunoglobulin，PAIg）检测

【原理】 PAIg 包括 PAIgG、PAIgM、PAIgA 和 PAC3。现以 PAIgG 检测为例，将抗人 IgG 抗体包被在酶标板反应孔内，加入被检血小板裂解液，若此液中存在 PAIgG，便与包被的抗体结合，再加入酶标的抗人 IgG 抗体，与结合在板上的 PAIgG 结合，最后加入底物显色，其深浅与血小板裂解液中的 PAIgG 成正比。根据被检者所测得的吸光度，从标准曲线中计算出血小板裂解液中的 PAIgG 含量。

【方法】 ELISA 法（双抗体夹心法）

【参考区间】 阴性

【临床意义】

（1）PAIg 增高：见于 ITP，90% 以上 ITP 患者的 PAIgG 增高，若同时测定 PAIgM、PAIgA 和 PAC3，其灵敏度可高达 100%。但其特异性较低，许多疾病如同种免疫性血小板减少性紫癜（多次输血、输血后紫癜）、药物免疫性血小板减少性紫癜、恶性淋巴瘤、慢性活动性肝炎、系统性红斑狼疮、慢性淋巴细胞性白血病、多发性骨髓瘤、Evan 综合征、良性单株丙球蛋白血症等也有不同程度的升高，因此，PAIg 只能作为筛查指标。

（2）观察病情：经治疗后，ITP 患者的 PAIg 水平下降；复发后，则又可升高。

4．血小板释放反应产物测定 β- 血小板球蛋白（β-thromboglobulin，β-TG）是血小板 α 颗粒中特有的蛋白质。当体内有过多的血小板被激活，释放反应亢进时，血浆中 β-TG 的浓度升高，因此，β-TG 是血小板活化的重要指标。

【方法】 检测多采用 ELISA 法。

【注意事项】 注意避免血小板体外被活化，否则导致假阳性。另外，当肾排泄功能异常、血小板破坏过多时，血浆 β-TG 可增高，因此，在评价其临床意义时应除外影响因素。

【参考区间】 血浆 β-TG：19.4 ～ 31.2 μg/L

【临床意义】

（1）增高：反映血小板被激活及其释放反应亢进，见于血栓前状态和（或）血栓性疾病，如心肌梗死、脑血管病变、尿毒症、妊娠高血压综合征（妊高征）、糖尿病、肾病综合征、弥散性血管内凝血、静脉血栓形成。

（2）减低：见于先天性或获得性贮存池病（α 颗粒缺陷症）。

5．血浆血栓烷 B_2（thromboxane B_2，TXB_2）测定

【原理】 将 TXB_2- 牛血清白蛋白包被酶标反应板，加入受检血浆或 TXB_2 标准品和抗 TXB_2 抗体。包被的 TXB_2 与受检血浆中或标准品中 TXB_2 竞争性与抗 TXB_2 抗体结合，包被的 TXB_2 与抗体结合的量与受检血浆中 TXB_2 的含量呈负相关。

【方法】 ELISA 法。

【注意事项】 注意避免血小板体外被活化，否则导致假阳性。

【参考区间】 血浆 TXB_2：28.2 ～ 124.4 ng/L

【临床意义】

（1）增高：见于血栓前状态和血栓性疾病，如心肌梗死、心绞痛、糖尿病，动脉粥样硬化、妊高征、深静脉血栓形成、肺梗死、肾小球疾病、高脂血症、大手术后。

（2）减低：见于环氧酶或 TX 合成酶缺乏症、服用抑制环氧酶或 TX 合成酶的药物如阿司匹林、苯磺唑酮、咪唑及其衍生物等。

6．血小板膜糖蛋白（platelet membrane glycoprotein，GP）测定

【原理】 血小板膜糖蛋白是血小板与其他活性物质作用的基础，分为胞质膜糖蛋白和颗粒膜糖蛋白，前者包括 GPⅠb-Ⅸ-Ⅴ、GPⅡb-Ⅲa、GPⅠa-Ⅱa 等，后者包括 CD62P 和 CD63。CD62P 又称 P- 选择素、GMP140，在未活化的血小板上，CD62P 分子仅表达于颗粒膜上。活化后，CD62P 分子在质膜呈高表达。CD63 在静止血小板仅分布于溶酶体膜，血小板活化后随脱颗粒而表达在血小板膜表面。因此 CD62P 和 CD63 在质膜上高表达被视为血小板活化的分子标志物。目前多采用荧光素标记的抗血小板 GP 的特异性单克隆抗体作为探针，流式细胞术准确测定血小板 GP。

【方法】 流式细胞术。

【注意事项】 分析血小板活化时，必须注意血液标本采集与样本处理过程中可能导致的体外激活，避免出现假阳性结果。

【参考区间】 糖蛋白阳性血小板百分率 GPⅠb（CD42b）、GPⅡb（CD41）、GPⅠB_a（CD61）、GPⅨ（$CD42_a$）95% ~ 99%，CD62P（GMP-140）< 2%，CD63 < 2%，FIB-R < 5%。

【临床意义】

（1）血小板功能缺陷：GPⅠb 缺乏，见于巨大血小板综合征；GPⅡb/Ⅲa 缺乏，见于血小板无力症；活化后 CD62P 表达减低或缺乏，见于血小板贮存池缺陷病。

（2）血栓前或血栓性疾病：CD62P、CD63 表达增加是血小板活化的特异性分子标志物。急性心肌梗死、心绞痛、急性脑梗死、DM、高血压、外周动脉血管病均可见血小板活化显著增加。

第三节 凝血因子检验

知识链接

瀑布学说

20 世纪 60 年代初期 MacFarlane、Davie 和 Ratnoff 等分别提出了凝血过程的“瀑布学说”，认为血液中的凝血因子以无活性酶原形式存在，当某一凝血因子被激活后，可使许多凝血因子按一定的次序先后被激活，彼此之间有复杂的催化作用，又被称为“瀑布样学说”。该学说认为凝血是一系列凝血因子相继被酶解激活的过程。前一因子激活后，再引起下一因子的激活，逐级放大，直至最终形成凝血酶，后者裂解纤维蛋白原使之形成纤维蛋白凝块，血液发生凝固。经过多年的不断完善，该学说已被广泛认可。虽然瀑布学说的凝血现象被广泛肯定，但是具体的数学模型还没有建立。这种学说也只是假说。

凝血过程中参与反应的多种蛋白质分子组成的系统成为凝血系统，世界卫生组织按其被发现的先后次序用罗马数字编号，有凝血因子Ⅰ、Ⅱ、Ⅲ、Ⅳ、Ⅴ、Ⅶ、Ⅷ、Ⅸ、Ⅹ、Ⅺ、Ⅻ、XⅢ等，自 1944 年凝血因子XⅢ被发现以后，经过多年验证，认为对于凝血功能，无决定性的影响，不再列入凝血因子的编号。因为凝血因子Ⅵ事实上是活化的第五因子，所以已经取消因子Ⅵ的命名。此外，参与凝血瀑布级联反应的还有激肽释放酶原（PK）和高分子量激肽原（HMWK）。

“瀑布学说”将凝血过程分为 3 个阶段：凝血酶原复合物形成，凝血酶原转变成凝血酶，纤维蛋白原转变成纤维蛋白。根据凝血酶原复合物生成途径的不同，将凝血过程分为内源性凝血途径和外源性凝血途径。内源性凝血途径是指由 FⅩ被激活到 FⅫa-Ⅷa-Ca^{2+}-PF3 复合物形成的过程。外源性凝血途径是指从 TF 释放到 TF-FⅦa-Ca^{2+} 复合物形成的过程。共同凝血途径是指由 FⅩ的激活到纤维蛋白形成的过程，它是内外源凝血系统的共同凝血阶段。

凝血因子（coagulation factor，CF）的单个检测一般是在 PT、APTT 或 TT 的筛选基础上选择性地进行。由于血浆中 CF 的含量一般较低，一般首选 CF 的凝血活性测定，必要时测定 CF 的含量。血浆纤维蛋白原（fibrinogen，FIB）是血浆中含量最高的 CF，易于测定，常常首选含量测定。目前尚无 FⅫ的筛查试验，一般根据临床需要检测。一些反映凝血活化的分子标志物多用于血栓前状态或血栓性疾病的辅助诊断。

1．血浆纤维蛋白原含量测定（fibrinogen，FIB）

【原理】FIB 检测有凝血酶凝固法（Clauss 法）、比浊法（PT 衍生法），以及免疫学的方法等。① Clauss 法：以凝血酶作用于待测血浆中的 FIB，使其转变为纤维蛋白，血浆凝固。血浆中 FIB 的含量与凝固时间呈负相关，检测结果与参比血浆制成的标准曲线对比可得出纤维蛋白原的含量。② PT 衍生法：当 PT 测定完成时，纤维蛋白原转变为纤维蛋白，其形成的浊度与 FIB 的含量成正比，因此无须另加任何试剂，即可由产生的浊度，用终点法或速率法算出 FIB 含量。③免疫学方法：是利用抗 FIB 多克隆抗体与 FIB 特异性结合反应进行测定。方法有免疫浊度、单向免疫扩散和 ELISA 等。

【参考区间】2 ~ 4 g/L。

【临床意义】FIB 增高见于糖尿病、急性心肌梗死、急性传染病、结缔组织病、急性肾炎、多发性骨髓瘤、休克、大手术后、妊娠高血压综合征、急性感染、恶性肿瘤和应急状态等。降低见于先天性低或无 FIB 血症、遗传性 FIB 异常、弥散性血管内凝血（DIC）、原发性纤溶症、重症肝炎和肝硬化等。

2．凝血因子Ⅷ、Ⅸ、Ⅺ和Ⅻ的促凝活性测定

【原理】一期法是凝血因子活性检测方法，是将待测血浆分别与乏 FⅧ、FⅨ、FⅩ和 FⅫ基质血浆混合，进行 APTT 测定。将正常人混合血浆与乏因子血浆混合，测定 APTT，做出标准曲线。从各自的标准曲线中分别计算出受检血浆中 FⅧC、FⅨC、FⅪ：C 和 FⅫ：C 相当于正常人的百分率（%）。

【注意事项】

（1）FⅧ：C：在严重肝实质损伤时，FⅧ：C 可明显升高。FⅧ：C 减低时，需与 vWF 含量同时测定，以筛选出 vWF 缺陷的可能。

（2）目前认为，凝血因子促凝活性测定不必等待逐级筛选和纠正试验的结果，可以在单纯 APTT 延长时检测。

（3）受检标本检测凝固时间如不在标准曲线范围可稀释后检测。

【参考区间】血浆 FⅧ：C 52% ~ 154%；FⅨ：C 37% ~ 159%；FⅪ：C 63% ~ 137%；FⅫ：C 51% ~ 134%。

【临床意义】

（1）增高：主要见于血栓前状态和血栓性疾病，如静脉血栓形成、肺栓塞、妊娠高血压疾病、晚期妊娠、口服避孕药、肾病综合征、恶性肿瘤。

（2）减低：

1）FⅧ：C 减低见于血友病 A、血管性血友病、血中存在凝血因子Ⅷ抗体、DIC。

2）FⅨ：C 减低见于血友病 B、肝病、维生素 K 缺乏症、DIC、口服抗凝药物。

3）FⅪ：C 减低见于凝血因子Ⅺ缺乏症、肝病、DIC 等。

4）FⅫ：C 减低见于先天性凝血因子Ⅻ缺乏症、肝病、DIC 和某些血栓性疾病等。

3．凝血因子Ⅱ、Ⅴ、Ⅶ和Ⅹ的促凝活性测定

【原理】一步法是将待测血浆分别与缺乏凝血因子 FⅡ、FⅤ、FⅦ和 FⅩ基质血浆混合，进行 PT 测定。将正常人混合血浆与乏因子血浆混合，测定 PT，做出标准曲线。从各自的标准曲线中分别计算出受检血浆中 FⅡ：C、FⅤ：C、FⅦ：C 和 FⅩ：C 相当于正常人的百分率（%）。

【参考区间】血浆 FⅡ：C、FⅤ：C、FⅦ：C、FⅩ：C 为 70% ~ 120%。

【临床意义】

（1）增高：见于血栓前状态和血栓性疾病。

（2）减低：见于维生素 K 缺乏症（FⅤ除外）、肝病、DIC、口服抗凝剂和血中存在相应的抑制物。先天性凝血因子Ⅱ、Ⅴ、Ⅶ和Ⅹ缺乏症较罕见。

目前因子 FⅡ：C、FⅤ：C、FⅦ：C 和 FⅩ：C 的测定主要用于肝损伤的检查，因子Ⅶ：C 在肝早期可下降，凝血因子Ⅴ的测定在肝损伤和肝移植中应用较多。

4．凝血因子ⅩⅢ定性试验

【原理】 在 Ca^{2+} 作用下，凝血因子ⅩⅢ能使溶解于尿素溶液的可溶性纤维蛋白单体聚合物变为不溶性的纤维蛋白。因此，含凝血因子ⅩⅢ的血浆钙化凝固后不再溶于尿素溶液中，而缺乏凝血因子ⅩⅢ的血浆内的聚合物则可溶于 5 mol/L 尿素溶液中。可以通过待测血浆对缺乏凝血因子ⅩⅢ血浆的纠正程度来测定其 FⅩⅢ：C。

【参考区间】 血浆 FⅩⅢ：C 70% ～ 140%

【临床意义】 本试验简单、可靠，是十分有用的过筛试验。在临床上若发现伤口愈合缓慢、渗血不断或怀疑有凝血因子ⅩⅢ缺陷者，可首选本试验。若纤维蛋白在 24h 内，尤其是 2h 内完全溶解，表示凝血因子ⅩⅢ缺乏，见于先天性凝血因子ⅩⅢ缺乏或获得性凝血因子ⅩⅢ缺乏，后者见于肝病、SLE、类风湿关节炎、恶性淋巴瘤、转移性肝癌、DIC 及原发性纤溶等。

5．凝血因子ⅩⅢ亚基抗原测定

【原理】 凝血因子ⅩⅢ由两个亚基 α 和 β 构成。检测方法为免疫火箭电泳法：在含有凝血因子ⅩⅢα 亚基和 β 亚基抗血清的琼脂凝胶板中，加入受检血浆（抗原），在电场作用下，出现抗原 - 抗体反应形成的火箭样沉淀峰，此峰的高度与受检血浆中凝血因子ⅩⅢ亚基的浓度成正比。根据沉淀峰的高度，从标准曲线中计算出 FⅩⅢα：Ag 和 FⅩⅢβ：Ag 相当于正常人的百分率（%）。

【参考区间】 FⅩⅢα：Ag 88% ～ 113%；FⅩⅢβ：Ag 86% ～ 111%

【临床意义】 同上。

第四节 抗凝物质的检验

抗凝物质的检验主要包括生理性抗凝物质检测和病理性抗凝物质检测两类，生理性抗凝物质主要包括抗凝血酶、蛋白 C、蛋白 S 和组织因子途径抑制物，病理性抗凝物质主要是肝素及类肝素物质、狼疮抗凝物和凝血因子抑制物。

一、生理性抗凝物质检验

1．抗凝血酶测定（antithrombin，AT）

【原理】

（1）血浆 AT 活性测定（AT：A）：发色底物法，受检血浆中加入过量凝血酶，使 AT-Ⅲ与凝血酶形成 1：1 复合物，剩余的凝血酶作用于发色底物 S-2238，释出显色基因对硝基苯胺（PNA），显色的深浅与剩余凝血酶呈正相关，而与 AT-Ⅲ呈负相关。根据标准曲线计算出 AT：A 的含量。

（2）血浆 AT 抗原检测（AT：Ag）：免疫学方法如火箭电泳法、免疫酶标及免疫比浊法。

【注意事项】

（1）标本不能用肝素抗凝。

（2）AT 抗原和活性测定最好同时检测，以利于进行先天性 AT 缺乏的分型。

（3）在疑难 DIC 诊断时，AT 水平下降具有诊断价值；急性白血病时 AT 水平降低更可看作是 DIC 发生的信号；抗凝治疗中，如怀疑肝素抵抗，可测定 AT 来确定；抗凝血酶代替治疗时，也应首选 AT 检测来监测。

【参考区间】 血浆 AT∶A 80% ～ 120%，AT∶Ag 0.17 ～ 0.41 g/L（火箭电泳法）。

【临床意义】

（1）AT 增高见于血友病、白血病和再生障碍性贫血等的急性出血期，以及口服抗凝药物治疗过程中。

（2）AT 减低见于先天性和获得性 AT 缺乏症，后者见于血栓前状态、血栓性疾病、肝病、肾病综合征等。

2．血浆蛋白 C（protein C，PC）测定

【原理】

（1）血浆蛋白 C 活性测定（protein C actigen，PC∶A）：发色底物法。受检血浆中加入蛋白 C 激活剂（从蛇毒中提取）。PC 被激活为活化蛋白 C（APC），APC 作用于发色底物，释出显色基团对硝基苯胺（PNA），显色的深浅与受检血浆中 PC 的含量成平行关系。根据标准曲线计算出 AT∶A 的含量。

（2）血浆蛋白 C 抗原测定（protein C antigen，PC∶Ag）免疫火箭电泳法

【参考区间】 血浆 PC∶A 70% ～ 140%，PC∶Ag 62% ～ 143%（3 ～ 6 mg/L）。

【临床意义】 减低：①见于先天性 PC 缺陷：根据 PC∶A 和 PC∶Ag 可分为Ⅰ型（PC∶Ag 与 PC∶A 均减低）和Ⅱ型（PC∶Ag 正常而 PC∶A 减低）；②获得性 PC 缺陷：DIC、肝功能不全、手术后、口服双香豆素抗凝剂、呼吸窘迫综合征等。

3．血浆蛋白 S（protein S，PS）测定

【原理】

（1）血浆蛋白 S 测定（protein S，PS）：血浆总 PS（TPS）包括与 C4BP 结合的 PS（C4BP. PS）和游离蛋白 S（FPS）。在血浆中加入一定量聚乙二醇 6000 可将 C4BP-PS 沉淀，FPS 游离于上清液中。用火箭电泳法分别测定血浆和聚乙二醇沉淀上清液中的 PS，即可求得 TPS∶Ag 和 FPS∶Ag 的含量。

（2）游离蛋白 S 活性（He PS Activity，FPS∶A）：凝固法，受检血浆中加入缺乏 PS 基质血浆（提供除 PS 外的其他凝血因子），PS 可促进 APC 对因子Ⅴa 的抑制作用，纤维蛋白形成所需的时间与受检血浆中 FPS 的量呈正相关。受检者凝固时间可从标准曲线中计算出 FPS 的含量。

【参考区间】 血浆 TPS∶Ag 77% ～ 116%，FPS∶A 63% ～ 135%。

【临床意义】 PS 缺陷的患者易出现血液高凝状态，发生血栓栓塞症的风险增加，尤其是青年人。①获得性 PS 缺陷：见于肝病，如急性肝炎、慢性活动性肝炎、肝硬化、VitK 缺乏症、急性呼吸窘迫综合征，PS 可明显降低。DIC 时，PS 变化不大。口服抗凝药、口服避孕药时，PS 降低。妊娠及新生儿的 PS 偏低。②遗传性 PS 缺陷：Ⅰ型患者 TPS、FPS 和 PS∶A 均减低；Ⅱa 型患者 TPS∶Ag 正常，但 FPS∶Ag 和 FPS∶A 减低；Ⅱb 型患者 TPS∶Ag 和 FPS∶Ag 正常，但 FPS∶A 减低。

4．血浆组织因子途径抑制物（tissue factor pathway inhibitor activity，TFPI）

【原理】

（1）组织因子途径抑制物活性（TFPI∶A）：待测血浆与过量的 TF/FⅦa 和 FX 作用，剩余的 TF/FⅦa 水解发色底物，释放出发色基团 - 对硝基苯胺（pNA），其颜色的深浅与血浆中 TFPI∶A 呈负相关。

（2）组织因子途径抑制物抗原（TFPI∶Ag）：用双抗体夹心法 ELISA 检测血浆 TFPI∶Ag 含量。

【参考区间】 血浆 TFPI∶A 78% ～ 154%，TFPI∶Ag 443 ～ 151 μg/L。

【临床意义】 在生理状况下，TFPI 是外源性凝血途径的抑制剂，一旦缺陷将可导致血液高凝状态。临床多为获得性 TFPI 缺乏，可见于各种原因所致 DIC、脓毒血症、大手术等因凝血亢进消耗而减少。由于 TFPI 由血管内皮细胞合成，当一些疾病导致广泛性血管内皮损伤时，血浆 TFPI 可增多，见于致死性败血症、慢性肾衰竭等。

二、病理性抗凝物质检验

1．狼疮抗凝物质（lupus anticoagulants，LAC）测定

【原理】

（1）筛检试验：在脑磷脂和激活剂存在的条件下，检测血浆凝固时间（APTT）。若被检血浆中有狼疮抗凝物质存在，则血浆凝固时间延长。

（2）确诊试验：筛检结果是阳性的血浆，若属于有狼疮抗凝物质存在者，则在加入血小板溶解物后，延长的 APTT 被纠正。

【参考区间】 筛选试验测定值 / 确诊试验测定值为 0.8 ～ 1.2。若筛查试验和确诊试验的凝固时间都延长，且比值在正常范围内，提示被检血浆中无狼疮抗凝物存在，可能有其他异常抗凝物存在；若筛查试验的凝固时间延长，而确诊试验的凝固时间缩短（被纠正），提示有狼疮抗凝物存在。

【临床意义】

（1）筛检试验的血浆凝固时间延长（筛检试验阳性）见于有狼疮抗凝物质存在的患者、先天性凝血因子缺乏、口服抗凝剂、肝素治疗及 DIC 等。

（2）狼疮抗凝物质见于系统性红斑狼疮（SLE）、自发性流产、多发性血栓形成和血小板减少症等。

2．凝血因子Ⅷ抑制物检测

【原理】 将受检血浆与正常人新鲜血浆等量混合，在 37 ℃中放置一定时间，按一期法测定混合血浆中凝血因子Ⅷ（FⅧ）的活性，同时与正常血浆中 FⅧ的活性比较。若受检血浆中存在 FⅧ抗体，则正常人血浆的 FⅧ活性被抑制或被中和。以 Bethesda 单位来计算抑制物的含量，能抑制正常人 FⅧ活性 50% 的因子抗体定为 1 个 Bethesda 单位。抑制正常人血浆 FⅧ活性 50% 的受检血浆最高稀释倍数为 FⅧ抗体的单位数。

【注意事项】 Bethesda 法还可用于其他因子如 FⅨ、FⅩ、FⅪ等抑制物的评价。本法对同种免疫引起的凝血因子抑制物测定较为敏感，对自身免疫、药物免疫、肿瘤免疫和自发性凝血因子抑制物则不敏感。凝血因子 FⅧ抑制物的确定最终还需进行 LAC 检测以进行排除。

【参考区间】 正常人无 FⅧ抑制物。

【临床意义】 阳性见于反复输血、接受抗血友病球蛋白治疗的血友病 A 患者，以及 SLE、类风湿关节炎、溃疡性结肠炎、妊娠、恶性肿瘤、DM、结节病等。

3．血浆肝素及类肝素物质

【原理】

（1）甲苯胺蓝纠正试验：如果待测血浆的凝血酶时间（TT）延长，加入一定量甲苯胺蓝后，TT 明显缩短或恢复正常，提示血浆中肝素或类肝素物质增多。

（2）血浆肝素定量：在待测血浆中加入过量的抗凝血酶（AT）和 FⅩa，普通肝素又称未分级肝素（UFH）和低分子量肝素（LMWH）均可与 AT 形成复合物并灭活 FⅩa，剩余的 FⅩa 水解发色底物（S-2765），释放出黄色对硝基苯胺，颜色的深浅与血浆中 UFH 或 LMWH 浓度呈负相关。

【注意事项】由于不同种类 UFH 或 LMWH 有其自身的特异性抗 FXa 活性，当治疗剂量用于监测时，实验中所用标准品应与临床使用的相同。

【参考区间】甲苯胺蓝纠正试验：加入甲苯胺蓝后，比未加前 TT 缩短 5 s 以上，提示肝素或类肝素物质增多。血浆肝素浓度：0.001 ～ 0.009 U/mL。

【临床意义】①肝素增多：血液中肝素增多主要见于普通肝素抗凝治疗及体外循环、血液透析等。血浆中肝素浓度是监测普通肝素用量的最好方法，肝素浓度一般维持在 0.2 ～ 0.4 U/ml 时，可取得较好的疗效。②类肝素物质增多：自发性循环中肝素样抗凝物增多较为少见，严重肝病、系统性红斑狼疮、流行性出血热、过敏性休克等可有肝素样抗凝物增多。已发现某些肿瘤细胞可以分泌肝素样物质，如肾上腺皮质肿瘤、多发性骨髓瘤。在器官移植、药物不良反应、过敏反应、放射病、肾病综合征、出血热等造成肝严重损伤时，肝素在肝的降解作用减弱，导致肝素样抗凝物增多，患者可有较明显的出血症状。

第五节　纤溶系统的检验

纤溶过程是一系列蛋白酶催化的连锁反应，一般分为两个阶段：第一阶段为起始阶段，即纤溶酶原（PLG）在其激活物的作用下生成少量纤溶酶（PL）；第二阶段为加速阶段，即大量 PL 形成，纤维蛋白（原）被降解。纤溶活性不能直接检测纤溶酶的活性，但可以通过纤溶酶原、组织型纤溶酶原活化剂、纤溶酶原活化抑制剂、a_2- 抗纤溶酶和纤溶酶 - 抗纤溶酶复合物的血浆浓度间接反映纤溶水平。

1．血浆纤溶酶原（plasminogen，PLG）活性检测

【原理】

（1）纤溶酶原活性（PLG∶A）在纤维蛋白原存在下，待测血浆中的 PLG 与过量的链激酶（streptokinase，SK）作用，生成的 PLG-SK 复合物水解发色底物（S-2403，pyroGlu-Phe-Lys-pNA HC1），释放出黄色的对硝基苯胺（pNA），在 405 nm 波长下动态监测 pNA 的吸光度变化率，可计算出血浆 PLG∶A。

（2）纤溶酶原抗原（PLG∶Ag）用两种不同的抗纤溶酶原抗体分别作为包被和酶标抗体，通过双抗体夹心 ELISA 定量血浆中的 PLG∶Ag。

【注意事项】

（1）从链球菌提取的 SK，不能直接激活 PLG，但可与 PLG 形成 1∶1 的复合物，使 PLG 结构发生改变，自身降解产生纤溶酶而水解发色底物显色。发色底物法测定 PLG∶A 简便、快速，比免疫化学法更适用。除了少数患者外，PLG 活性与抗原测定的相关性较好。

（2）由于血浆 PLG 水平受多种因素的影响而出现波动，不能灵敏地反映纤溶亢进。血浆 PLG 减低，可能是因 PLG 消耗而减低，也可能由于合成减少所致。测定血浆 PLG 的抑制物 a_2- 抗纤溶酶比其更敏感。

【参考区间】血浆 PLG∶A 73% ～ 127%，血浆 PLG∶Ag 0.16 ～ 0.28 g/L。

【临床意义】①肝实质损伤，如肝硬化，肝合成 PLG 减少，其活性和含量均减低；② DIC、脓毒血症、溶栓治疗、原发性纤溶亢进时，由于纤溶活性增高，PLG 因消耗增多而降低；③某些恶性肿瘤、糖尿病时可见 PLG 增高；④异常纤溶酶原血症 PLG 含量一般正常，但活性减低，杂合子型为 40% ～ 60%，纯合子型可＜ 5%；⑤遗传性 PLG 缺乏极少见，其含量和活性均显著减低。

2．血浆组织型纤溶酶原活化剂（tissue plasminogen activator，t-PA）检测

【原理】

（1）组织型纤溶酶原活化剂活性（t-PA∶A）：在血浆优球蛋白中含有 t-PA，加入过量纤

溶酶原和纤维蛋白共价物，t-PA 可吸附于纤维蛋白上，使纤溶酶原转变为纤溶酶，纤溶酶水解发色底物（S-2251）并释放出黄色的对硝基苯胺（pNA），颜色的深浅与 t-PA∶A 呈正相关，在 405 nm 波长下测定 pNA 的吸光度，可计算出血浆 t-PA∶A。

（2）组织型纤溶酶原活化剂抗原（t-PA∶Ag）：一般用双抗体夹心 ELISA 定量血浆中的 t-PA∶Ag。

【注意事项】

（1）血浆 t-PA 的影响因素较多，可随年龄的增加而升高；在剧烈运动、机体应激反应时增高。此外，血液标本采集时的状况（如压脉带的使用）、标本溶血、血浆中的其他抗体（如嗜异性抗体、类风湿因子）等可影响 t-PA∶Ag 的测定结果。

（2）T-PA 测定方法较多，而且缺乏标准化，不同实验室的报告方式和参考范围有显著不同，每个实验室应根据所使用方法建立各自的参考范围。

【参考区间】 血浆 t-PA∶A 0.3 ～ 0.6 活化单位 / 毫升。

血浆 t-PA∶Ag 1.5 ～ 10.5 pg/L。

【临床意义】 ①纤溶亢进：见于原发性与继发性纤溶亢进症，如 DIC；②纤溶活性减低：见于血栓前状态与血栓性疾病，如深静脉血栓形成、动脉血栓形成、缺血性脑梗死、高脂血症、口服避孕药；③溶栓治疗监测：静脉注射 t-PA 10 ～ 20 min 后，血浆 t-PA∶A 或 t-PA∶Ag 达到参考范围上限的 2 ～ 3 倍时可取得较好疗效。

3．血浆纤溶酶原活化抑制剂（plasminogen activator inhibitor，PAI）活性检测

【原理】

（1）纤溶酶原活化抑制剂活性（PAI∶A）：在待测血浆中加入过量的 t-PA 和 PLG，部分 t-PA 与血浆中的 PAI 形成 1∶1 的无活性复合物；剩余的 t-PA 激活 PLG，使其转化为纤溶酶（PL），PL 水解发色底物（S-2251）并释放出黄色的对硝基苯胺（pNA），颜色的深浅与 PAI∶A 呈负相关，在 405 nm 波长下测定 pNA 的吸光度，可计算出血浆 PAI∶A。

（2）纤溶酶原活化抑制剂浓度（PAI∶C）：在待测血浆中加入过量的 t-PA 与血浆中的 PAI 生成 1∶1 的无活性 t-PA∶PAI 复合物，然后进行聚丙烯酰胺凝胶电泳，同时与已知的 PAI 标准品比较并确定 t-PA∶PAI 复合物的电泳位置区带，经自动凝胶电泳密度扫描仪分析，可求得待测血浆中的 PAI∶C。

【注意事项】

（1）PAI 释放有明显的昼夜节律性，早晨最高，下午最低。一般在上午 8 ～ 10 时采血较为适宜，而且采血前患者应休息 20 min 以上，尽量减少 t-PA 释放，以免影响 PAI 测定。

（2）血浆中的 PAI 主要包括 PAL-I 和 PAI-2，前者含量较高，一般主要检测 PAI-1。PAI 的测定方法较多，而且缺乏标准化，不同实验室的报告方式和参考范围有显著不同，每个实验室应根据所使用方法建立各参考范围。

【参考区间】 血浆 PAI∶A 0.1 ～ 1.0 抑制单位 / 毫升

血浆 PAI∶C ＜ 1 U/ml

【临床意义】 PAI 减少，可增高出血风险；PAI 增多可导致血栓风险增加，部分深静脉血栓患者有 PAI 释放增高或 t-PA 减少。

血浆 PAI-1 属于一种急性时相反应蛋白，急性感染、炎症、脓毒血症、恶性肿瘤及手术后可见其暂时性升高。肝功能异常时，因 PAI-1 清除减少，血浆浓度可增高。此外，还发现吸烟、肥胖、高脂血症、高血压病、体力活动较少，血浆 PAI-1 水平也相对增高；戒烟、减轻体重、加强体育锻炼可降低血浆 PAI-1 水平。

4．血浆 α_2- 抗纤溶酶（α_2-antiplasmin，α_2-AP）检测

【原理】

（1）α_2- 抗纤溶酶活性（α_2-AP∶A）：在待测血浆中加入过量的纤溶酶（PL），使其与 α_2-AP 形成无活性复合物，剩余的 PL 作用于发色底物（S-2203，pyroGlu- Phe-Lys-pNA HC1）释放出黄色的对硝基苯胺（pNA），颜色的深浅与 α_2-AP∶A 呈负相关，在 405nm 波长下监测 pNA 的吸光度变化率，可计算出血浆 α_2-AP∶A。

（2）α_2- 抗纤溶酶抗原（α_2-AP∶Ag）：常用双抗体夹心 ELISA 定量血浆 α_2-AP∶Ag，也可通过凝胶电泳或免疫比浊法测定。

【注意事项】 血浆 α_2-AP 的含量通常较为恒定，α_2-AP 比纤溶酶原测定能更灵敏地反映纤溶活性。对于一些伤口愈合慢，出血时间延长，PT、APTT 正常的患者，可能是由于 α_2-AP 缺乏所致。

【参考区间】 血浆 α_2-AP∶A 80% ～ 120%，血浆 α_2-AP∶Ag 0.06 ～ 0.10g/L。

【临床意义】

（1）生理变化：妊娠、分娩后和月经期，血浆 α_2-AP 升高。

（2）遗传性 α_2-AP 缺陷症较少见，为常染色体隐性遗传，纯合子患者出血风险增加，伤口愈合差，杂合子携带者出血并发症不明显，α_2-AP 为 35% ～ 70%。

（3）获得性 α_2-AP 缺乏症：①肝病时，因合成减少而导致血浆 α_2-AP 降低；② DIC 和大外科手术时，由于 α_2-AP 与 PL 形成纤溶酶抗纤溶酶（PAP）复合物，因消耗而引起血浆 α_2-AP 减少；③感染性疾病时，白细胞酶类可水解 α_2-AP，使其降低；④全身淀粉样变患者，可因尿激酶活性增高，使 α_2-AP 消耗增多；⑤溶栓治疗：用尿激酶、链激酶或 t-PA 溶栓时，大量纤溶酶转变为纤溶酶，血浆 α_2-AP 因消耗增多减低。

（4）血浆 α_2-AP 增高见于动脉与静脉血栓形成、恶性肿瘤等。

5．血浆纤溶酶 - 抗纤溶酶复合物（plasmin-antiplasmin complex，PAP）检测

【原理】 将待测血浆加入包被纤溶酶原抗体的微孔板中，血浆中的纤溶酶原和 PAP 被包被抗体捕捉到微孔板固相载体上，加入过氧化物酶标记的抗纤溶酶的抗体与固相载体上的 PAP 反应，加底物显色，颜色的深浅与血浆中 PAP 含量呈正相关。

【注意事项】

（1）血浆 PAP 是反映体内纤溶实际水平较为敏感的标志物，优于血浆 α_2-AP，但由于耗时长、操作步骤多，不适用于急性 DIC 的诊断应用。

（2）一般用双抗体 ELISA 进行准确定量，也可用胶乳凝集试验进行半定量。

（3）不同包被抗体和酶标抗体特异性的差异可影响结果，各实验室应建立各自的参考范围。

【参考区间】 血浆 PAP 为 0.12 ～ 0.70 mg/L。

【临床意义】

（1）DIC：由于与纤溶酶形成 PAP 复合物，血浆 α_2-AP 因消耗而减少，PAP 明显增高。由于 DIC 是继发于凝血的纤溶亢进，血浆 TAT 也必然升高。原发性纤溶亢进时，PAP 增高，但 TAT 不增加。一些研究发现，PAP 与 TAT、D- 二聚体联合测定，可在 DIC 发作前约 7 天，确定前 DIC 的存在。

（2）溶栓治疗监测：采用链激酶、尿激酶和 t-PA 进行溶栓治疗时，血浆 PAP 升高。

（3）肿瘤：许多实体肿瘤，尤其是转移性肿瘤可以诱发 DIC；急性早幼粒细胞白血病时，大量白血病细胞破坏易引发 DIC，血浆 PAP 浓度显著升高。

（4）风湿病：系统性红斑狼疮、肾病综合征等血浆 PAP 可增高。

【思维导图】

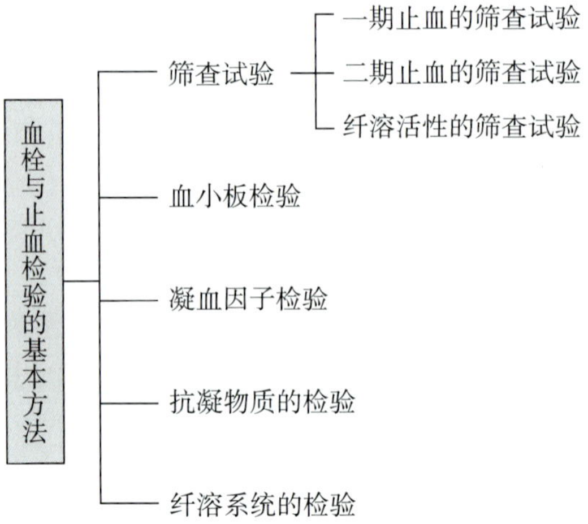

案例 15-2

患者，男，35 岁，入院时呈半昏迷状态。体检：巩膜黄染，肝肋下 2 cm，穿刺部位渗血不止；检验结果：血小板 60×10^9/L；A/G 倒置，ALT 明显增高；APTT 85 s（对照 45 s）；PT 45 s（对照 13s）；TT 33 s（对照 18 s）；Fg 0.8 g/L；血浆 D- 二聚体阳性（乳胶凝集法）。

思考题：

本病最可能的诊断是什么？

自测题

一、选择题

1．凝血过程的 3 个时期（即 3 个阶段）是

A．血管收缩期、血小板聚集期和纤维蛋白形成期

B．内源性凝血系统作用期、外源性凝血系统作用期和纤维蛋白形成期

C．血小板黏附期、纤维蛋白形成期和血栓形成期

D．凝血活酶形成期、凝血酶形成期和纤维蛋白形成期

E．血小板黏附期、凝血酶形成期和纤维蛋白形成期

2．凝血因子中不是蛋白质的是

A．Ⅲ　　B．Ⅳ　　C．Ⅶ

D．PK　　E．HMWK

3．关于 FDP 和 D- 二聚体测定，下列叙述正确的是

A．FDP 是指纤维蛋白原的降解产物，不包括纤维蛋白的降解产物

B．FDP 增高是 DIC 的决定条件

C．FDP 增高是体内纤溶亢进的标志，可以鉴别原发与继发纤溶

D．FDP 增高主要见于容易发生 DIC 的基础疾病

E．D- 二聚体是原发性纤溶的标志

4．测定受检血浆中有否肝素或类肝素物质存在，常用的试验是
A．蕲蛇酶时间测定　　B．蝰蛇毒试验
C．甲苯胺蓝纠正试验　　D．凝血酶原纠正试验
E．血浆纤溶酶原测定

5．关于凝血酶原时间测定的国际敏感指数（ISI）的叙述，不正确的是
A．ISI 越低表示试剂越敏感
B．ISI 示标准品组织凝血活酶与每批组织凝血活酶 PT 校正曲线的斜率
C．ISI 用于 INR 的计算
D．ISI 通常由各实验室自测
E．ISI 通常由试剂厂商提供

二、问答题

如何通过凝血酶原时间（PT）、活化部分凝血活酶时间（APTT）、凝血酶时间（TT）三项试验结果初步判断凝血因子缺陷性疾病？

（杨芳芳　邓玉林）

第十六章数字资源

第十六章

血栓与止血检验的临床应用

学习目标

通过本章内容的学习，学生应能够：

识记：

简述出血性疾病的概念、分类。

理解：

1. 列举肝素样抗凝物质增多的检查。
2. 说出 DIC 的实验室检查项目。
3. 简述血栓前状态的诊断。
4. 说出抗栓和溶栓治疗的实验室监测。

运用：

1. 说出免疫性血小板减少症实验室检查。
2. 说出血栓性血小板减少性紫癜的实验室检查。
3. 说出血管性血友病的实验室检查。
4. 说出急性心肌梗死的实验室检测指标。

案例 16-1

患者，女，28 岁，月经 30 天未净。有出血，月经量多史。查体：轻度贫血貌，皮肤散在新鲜出血点与陈旧性紫斑。

实验室检查

血常规：Hb 82 g/L，WBC 6.8×10^9/L，PLT 96×10^9/L。

BT ＞ 20 min，APTT 44.7 s，PT 11.7 s，TT 15.2 s。

血小板聚集试验（PAgT）：ADP（2 μmol/L）53.4，53.2，59.8。

瑞斯托霉素（Risto 1.25 mg/L）12.7，10.1，15.3。

vWF : Ag 21.7%（参考范围 70% ～ 150%）

思考题：

1. 根据以上资料，该患者初步诊断是什么？
2. 如需确诊，还需要做哪些实验室检查？

第一节　概　述

一、出血性疾病

出血性疾病（hemorrhagic disease）是由于多种原因导致机体止血、凝血功能障碍或抗凝血、纤维蛋白溶解过度而引起的自发性出血，或轻微外伤后过度出血或出血难止的一类疾病。

临床上主要根据出血性疾病的病因和发病机制进行分类，它可分为血管性、血小板性、凝血因子异常、纤溶过度和循环抗凝物质增多等类型。出血性疾病按病因可分为遗传性和获得性两大类，按止血机制可分为血管异常、血小板异常、凝血因子异常及纤溶障碍，按临床分类可分为紫癜性疾病和凝血因子缺乏引起的出血性疾病。

二、血栓性疾病

在血栓形成和（或）血栓栓塞过程中所引起的疾病统称为血栓性疾病（thrombotic disease）。

血栓形成（thrombosis）是指血液有形成分在血管内形成栓子，造成血管部分或完全堵塞导致相应部位血液供应障碍的病理过程，可分为静脉血栓、动脉血栓及毛细血管性血栓。

血栓栓塞（thromboembolism）是血栓由形成部位脱落随血流移动的过程中部分或全部堵塞某些血管，引起相应组织和（或）器官缺血缺氧、坏死（动脉血栓）及淤血、水肿（静脉血栓）的病理过程。

临床上血栓性疾病十分常见，常涉及全身各个脏器的损伤，后果非常严重。血栓性疾病的检查常包括血液学检查和确定血栓形成部位的检查。血液学检查主要是凝血指标的检查，用来判定机体是否存在高凝状态，这些方法缺乏特异性，常受生理和药物等因素影响，加之某些方法不易标准化，因此在结果判定方面要慎重考虑，常需要对多项检查结果进行综合分析及动态观察，方能正确判断高凝状态是否存在。确定血栓形成部位的检查对疾病的诊断及治疗具有重要价值。

第二节　常见的出血性疾病

一、过敏性紫癜

【概述】 过敏性紫癜（allergic purpura）又称许兰 - 亨诺综合征（Schönlein-Henoch syndrome），是一种以皮肤黏膜出血为主要临床表现的毛细血管变态反应性出血性疾病。发病人群以儿童与青年人为主，80% 以上患者发病年龄小于 20 岁。该病发病机制是某些致敏物质（变应原）引起机体发生变态反应，致毛细血管壁脆性和（或）通透性增加，使血液渗出到血管外。变应原通过以下两种变态反应类型引起血管病变：①速发型变态反应：由肥大细胞所释放的白三烯和组胺等生物活性物质导致毛细血管扩张或通透性增加；②抗原抗体复合物：主要是含 IgA 的免疫复合物沉积在毛细血管壁上使补体激活引起血管炎症性反应。

临床上根据体征可将过敏性紫癜分为皮肤型（单纯紫癜型）、腹型（Schönlein 型）、关节型（Henoch 型）和肾型等，若同时累及两种以上部位时称为混合型。该病临床表现多样，可表现为乏力、倦息、食欲不振、低热等非特异性前驱症状。各型常见的临床表现主要有：

1. 皮肤症状 皮肤紫癜为本病最常见的首发症状。大多于前驱症状 2 ～ 3 天后出现，通常为对称性分布，多见于下肢伸侧及臀部分批出现，紫癜多呈紫红色，略高于皮面，大小不等可融合成片，紫癜可伴有局部或弥漫性水肿、荨麻疹及多形性红斑，偶有瘙痒感。

2. 腹部症状 大约 50% 的患者出现腹痛，发生在皮肤紫癜的 1 ～ 7 天，位于脐周或下腹部，呈阵发性绞痛，可伴有压痛但无肌紧张，呈症状与体征分离。严重者可合并呕吐及消化道出血（呕血、便血等）。

3. 关节症状 过敏性紫癜常累及膝踝等大关节，呈游走性，关节局部可有明显的红、肿、热、痛及运动障碍，反复发作。

4. 肾病变 1/3 ～ 1/2 的过敏性紫癜患者可出现肾病变，多在皮肤紫癜出现后第 1 ～ 8 周内发生，持续时间可为数月或数年。临床表现主要为蛋白尿、血尿、高血压、水肿等。紫癜性肾炎根据临床进展分为急进型肾炎、慢性肾小球肾炎、肾病综合征和迁移性肾炎 4 种类型。

【实验室检查】 实验室检查对过敏性紫癜的诊断缺乏特异性及敏感性。

1. 一般检测 白细胞正常或轻度升高伴有感染时可增高，合并寄生虫感染者可见嗜酸性粒细胞增高；红细胞和血红蛋白正常或轻度降低，若出现内脏出血时可见中度失血性贫血；血小板多正常。尿常规结果取决于肾累及程度，伴发肾炎时常见血尿和蛋白尿，偶见管型尿。当累及胃肠道时可出现便隐血阳性。2/3 的患者可见红细胞沉降率（血沉）增高；抗“O”及血清循环免疫复合物（CIC）检查可增高。严重紫癜性肾炎患者可见肌酐及尿素氮增高。

2. 凝血象检测 30% ～ 50% 的患者束臂试验阳性。BT、CT、血块收缩时间及血小板计数等均正常。

3. 免疫学检测 约 50% 的患者血清 IgA 和 IgG 增高，部分患者 IgE 增高，但以 1gA 增高显著，临床无特异性表现。

4. 皮肤或肾活检 皮肤或肾组织活检观察病理学及超微结构变化，对不典型患者诊断具有重要价值。

二、免疫性血小板减少症

【概述】 免疫性血小板减少症（immune thrombocytopenia）也称特发性血小板减少性紫癜（idiopathic thrombocytopenic purpura，ITP），是一种因免疫因素导致血小板破坏过多而引发的疾病。本病多发于儿童、青壮年，女性多于男性，以外周血血小板减少、血小板生存时间缩短为特征。儿童患者（急性型）多由病毒抗原激发机体产生抗体，抗体附着于血小板表面并使血小板致敏，后者再被单核 - 巨噬细胞系统破坏导致血小板减少；成人患者（慢性型）多由机体产生原因不明的抗血小板抗体，该抗体与血小板膜糖蛋白结合，引起血小板在单核 - 巨噬细胞系统（如脾）中过多过快地破坏而导致血小板减少。

本病临床上分为急性型和慢性型两种：①急性型：典型者见于 3 ～ 7 岁儿童，常在紫癜出现前 1 ～ 3 周有上呼吸道感染病史。起病急骤，常伴有发热、皮肤紫癜、黏膜出血及泌尿道、胃肠道等内脏出血，少数患者可发生颅内出血。病程呈自限性，多数患者在半年内自愈。②慢性型：多见于青壮年。发病前常无诱因，起病缓慢，临床表现以皮肤、黏膜出血为主，女性患者可表现为月经量过多，脾不大或稍大。病程长达 1 至数年，且反复发作。

【实验室检查】

1. 血象 血小板明显减少，急性型较慢性型显著；血小板形态可有改变，如体积增大、形态异常、颗粒减少、染色过深。出血时间延长，血块退缩不良，束臂试验呈阳性。除严重出血外，一般无明显贫血及白细胞减少。

2. 血小板功能检测 ITP 患者血小板黏附功能检测常常减低；血小板聚集功能检测，对胶原、ADP、肾上腺素或凝血酶诱导的血小板聚集反应则可表现为增强或减弱，PF 的活性检测减低。

3．骨髓象检查 急性型骨髓巨核细胞常明显增多，成熟障碍，以幼稚型巨核细胞增多为主，可见胞质颗粒减少，嗜碱性较强，产血小板型巨核细胞明显减少甚至缺如，细胞质中出现空泡变性。慢性型骨髓巨核细胞数正常或增多，以颗粒型增多为主，产血小板型巨核细胞明显减少或缺如，在少数病程较长的难治性 ITP 患者的骨髓中巨核细胞数可减少。

4．血小板膜糖蛋白特异性自身抗体检测 目前多推荐采用单克隆抗体特异性俘获血小板抗原试验（monoclonal antibody immobilization of platelet antigen assay，MAIPA）方法，它可以直接检测抗血小板膜糖蛋白 GPⅠb/Ⅱa、GPⅠb/Ⅸ等特异性自身抗体，能够区分免疫性与非免疫性血小板减少，敏感性及特异性均较高，有助于 ITP 的诊断。而血小板表面相关抗体（PAIgG、PAIgA、PAIgM 和 PAC3）的检测，虽然敏感性高，但特异性差，不被推荐采用。

5．其他检测 包括血小板生成素（TPO）、网织血小板（RP）、血小板微颗粒（PMP）的检测等。RP 代表新生血小板，联合检测 RP 和 TPO 有利于鉴别血小板减少的原因。ITP 患者因血小板破坏增多，巨核细胞代偿性增多，故 RP 百分率明显增高，而血清 TPO 水平无明显升高；再生障碍性贫血患者巨核细胞和血小板均减少，RP 显著降低，血清 TPO 水平明显升高。ITP 患者中出现 PMP 增高，伴有大血小板者，提示止血功能较好，出血风险较小。

三、血栓性血小板减少性紫癜

【概述】 血栓性血小板减少性紫癜（thrombotic thrombocytopenic purpura，TTP）是一种微血管性出血综合征，由 Moschcowitz 于 1924 年首先报道，1958 年开始使用血栓性血小板减少性紫癜这一名称。TTP 的发病机制是由遗传性或获得性原因，导致血管性血友病因子裂解酶（vWF-cleaving protease，vWF-CP）质的缺陷或量的缺乏，使 vWF-CP 无法正常降解大分子的 vWF 多聚体，后者可与血小板结合，促进血小板的黏附和聚集，增加血小板在血管内的滞留，在体内形成广泛的微血栓。

TTP 起病急骤，10 ～ 40 岁年龄高发，儿童及青壮年女性多见。临床表现以微血管病性溶血性贫血、血小板减少和神经精神症状组成的“三联症”为特征，若同时伴有发热和肾损害，则为本病典型的“五联症”。

【实验室检查】

1．血象和骨髓象 正细胞正色素性贫血，网织红细胞显著增高，95% 的患者血涂片上可见红细胞碎片、有核红细胞及异形红细胞；白细胞总数常增高，伴中性粒细胞核左移；96% 以上的患者可见血小板减少，多在（10 ～ 50）$\times 10^9$/L。骨髓象可见红系细胞增生明显活跃，巨核细胞增生或正常，常伴成熟障碍。

2．溶血指标检查 TTP 以血管内溶血为特征，可见血清游离血红蛋白和非结合胆红素增高，结合珠蛋白降低，血清 LDH 浓度升高，但 Coombs 试验阴性。

3．血管性血友病因子检测 可见超大分子量 vWF，vWF : Ag 含量增高，而 vWF-CP 出现质的缺陷或量的缺乏为诊断 TTP 的“金标准”。

4．组织病理学检查 病变部位组织活检可见广泛的微血管内透明血栓。

四、血友病

【概述】 血友病（hemophilia）是因遗传性 *FⅧ*和 *FⅨ*基因缺陷，引起激活凝血酶原酶功能障碍，而导致的一组出血性疾病。其中 *FⅧ*基因缺陷所致的血友病称为血友病 A（hemophilia

A，HA），也称血友病甲或凝血因子Ⅷ缺乏症；而*FⅨ*基因缺陷所致的血友病称为血友病 B（hemophilia B，HB），也称血友病乙或凝血因子缺乏症。血友病 A 与血友病 B 的发病率为 138：20。

血友病 A 与血友病 B 的遗传方式均为性连锁（伴性）隐性遗传，*FⅧ*位于 Xq28，*FⅨ*位于 Xq27。血友病患者所生的女儿均为致病基因携带者，所生儿子均为健康人。女性携带者所生的女儿 50% 为健康人，50% 为致病基因携带者；所生的儿子 50% 为患者，50% 为健康人。但也有部分血友病患者无遗传性家族史，用基因技术检测可发现患者存在基因缺陷，推测可能是母体妊娠过程中胎儿出现自身基因突变导致。

主要临床特点为自幼自发性出血或轻微外伤后出血难止。出血部位常为负重的大关节腔内（如肩、肘、腕、髋、膝、踝关节）和负重的肌群内（如三头肌、腰大肌、股四头肌、腓肠肌）。关节腔内长期反复出血可导致关节腔纤维组织增生、粘连，造成关节畸形与残疾，也可有血友病假瘤形成。血友病患者皮肤瘀斑、黏膜出血也较多见；重型血友病可发生内脏出血（如咯血、血尿、黑便），甚至发生颅内出血而危及生命。血友病患者出血用常规的止血药物无效，但输注新鲜血浆或针对缺乏的凝血因子制剂则疗效显著。

【实验室检查】

1．凝血筛检试验 在内源性凝血系统的筛选试验中，硅化凝血时间和活化凝血时间最敏感，其次是 APTT。APTT 延长，PT 正常。

2．凝血因子活性检测 FⅧ和 FⅨ活性（FⅧ：C 和 FⅨ：C）减低为常用的确诊试验。根据凝血因子活性缺乏程度不同分为亚临床型（25% ～ 45%）、轻型（5% ～ 25%）、中型（1% ～ 5%）及重型（≤ 1%）。

3．凝血因子抗原含量检测 FⅧ和 FⅨ抗原含量（FⅧ：Ag 和 FⅨ：Ag）常减低或正常。结合凝血因子促凝活性检测结果，可确定各凝血因子的交叉反应物质（cross reacting material，CRM）属于阴性或阳性。若活性和抗原含量同步降低则为 CRM 阴性，提示凝血因子量的减低，若凝血因子活性下降，抗原含量不降低则为 CRM 阳性，提示相关凝血因子结构异常。

4．排除试验 vWF：Ag、vWF：Rco 及 BT 检测可排除血管性血友病（vWD）；APTT 纠正试验可排除 FⅧ、FⅨ、FⅪ的抑制物（尤其是 F Ⅷ抑制物）。

5．基因诊断 采用分子生物学技术进行基因诊断可确定基因突变类型，为致病基因携带者及产前基因诊断提供依据。基因诊断包括直接基因诊断与间接基因诊断。直接基因诊断是指通过各种方式发现致病的基因缺陷，例如血友病 A 患者，先用 PCR 技术检测致病的常见基因缺陷，如内含子 22 倒位（见于 26.3% 的血友病 A 患者）和内含子 1 倒位（见于 2.94% 的血友病 A 患者），任一阳性结果即可确诊血友病 A，若结果为阴性，则进一步采用 F 基因测序。间接基因诊断是指利用检测目标基因内、外特定位点的多态性，并结合遗传连锁分析明确特定个体是否携带含致病基因的染色体。直接基因诊断与间接基因诊断密切结合，能极大提高检测阳性率及检测结果的准确率。通过基因诊断，可以为患者家系成员中的相关女性及胎儿进行血友病携带者和产前诊断提供遗传咨询。

五、血管性血友病

【概述】 血管性血友病（von Willebrand disease，vWD）是因血管性血友病因子（von Willebrand factor，vWF）基因缺陷，而导致患者血浆中 vWF 质量异常或者数量减少，所引起的一种遗传性出血性疾病。依据遗传方式、临床表现及实验室检查，可将遗传性 vWD 分为 3 种类型：① 1 型 vWD：主要为 vWF 数量减少引起，vWF 多聚体结构基本正常，本型遗传方式为常染色体显性遗传。② 2 型 vWD：主要因 vWF 结构与功能缺陷所导致，2 型 vWD 又分为 2A、2B、2M 及 2N 4 种亚型。2A 亚型：血浆中缺乏高分子量（相对分子质量）及中相对分子质量的 vWF 多聚体；2B 亚型：血浆中缺乏高相对分子质量的 vWF 多聚体，但 vWF 与血小板糖蛋白 GPIb 结合能力增强；2M 亚型：vWF 卫星带型异常；2N 亚型：vWF 多聚体正常但其与血因子Ⅷ结合位点结构异常。本型遗传方式多数为常染色体显性遗传，临床表现为轻到中度皮肤及黏膜出血倾向。③ 3 型 vWD：主要因 vWF 活性及抗原均极度减低或缺如所引起；3 型 vWD 为常染色体隐性遗传，患者多为纯合子或双重杂合子，此型 vWD 临床出血表现严重。

vWF 大分子多聚体缺陷，导致一期止血过程中，血小板黏附于受损血管壁的功能发生障碍；另外，由于 vWF 是 FⅧ 的载体，vWF 异常导致 FⅧ：C 减低，vWD 患者常表现为皮肤紫癜及瘀斑、黏膜出血、月经量增多等，或出现手术、创伤及分娩时出血过多，但极少表现为深部组织（如深部肌肉及关节腔）的出血。

【实验室检查】

1．出血时间检测 出血时间延长是 vWD 筛选指标之一，1 型 vWD 患者因 vWF 数量减少程度不同，出血时间可正常或接近正常；大部分 2 型 vWD 及 3 型 vWD 患者出血时间均明显延长。

2．APTT 及 FⅧ：C 检测 vWD 患者常有 APTT 延长和 FⅧ：C 水平减低，70% 的 vWD 患者 FⅧ：C 水平在 10% ～ 40%，3 型 vWD 患者 FⅧ：C 及 FⅧ：Ag 下降可达 3% ～ 5%，而某些 2 型 vWD 患者中 FⅧ含量也可正常。

3．vWF：Ag 定量检测 1 型 vWD 患者可中度降低，而重型 vWD 患者 vWF：Ag 量可极低或缺如。vWD 患者的 vWF：Ag 异常发生率为 40% 左右。文献报道，血浆 vWF 含量与 ABO 血型有关。A 型、B 型、AB 型 vWD 患者 vWF：Ag 平均值为 1150 U/L（560 ～ 2380 U/L），而 O 型者 vWF 含量显著降低，平均值仅为 750 U/L（350 ～ 1570 U/L）。

4．vWF 多聚体检测 此检测对 vWD 分型诊断有重要意义。一般 1 型患者多聚体数量和结构均正常，2 型（2A、2B 型）vWD 患者缺乏高分子多聚物区带，3 型患者多聚体缺如或仅存在少量。目前大多采用 SDS- 凝胶电泳分析。先将检测血浆标本进行 SDS- 琼脂糖凝胶（1% ～ 1.4%）电泳，再加入 ^{125}I 标记的抗 vWF 单抗，最后进行放射自显影分析，此种方法可将不同分子量的 vWF 多聚物区带明显分开。2 型（2A、2B 型）vWD 患者可见 vWF 高分子多聚物区带缺乏。

5．瑞斯托霉素诱导的血小板聚集反应（RIPA） vWD 患者缺乏 vWF：Rco 活性，导致瑞斯托霉素（1 ～ 12 g/L）诱导的血小板聚集无反应，大部分 vWD 患者表现为 RIPA 减低或缺如，但约 30% 的 1 型 vWD 患者 RIPA 可正常。近年有报道发现 2B 型 vWD 患者可见低浓度瑞斯托霉素（0.5g/L）诱导的血小板聚集，因此对疑为 2 型 vWD 患者应进行低浓度的 RIPA 检测。

6．vWF：Rco 检测 在新鲜或甲醛固定的健康人血小板中，加入待检测患者的血浆和瑞斯托霉素可定量测定 vWF：Rco。正常参考区间为 500 ～ 1500 U/L。大多数 vWD 患者血浆 vWF：Rco 降低，异常发生率可在 50% 以上。

7．胶原结合试验 主要是检测患者血浆中 vWF 与Ⅱ型胶原的结合能力。应用Ⅲ型胶原检测患者血浆中 vWF 与胶原的结合能力。试验中高分子量 vWF 多聚体可优先与胶原结合，因此胶原结合试验也是一个 vWF 的功能检测试验，本实验有助于 1 型 vWD 与 2 型 vWD（特别是 2A 型）的分型诊断。

8．FⅧ结合试验 FⅧ结合试验是 2N 型 vWD 的确诊试验，用酶联法检测患者血浆中 vWF 与 FV 的结合能力，2N 型患者结合力降低。本实验是 2N 型 vWD 的确诊试验。

六、肝病所致的凝血障碍

【概述】出血是肝病的常见症状及主要死因，大约85%的肝病患者可见1项或1项以上的血栓与止血检查异常，其中15%的患者可有出血倾向。肝病患者出血的临床表现可为皮肤瘀斑、黏膜出血（如齿龈出血、鼻出血）及月经量多，也可见血尿、呕血、便血等内脏出血，出血的严重程度与肝功能损害的严重程度呈正相关。肝病所致的出血原因复杂涉及一期止血、二期止血、纤溶亢进等各个方面，主要原因如下：

1．凝血因子和抗凝蛋白合成减少 肝是合成凝血因子及抗凝蛋白的主要场所。当肝细胞受损或坏死时，凝血因子（除 Ca^{2+} 和组织因子外的其他凝血因子）及抗凝蛋白（抗凝血酶、蛋白C、蛋白S、肝素辅因子Ⅱ等）合成能力减低，这些凝血因子或抗凝蛋白的水平降低导致凝血和抗凝紊乱。

2．凝血因子和抗凝蛋白消耗增多 肝病患者常伴发DIC或原发性纤溶，患者血浆纤溶酶水平增高，纤溶酶可水解纤维蛋白（原），也可水解FⅡ、FⅨ、FⅩ、FⅪ、FⅫ等多个凝血因子，同时也消耗大量抗凝蛋白，导致肝病患者血浆凝血因子或抗凝蛋白水平进一步下降。

3．异常抗凝物质及FDP增多 肝病导致肝细胞合成肝素酶能力减低，致使血浆中类肝素抗凝物质不能及时被灭活而在血液中累积。同时纤溶亢进导致纤维蛋白（原）降解产生FDP增多，FDP具有抗凝作用。

4．血小板数量减少及功能障碍 肝炎病毒能损伤骨髓造血干/祖细胞，肝硬化导致脾功能亢进，肝病时免疫复合物增多等因素，均可抑制血小板的产生和导致血小板黏附、聚集及释放等功能障碍，出现血小板数量减少、寿命缩短及功能低下。

七、依赖维生素K凝血因子缺乏症

【概述】依赖维生素K凝血因子缺乏症是指因维生素K缺乏而导致的FⅡ、FⅦ、FⅨ、FⅩ缺乏所引起的一系列症状。FⅡ、FⅦ、FⅨ、FⅩ在肝内的合成需要依赖维生素K，由于维生素K缺乏，导致上述凝血因子合成减少或结构异常。本症常有明确病因，并呈多个凝血因子联合缺乏，临床上除原发病的表现外，尚可见皮肤、黏膜和内脏出血倾向。常见病因主要包括：

1．吸收不良综合征 维生素K在肠道内吸收不良：①完全阻塞性黄疸和胆汁丧失过多引起肠内胆盐缺乏，影响维生素K的吸收；②结肠炎、肠瘘和肿瘤导致肠道吸收功能不良；③长期口服石蜡油类润滑剂引起肠道中脂溶性维生素K排出过多等。

2．肠道灭菌综合征 经常服用肠道灭菌类抗生素，导致肠道正常菌群失调，引起细菌合成的维生素K减少。

3．新生儿出血症 新生儿出生3～7天时从母体获得的维生素K已消耗殆尽，而此时新生儿尚缺乏肠道正常菌群，不能自身合成维生素K，且其肝功能尚未完善，不能合成正常依赖维生素K的凝血因子。

4．口服抗凝剂 香豆素类衍生物（醋硝香豆素、华法林等）可抑制羧基化酶的活性而产生拮抗维生素K的作用，使依赖维生素K的凝血因子活性缺乏。

依赖维生素K凝血因子缺乏症的临床表现因发病年龄和病因不同而略有差异。新生儿出血症（haemorrhagic disease of the newborn，HDN）临床可表现为皮肤、黏膜出血，严重者可见消化道、颅内、胸腔及腹腔出血等。成人依赖维生素K凝血因子缺乏症可表现为皮肤瘀斑、黏膜出血（口腔黏膜出血、鼻出血）、内脏出血（泌尿道、消化道出血）等，但深部肌肉和关节出血少见。

【实验室检查】

1. 筛选试验 APTT 及 PT 检测为依赖维生素 K 凝血因子缺乏症的常用筛选试验，但需要注意的是只有依赖维生素 K 的凝血因子活性下降到健康人水平的 30% ~ 35% 时，才可能出现 APTT 和 PT 的延长。

2. 确诊试验 ①直接测定血浆维生素 K 浓度：若成年人血浆维生素 K 浓度< 100 ng/L，新生儿脐血血浆维生素 K 浓度< 50 ng/L 即可诊断，但由于技术及条件限制目前很少用；②测定血浆非羧化的 FⅡ浓度和尿中 Gla 水平：依赖维生素 K 凝血因子缺乏症患者，血浆非羧基化蛋白水平升高，24 h 尿 Gla 水平< 25 μmol/24 h 尿；③维生素 K 依赖的凝血因子活性下降：如 FⅡ∶C、FⅦ∶C、FⅨ∶C 和 FX∶C 均< 50%，蛋白 C 和蛋白 S 活性均< 40%。

八、获得性抗凝物质增多

获得性抗凝物质增多是指循环血液中出现直接抑制某一特异性凝血因子及其凝血反应，或与凝血因子非活性部位结合导致其清除率增加，或针对多种凝血因子及不同凝血阶段和途径的获得性凝血因子抑制物。

获得性抗凝物质包括：①非特异性凝血因子抑制物，以肝素样抗凝物质和狼疮抗凝物质为多见；②特异性凝血因子抑制物，如 FⅤ、FⅦ、FⅧ、FⅨ、FⅪ、FXⅢ、Fg、vWF 抑制物，多为遗传性凝血因子缺乏症，患者反复输注血制品后出现的同种（异体）抗体；若既往无凝血异常的患者出现的抗体则多为自身抗体。

（一）肝素样抗凝物质增多

【概述】 肝素样抗凝物质（heparin-like anticoagulants）具有葡胺聚糖的理化性质及生物学特性，可加速抗凝血酶对多个活化凝血因子的灭活。肝素样抗凝物质增多见于肝素治疗、系统性红斑狼疮、严重肝病、DIC、急性白血病、恶性肿瘤、器官移植后、流行性出血热、服用某些药物等。

由于肝素样物质在肝降解减少，血管内皮细胞和肿瘤细胞释放的葡胺聚糖增加，肝损害引起葡胺聚糖释放，同时降解能力下降，造成葡胺聚糖增加，加速 FⅫa、FⅪa、FⅨa、FXa 及凝血酶等凝血因子的灭活。另外，肝素样抗凝物质增多可活化纤溶系统加剧了血液的低凝状态。临床上患者出血较少，但可见皮肤黏膜出血、血尿、消化道出血，以及静脉穿刺、伤口处出血、月经量过多等症状。

【实验室检查】 APTT、PT、TT 均延长，且不能被正常血浆纠正，但延长的 TT 可被鱼精蛋白或甲苯胺蓝纠正，血浆肝素定量测定增高。

（二）狼疮抗凝物质增多

【概述】 狼疮抗凝物质（lupus anticoagulant，LA）是一种免疫球蛋白，多数为 IgG，少数为 IgM 或两者混合物，它主要通过与磷脂复合物结合及抑制发生在磷脂表面的凝血反应，干扰依赖磷脂的凝血过程而发挥抗凝作用。LA 可形成二价抗原 - 抗体复合物，增加与磷脂间的亲和力，与磷脂竞争凝血因子的催化表面。这种抗凝物质可见于 SLE，也可见于其他自身免疫病、恶性肿瘤药物引起的免疫反应等。临床上可表现为血栓栓塞、流产，部分患者可出现皮肤黏膜及内脏的出血倾向。

【实验室检查】

1. 筛选试验 APTT、RVVT 及稀释的凝血酶原时间延长，由于抗体存在异质性，且多针对不同抗原，因此要选用多种试验来证实。

2．纠正试验 加入正常血浆不能纠正筛选试验的异常结果，但补充外源性磷脂能缩短或纠正延长的筛选试验。

3．确诊试验 狼疮抗凝物质检测阳性具有确诊价值。

4．排除其他抗凝物质的存在 如肝素样抗凝物质和 FVF 抑制物。

（三）FⅧ抑制剂

【概述】 HA 患者接受含有 FⅧ的血液制品替代治疗一段时间后，可产生特异性抑制或灭活 FⅧ促凝活性的抗体，此类情况可见于 10% ~ 20% 的 HA 患者。近年来发现该抑制物产生与 *FⅧ*基因突变相关，基因突变可作为预测抑制物产生的危险因素之一。重型 HA 患者体内基本无 F Ⅷ凝血蛋白的合成与分泌，替代治疗使用的 FⅧ制品则为异体抗原，诱导免疫反应，产生同种免疫抗体。

FⅧ抑制物也可见于非 HA 患者。由于机体多种抗体与 FⅧ有交叉反应性而产生一种自身抗体，该抗体能灭活 FⅧ：C，致使 FⅧ：C 活性降低，临床症状类似于重型血友病 A，亦称获得性血友病。此类抗体发生率为 1/100 万，男女患病率均等，多在 60 岁以后发病，50% 伴有其他自身免疫病，如 SLE、类风湿关节炎、药物（如青霉素、α- 干扰素等）治疗、支气管哮喘、恶性肿瘤、皮肤病、妊娠或分娩后、移植物抗宿主病，甚至健康老年人也可产生。

【实验室检查】

1．筛选试验 PT、TT 正常；APTT 延长且不能被正常血浆所纠正；检测 FⅧ：C 水平可随孵育时间延长而进行性下降。

2．FⅧ抑制物定量 抗体滴度增高。

九、弥散性血管内凝血

【概述】 弥散性血管内凝血（disseminated intravascular coagulation，DIC）是由多种病因引起的血栓与止血病理生理改变的一个中间环节，它不是一个独立的疾病，而是多种疾病均可产生的一种严重并发症。其特点为患者体内发生血小板聚集，生成病理性凝血酶，微血管中出现纤维蛋白沉积而形成广泛性微血栓，从而使大量血小板和凝血因子消耗，导致凝血活性下降，并通过内激活途径导致继发性纤溶亢进。因此产生了以出血、休克、血栓及微循环障碍、溶血和多器官功能衰竭为特征的临床病理综合征。

1．原发性疾病 本症常继发于严重感染（重症肝炎、败血症）、大面积灼伤、广泛性手术、体外循环、严重创伤（挤压伤）、恶性肿瘤（急性早幼粒细胞白血病、肿瘤广泛转移等）、产科意外（胎盘早期剥离羊水栓塞）及其他疾病（呼吸窘迫综合征、溶血性输血反应）等。

2．DIC 临床表现 除原发病表现外，可有：①广泛性出血，注射部位和手术创面渗血难止，大片状皮肤瘀斑、血肿，以及广泛的黏膜和内脏出血；②休克、微循环衰竭、心功能降低和心输出量减少，加上血管扩张和外周阻力降低；③微血栓栓塞；④微血管病性溶血性贫血（microangiopathic hemolytic anemia），血涂片可见各种变形的红细胞，或呈盔形、星形、多角形、小球形等红细胞碎片；⑤多器官功能衰竭（multiple organ dysfunction syndrom，MODS），与微血栓形成和微循环灌流障碍、缺血再灌注损伤、白细胞激活和炎症介质的损伤作用等有关，MODS 是 DIC 引起死亡的重要原因。

【实验室检查】

1．反映凝血因子消耗的实验室检查 血小板数量减少，PT、APTT 延长，Fg 含量减低。

2．反映纤溶系统活化的实验室检查 纤维蛋白（原）降解产物（FDP）、D- 二聚体阳性或定量明显增高，3P 实验阳性。

由于 DIC 是一个动态的病理生理变化过程，不能仅靠一个实验室指标及一次检查结果得出结论，故上述试验的动态监测对 DIC 诊断更有意义。

3．目前我国通用的 DIC 诊断标准

（1）存在易致 DIC 的基础疾病：感染、恶性肿瘤、病理产科、大型手术和创伤等。

（2）有下述 2 项以上临床表现：①严重或多发性出血；②不能用原发病解释的微循环障碍或休克；③多发性微血栓形成的症状和体征，如皮肤、黏膜栓塞，早期的脑、肾、肺等脏器功能衰竭；④抗凝治疗有效。

（3）实验室检查符合下述 3 项以上：① PLT < 100×10^9/L 或进行性减少；② Fg < 1.5 g/L 或进行性减少；③ 3P 试验阳性或 FDP > 20 μg/L；④ PT 延长 / 缩短＞正常对照值 3 s 或动态变化；⑤外周血涂片：破碎 / 异常红细胞＞ 10%；⑥ ESR < 15 mm/h。

案例 16-2

患儿，男，9 岁，自幼反复膝关节疼痛肿胀，1 周前运动后，右膝关节疼痛难忍，肿胀。X 示膝关节骨膜囊肿行骨科手术，术中出血不止。其舅舅有类似病史。

实验室检查：

PLT 18.4×10^9/L，BT 4 min，PT 13 s。

APTT 90s，Fib 3 g/L，TT 18 s。

FⅧ：C 1%（参考范围：103% ±25.7%）。

FⅨ 84%，FⅪ 100%。

HA 分型：(根据 FⅧ：C 减低程度)

重型（≤ 1%），中型（2% ～ 5%），轻型（6% ～ 25%）。

亚临床型（26% ～ 45%）。

思考题：

1．本病最可能的诊断是什么？

2．如何进行鉴别诊断？

第三节　常见血栓性疾病

一、急性心肌梗死

【概述】 急性心肌梗死（acute myocardial infarction，AMI）是冠状动脉闭塞或血流中断，使部分心肌因严重缺血而发生坏死，是一种常见的动脉血栓栓塞性疾病。它的发生和发展与动脉粥样硬化关系密切，故是冠状动脉粥样硬化性心脏病（coronary atherosclerotic heart discase，CAD）中最为严重的一种。80% 以上的心肌梗死患者是在动脉粥样硬化的基础上，冠状动脉（简称冠脉）内发生血栓栓塞。冠脉内膜下出血或冠脉持续性痉挛，使管腔发生持久而完全的闭塞，导致该冠脉所供应的心肌严重的持续性缺血、缺氧引起心肌坏死。

【实验室检查】 AMI 的诊断包括影像学检查、心电图检查、生化、酶学和血栓止血检查等。主要的血栓与止血实验室检查有：

AMI 患者血管内皮细胞损伤的检测指标（vWF、TM、ET-1）增高；血小板黏附和聚集功能增强，血小板释放的 β-TG、PF_4、5-HT 和 P- 选择素增多，花生四烯酸代谢产物 TXB_2 增高；FPA、F_{1+2}、TAT、血栓前体蛋白（TpP）升高，但 6- 酮 -PGF1a 降低。抗凝血酶活性多降低，

PCP 等反应抗凝蛋白活化的标志物增多，FDPs、D- 二聚体、PAP、纤维蛋白肽 $B\beta_{15-42}$ 等反应纤溶活化的物质增多。

二、脑梗死

【概述】脑梗死（cerebral infarction）亦称缺血性脑卒中，是由多种原因所致的局部脑组织血液供应障碍，导致脑组织缺血缺氧性坏死，进而产生临床上对应的神经功能缺失表现。本症主要包括脑血栓形成（cerebralthrombosis）和脑血栓栓塞（cerebralembolism）。脑血栓形成是一种最常见的脑动脉血栓栓塞性疾病，它是在脑动脉粥样硬化或动脉炎的基础上，血管内皮细胞损伤、血小板被活化、纤溶活性减低，血液黏滞性和凝固性增高，血流减慢或淤滞，导致血管管腔狭窄或闭塞，引起与闭塞血管相关的脑组织缺血、缺氧，严重者可致脑组织局部损伤或坏死。脑栓塞是指身体其他部位的栓子（血栓、气泡、脂肪滴、感染性栓子、癌细胞、寄生虫等）脱落，随血流进入脑内，导致脑血管闭塞和相关脑组织损害而发生的急性缺血性脑血管病变。

患者起病缓慢，多在睡眠或休息时发病。最常见的是对侧中枢性偏瘫、偏侧性感觉障碍、主侧半球受累或失语。椎 - 基动脉梗死常出现脑干和小脑症状。一般无意识障碍和颅内压升高等表现。

【实验室检查】脑梗死主要的血栓与止血实验室检查有：急性发作期部分患者的血液流变学异常；纤维蛋白原含量增高；血小板黏附性和聚集性增高，血小板释放产物，如 β-TG、PF_4、P- 选择素和 TXB_2 水平增高；反映血管损伤的 vWF：Ag、TM 和 ET-1 增高，但 6- 酮 -PGF1α 降低；抗凝血酶减低，纤溶活性由一过性增强转为长期降低。

三、肺栓塞与肺梗死

【概述】肺栓塞（pulmonary embolism，PE）是指内源性或外源性栓子进入肺动脉及其分支，阻断局部组织血液供应，所引起的临床和病理生理综合征。常见的栓子是血栓，其余为少见的细胞、脂肪滴、气泡、静脉输入的药物颗粒，甚至导管头端引起的肺血管阻断。大手术后、久病卧床、妊娠、心功能不全等可导致深静脉血栓脱落进入肺动脉。

肺梗死（pulmonary infarction，PI）是肺栓塞后因血流阻断而引起的肺组织坏死，10% ~ 15% 的肺栓塞病例发展为肺梗死。肺栓塞是否转归为肺梗死，取决于肺血液循环的状态和栓子的大小。肺梗死患者大部分猝死于症状发生后的 2 h 内。肺栓塞、肺梗死的发生与下肢深静脉血栓（DVT）有明显相关性。50% 的 DVT 患者合并 PTE，并可发展为肺梗死，80% 的肺梗死患者尸检可发现不同程度的深静脉血栓。

【实验室检查】主要的血栓与止血实验室检查包括：纤溶活性低水平增高，90% 患者血浆 D- 二聚体增高，定性试验（+）或定量检测 > 500 μg/L（ELISA）。D- 二聚体检测有较高的敏感性，但特异性低，阴性预测值高（99% ~ 100%），故对排除肺栓塞有重要价值。ET-1、TM、vWF：Ag、TXB 和 P- 选择素等均可见增高。此外，F_{1+2}、FPA、FPB、PCP、TAT 等分子标志物的检测对诊断有一定参考价值。

四、深静脉血栓形成

【概述】深静脉血栓形成（deep vein thrombosis，DVT）是由于静脉血流淤滞（手术后患者长期卧床）、静脉壁损伤（感染、化学和免疫损伤等）和（或）血液呈高凝状态（血液黏度和凝固性增高）等原因，导致静脉血流缓慢或停滞而形成血栓和栓塞。病变常累及下肢静脉、髂股静脉和肠系膜上静脉、肝静脉等，尤其好发于损伤或功能不全的静脉瓣部位。血栓形成后除少数能自行消融或局限于发生部位外，大部分会扩散至整个肢体的深静脉主干，若不能及时诊断和处理，多数会演变为血栓形成后遗症，有些病例还可能并发肺栓塞，造成极为严重的后果。本病的临床表现随血栓所在部位和涉及的范围而异，多为小腿疼痛肿胀，足及踝部水肿，浅表静脉怒张，腓肠肌显著压痛，受累皮肤颜色、温度和感觉改变等。

【实验室检查】主要的血栓与止血实验室检查包括全血黏度和血浆黏度增高，Fg 含量和 vWF∶Ag 增高，AT、PC 和 PS 减低，PLG 水平降低而 FDP、D- 二聚体水平增高，部分患者血小板功能亢进（β-TG、PF_4 升高）。

五、血栓前状态

【概述】血栓前状态（prethrombotic state）也称血栓前期（prethrombotic phase），是指血液某些成分的生物化学和血液动力学发生变化导致的一种病理状态，在这种状态下血液发生血栓或血栓栓塞性疾病的可能性明显增加。血栓前状态主要反映：①血管内皮细胞受损或受刺激；②血小板和白细胞被激活或功能亢进；③凝血因子含量增高或被活化；④抗凝蛋白含量减少或结构异常；⑤纤溶成分含量减低或活性减弱；⑥血液黏度增高和血流减慢等。在这一病理状态下，血液有可能发生血栓形成或血栓栓塞。但必须指出，一般所指的高凝状态仅限于体内凝血因子的血浆水平升高和（或）凝血因子被激活，而引起血液凝固性增强的一种病理过程，高凝状态实际上也包括在血栓前状态之内。血栓前状态仅仅是一种血栓与止血的病理状态，可以长时期存在，临床上常无特异的症状和体征。

【实验室检查】一般的止凝血检查（BT、PLT、APTT、PT 和 ELT 等）对血栓前状态的诊断缺乏敏感性和特异性，不能满足临床和研究的需要。

血栓前状态不是一种疾病，不能简单地通过实验检测来进行诊断。分子标志物检查也只能反映在某些条件下，血管内皮细胞、血小板、凝血因子、血液凝固调节蛋白和纤溶成分发生的变化，这些物质在活化或代谢的过程中，表现出某些特征或释放出某些产物。分子标志物与血栓形成并无直接相关性，但可用于参考。一般认为，当内皮细胞、血小板、凝血因子、血液凝固调节蛋白和纤溶成分中有任何 3 类分子标志物发生趋向于血栓形成的改变，则确定体内存在血栓前状态是比较可信的。

六、易栓症

【概述】易栓症（thrombophilia）是由于遗传性或获得性凝血因子、血液凝固调节蛋白和纤溶成分等的缺陷而致机体极易发生血栓形成的一类疾病。1965 年，Egeberg 在报道一个挪威家族的遗传性抗凝血酶缺乏症伴血栓栓塞时，首次使用易栓症一词。易栓症不是单一的疾病，它不同于高凝状态和血栓前状态，是指患者存在易发生血栓的缺陷，这种缺陷可以是遗传性，也可以是获得性。近年来，该词的含义已经扩大到其他有血栓栓塞的凝血因子异常、抗凝蛋白缺陷、纤溶成分缺陷或代谢障碍等疾病。

1. 遗传性易栓症 是指由于基因突变导致抗凝蛋白缺乏、凝血因子缺陷、纤溶蛋白缺陷或代谢缺陷等引起的易栓状态。主要临床特点是有血栓家族史，年轻时（< 45 岁）发生血栓，反复发作，且难以治愈。

2. 获得性易栓症 是指因存在获得性血栓形成危险因素，或获得性抗凝蛋白、凝血因子、纤溶酶原等异常，而容易发生血栓栓塞的一组疾病状态。获得性易栓症与遗传性易栓症并存时更易发生血栓。常见病因包括：①年龄，老年人静脉血栓形成的风险比儿童高近千倍，其可能的原因包括老年人活动减少、肌张力减低、慢性病增多、静脉受损、凝血因子活性增高等；②恶性肿瘤，可能与肿瘤释放组织凝血活酶样物质、肿瘤机械性阻塞静脉、患病活动减少等有关；③手术和创伤，导致易栓状态的主要原因是组织因子的释放、血管内皮损伤及术后制动等；④血流淤滞导致易栓状态；⑤口服避孕药（oral contraceptives，OCs）和激素替代疗法（hormone replacement therapy，HRT），其原因可能是雌孕激素诱导肝合成FⅦ、FⅨ、FX和FⅫ增加，多种抗凝蛋白水平相对降低导致血栓形成；⑥妊娠和产褥期，其血液高凝状态和活动受限可导致易栓状态；⑦抗磷脂抗体，一些抗磷脂抗体阳性患者的血清中可出现针对蛋白C（PC）、蛋白S（PS）或凝血酶调节蛋白等抗凝蛋白的抗体，这可以部分解释患者的易栓倾向。抗磷脂抗体还可能通过影响血小板活性、凝血、抗凝机制和血管内皮功能而诱发血栓形成。

无论是遗传性易栓症还是获得性易栓症，最主要的临床特点是血栓易发倾向，多以静脉血栓栓塞性疾病（VTE）形式出现，其中深静脉血栓形成的危害较大，肺栓塞是深静脉血栓形成常见和严重的并发症，也是静脉血栓形成导致死亡的主要原因。

【实验室检查】 易栓症主要是由某个凝血因子、抗凝蛋白、纤溶成分分子结构的单一性缺陷引起，因此可检测缺陷成分的活性及其抗原性对遗传性易栓症做出诊断及分型。

案例 16-3

患者，男，73岁，因心绞痛，心悸入院心血管内科。

入院检查凝血功能结果如下：

PT：17.9s，APTT：****，FIB：3.4 g/L，TT：****。

重新复检后APTT与TT仍然没有结果。

查看当日质控结果在控，标本、试剂均无异常。

电话与临床联系：患者一般情况尚可，无出血症状；询问标本采集得知该患者由于年龄较大，采血困难，故当班实习护士从静脉留置针采血。考虑可能为肝素污染所致。

静脉重新采血送检，复查后TT、APTT结果均正常。

思考题：

1. 肝素污染为什么会导致TT、APTT结果异常？
2. 凝血项目检测用的是什么抗凝剂？

第四节 抗血栓和溶栓治疗监测

临床上常用抗凝药物、抗血小板药物和去纤药物来预防血栓形成（抗栓治疗），用纤溶促进剂来进行溶栓治疗。但是这些药物若应用过量，可引起出血；而用量不足则达不到治疗效果。因此，临床在应用这些药物的过程中，必须区别不同情况，选择相应的实验室监测指标，以指导和调整临床的合理用药。

一、抗凝治疗的监测

抗凝治疗的常用药物是肝素（普通肝素和低分子量肝素）和口服抗凝剂，其目的是降低血浆凝血因子的活性或阻止凝血因子的激活，从而降低血液的凝固性，预防血栓形成或阻止其发展。

（一）普通肝素

应用普通肝素（unfractionated heparin，uFH）的出血发生率为 7% ～ 10%，血小板减少发生率≤ 5%。为防止出血并使药物发挥最大疗效，常选用以下指标进行实验室监测。

1．APTT 本试验简便、敏感、快速和实用，是监测 uFH 的首选指标。在应用中等以上剂量 uFH（＞ 10 000 U/24 h）时，必须进行实验室监测，使 APTT 达正常对照值的 1.5 ～ 2.3 倍。在此剂量范围内，可取得最佳抗凝效果而出血风险最小。APTT 达到正常对照的 1.5 倍时定为肝素起效阈值。APTT 超过正常对照的 2.5 倍时，出血概率增加。原则上 APTT 应该每 6 h 检测 1 次。

2．活化凝血时间 在体外循环和血液透析过程中，需常规应用较大剂量 uFH（＞ 5 U/ml）作为抗凝剂。此时需选用 ACT 作为监测指标。uFH 在 1 ～ 5 U/ml 范围内与 ACT 有较好的相关性。在体外循环过程中，维持 ACT 在 300 ～ 400 s 为宜；手术结束后应用鱼精蛋白中和 uFH 使 ACT 恢复至正常范围（74 ～ 125 s）即可。

3．抗凝血酶活性（AT：A） AT∶A 测定是判断肝素是否有效的重要指标。uFH 的抗凝作用需依赖 AT 的含量及其正常的活性，AT∶A 的正常血浆水平为 80% ～ 120%，此时应用 uFH 有较好抗凝效果；当 AT：A 低于 70% 时，uFH 效果减低；当 AT∶A ＜ 50% 时，uFH 几乎无作用。因此，在应用 uFH 的全过程中，务必定时检测 AT∶A，使其维持在参考区间内。若 AT∶A ＜ 70%，则需及时补充血浆或抗凝血酶制剂。

4．血浆肝素浓度 可以直接测定血浆肝素浓度，uFH 的安全、有效剂量范围是血浆肝素在 0.3 ～ 0.7 U/ml。

5．血小板计数 肝素可致血小板减少，肝素诱导的血小板减少症（HIT）常发生于应用肝素后 2 ～ 14 天。若 PLT ＜ 50×10^9/L 或减少超过基线的 50% 以上，则需停用肝素，当 PLT ＜ 20×10^9/L 时，则需输注单采血小板悬液，将血小板数提高至 80×10^9/L 以上。

（二）低分子肝素

应用低分子肝素（LMWH）也可引起出血，但其发生率仅为普通肝素的 1/3。因此，每天应用 5 000 AFXaU 的 LMWH 时，可以不进行监测。但是大剂量静脉持续滴注时，则必须进行实验室监测。由于常用的 APTT、PT、TAT 等试验与 LMWH 的剂量、临床疗效和血栓形成之间相关性较差，难以作为 LMWH 的监测指标。目前，国际上推荐用抗 Xa 活性测定作为监测指标，该方法具有快速可靠和重复性好的特点。临床用药安全、有效的浓度范围是 0.5 ～ 1.0 AFXaU/ml。

对肝素类药物进行实验室监测的采血时间，随肝素应用的方法不同而异。采用持续静脉滴注者，血药浓度保持相对恒定，根据需要可随时采血检测；采用间歇静脉注射或皮下注射者，应在每次注射前半小时或下次用药前检测；采用超声雾化吸入者，吸入前监测 1 次，肝素停用 24h 再监测 1 次。

（三）口服抗凝剂

目前国内口服抗凝剂主要以维生素 K 拮抗剂华法林为代表，它对依赖维生素 K 的凝血因子及 PC、PS 均有抑制作用。但维生素 K 受患者食物和合并用药的影响，参与药物代谢酶类的基因变异直接影响患者对该药物的耐受情况，加之华法林的治疗窗较为狭窄，起效缓慢，容易导致出血或药物抵抗，常选用以下指标进行实验室监测。

1．血浆凝血酶原时间 PT 是监测维生素 K 拮抗剂类口服抗凝剂的首选指标。在口服抗凝剂的治疗过程中，PT 比率（PTR）维持在 15 ～ 20 为佳，可防止抗凝不全所致药物疗效减低或抗凝过度而致出血并发症。若 PTR ＞ 2.0，其出血并发率可达 22% 以上，而 PTR ＜ 2.0，出血并发率仅为4%。目前WHO强调监测维生素K拮抗剂类口服抗凝剂的指标为凝血酶原时间国际标准化比值（INR），用INR监测口服抗凝剂用量，可以避免不同实验室因使用不同的PT检测试剂所导致的结果差异。我国口服抗凝剂的INR一般要求维持在18 ～ 2.5为宜。

2．凝血酶原片段1+2（F_{1+2}） F_{1+2}是凝血酶原酶裂解凝血酶原产生的一种多态片段，它反映了凝血酶的生成和凝血酶原酶的活性。F_{1+2}对口服抗凝剂的监测较INR更为特异和敏感，但费用昂贵，限制了其临床应用。

3．其他试验 尿隐血试验或尿红细胞检测，每天1次。若尿隐血试验阳性或尿红细胞增多，表明有出血现象，需及时调整口服抗凝剂的用量。

二、溶栓治疗的监测

溶栓治疗主要是用溶栓药物溶解已经形成的血栓，持续应用溶栓药，可致机体处于高纤溶状态，其主要并发症是出血。为达到较好的溶栓效果，尽量避免出血并发症的发生，常选用以下实验室指标定期进行检测。

1．常用检测项目 包括Fg、TT、FDPs等的检测。链激酶（SK）、尿激酶（UK）或rt-PA等溶栓药物输入体内均可通过外源性激活途径，使纤溶酶原转变为纤溶酶，后者裂解纤维蛋白和（或）纤维蛋白原，产生大量FDPs，使血浆Fg含量降低，TT延长，FDPs升高。血浆Fg含量＞1.5 g/L，TT＜正常对照的1.5倍，FDPs＜300 μg/L，提示纤溶活性不足；但是当Fg＜1.5g/L，TT＞正常对照值的3倍，FDPs＞400 μg/L时，其临床出血并发症增加3倍。因此，目前多数学者认为维持Fg在1.2 ～ 1.5 g/L，TT为正常的1.5 ～ 2.5倍，FDPs在300 ～ 400 μg/L最为适宜。TAT在溶栓治疗监测中有一定价值，但费用昂贵，限制了其临床应用。

2．可监测出血的指标 溶栓开始数小时后血浆Fg下降至1.0 g/L以下，治疗3天后血小板低于50×10^9/L，APTT延长到正常对照值的2倍以上，表示血液的凝固性明显下降，有引起出血的危险，临床应该及时采取措施，以防患者出血。在溶栓过程中，上述监测指标以每天检测1次为宜。

三、抗血小板药物治疗的监测

所谓抗血小板药是指在体内或体外均有抑制血小板功能和代谢的药物。小剂量阿司匹林75 ～ 100 mg/d、双嘧达莫100 ～ 150 mg/d和氯吡格雷75 mg/d无须做实验室监测。应用较大剂量的上述抗血小板药物时，在用药开始的1 ～ 2周内，至少每周检测1次PAgT、BT和PLT，待进入稳定期后改为每2 ～ 4周检测1次，使血小板最大聚集率降至正常的50%，BT延长为治疗前的15 ～ 20倍，PLT＞50×10^9/L为宜。检测血小板聚集率时，应注意聚集诱导剂的选用。使用阿司匹林者应以花生四烯酸为致聚剂，使用氯吡格雷应以ADP为致聚剂来监测血小板聚集较为敏感。使用血栓弹力图（TEG）可以较好地监测抗血小板药物的治疗效果。

【课程思政】

重视与临床的沟通：

如出现与临床诊断不相符的检验结果或危急值，复查后，应尽快将结果报告给临床医生，与临床医生沟通排除由不合格标本所致的假“危急值”。同时，也希望临床对实验室多提宝贵意见和建议，促进检验质量的提高，共同提升为患者服务的质量。

【思维导图】

- 血栓与止血检验的临床应用
  - 概述
    - 出血性疾病
    - 血栓性疾病
  - 常见的出血性疾病及检验
    - 过敏性紫癜
    - 免疫性血小板减少症
    - 血栓性血小板减少性紫癜
    - 血友病
    - 血管性血友病
    - 肝病所致的凝血障碍
    - 依赖维生素K凝血因子缺乏症
    - 获得性抗凝物质增多
    - 弥散性血管内凝血
  - 常见血栓性疾病及检验
    - 急性心肌梗死
    - 脑梗死
    - 肺栓塞与肺梗死
    - 深静脉血栓形成
    - 血栓前状态
    - 易栓症
  - 抗血栓和溶栓治疗监测
    - 抗凝治疗的监测
    - 溶栓治疗的监测
    - 抗血小板药物的监测

自测题

一、选择题

1．关于出血性疾病的发病，下列哪项说法是正确的

A．血管壁功能异常均为获得性

B．血小板功能异常均为遗传性

C．获得性凝血因子缺乏常为单一凝血因子缺乏

D．遗传性凝血因子缺乏常为多种凝血因子同时缺乏

E．先天性凝血因子缺乏症中的血友病甲最常见

2．DIC 时，下列哪一组试验最有诊断价值

A．血小板计数、PT 时间、Fg、3P 试验

B．APTT、PT、TT、血块收缩试验

C．AT、PC、纤溶酶原降低、PT

D．血小板 β-TG、PF 和血清 FDP4

E．3P 试验、FDP、出血时间

3．女性，14 岁，行扁桃体摘除术。手术后出现伤口止血困难，实验室检查：BPC 计数、BT 正常，APTT：58 s（正常对照 36 s），FⅧ：Ag 活性为 8%，最可能的诊断是

A．血友病 A　　B．血友病 B　　C．因子Ⅺ缺乏症

D．血小板无力症　　E．血管性血友病

4．下列哪种疾病最易出现自幼关节反复自发出血

A．ITP　　B．过敏性紫癜　　C．白血病

D．血友病　　E．大细胞性贫血

5．血友病的发生与下列哪些凝血因子的缺陷有关

A．Ⅴ、Ⅱ　　B．Ⅷ、Ⅸ　　C．XⅢ、Ⅻ

D．Ⅺ、Ⅹ　　E．Ⅴ、Ⅶ

二、问答题

1．试述肝病引发出血的主要原因。

2．何为特发性血小板减少性紫癜？临床如何分型？哪些指标对本病具有诊断价值？

（布买热木·尔肯）

中英文专业词汇索引

K

L

M

N

P

Q

R

S

T

W

X

Y

Z

参考文献

[1] 尹利华，陈少华，范海燕．血液学检验［M］．武汉：华中科技大学出版社，2017.
[2] 黄斌伦，杨晓斌．血液学检验［M］．5 版．北京：人民卫生出版社，2020.
[3] 管洪在．临床血液学与检验实验指导［M］．3 版．北京：人民卫生出版社，2010.
[4] 侯振江．血液学检验［M］．3 版．北京：人民卫生出版社，2010.
[5] 尚红，王毓三，申子瑜．全国临床检验操作规程［M］．4 版．北京：人民卫生出版社，2015.
[6] 夏薇，陈婷梅．临床血液学检验技术［M］．北京：人民卫生出版社，2020.
[7] 张纪云，龚道元．临床检验基础［M］．5 版．北京：人民卫生出版社，2020.
[8] 张柏梁，胡丽杰．血液学检验［M］．南京：江苏凤凰科学技术出版社，2015.
[9] 丁振若，于文彬，苏明权等．现代检验医学［M］．北京：人民军医出版社，2007.
[10] 许文荣，王建中．临床血液学检验［M］．5 版．北京：人民卫生出版社，2012.
[11] 高德禄，张世俊．临床实验室诊断学［M］．北京：人民军医出版社，2012.
[12] 从玉隆，尹一兵，陈瑜．检验医学高级教程［M］．北京：人民军医出版社，2013.
[13] 叶应妩，王毓三，申子瑜．全国临床检验操作规程［M］．3 版．北京：人民卫生出版社，2006.
[14] 宁勇．血液学检验［M］．北京：高等教育出版社，2008.
[15] 沈悌，赵永强．血液病诊断及疗效标准［M］．4 版．北京：科学出版社，2021.